疼痛滚压疗法

基于本体感觉提升的呼吸、姿势与按摩训练

[英]吉尔·米勒（Jill Miller）/ 著

杨斌　梁妍 / 译

U0286348

人民邮电出版社

北京

图书在版编目（CIP）数据

疼痛滚压疗法：基于本体感觉提升的呼吸、姿势与
按摩训练 /（英）吉尔·米勒（Jill Miller）著；杨斌，
梁妍译. -- 北京：人民邮电出版社，2021.8
ISBN 978-7-115-55634-9

Ⅰ. ①疼… Ⅱ. ①吉… ②杨… ③梁… Ⅲ. ①疼痛—
诊疗 Ⅳ. ①R441.1

中国版本图书馆CIP数据核字(2020)第261898号

免责声明

本书内容旨在为大众提供有用的信息。所有材料（包括文本、图形和图像）仅供参考，不能用于对特定疾病或症状的医疗诊断、建议或治疗。所有读者在针对任何一般性或特定的健康问题开始某项锻炼之前，均应向专业的医疗保健机构或医生进行咨询。作者和出版商都已尽可能确保本书技术上的准确性以及合理性，且并不特别推崇任何治疗方法、方案、建议或本书中的其他信息，并特别声明，不会承担由于使用本出版物中的材料而遭受的任何损伤所直接或间接产生的与个人或团体相关的一切责任、损失或风险。

内 容 提 要

久坐和忙碌的现代生活方式让我们中的很多人常常处于不良的身体姿势和生活习惯中，饱受身体疼痛和功能障碍等问题的困扰。本书作者基于多年的研究和实践经验，开创了滚动模式疼痛自疗法，帮助人们发现身体问题并尽可能地通过自我呼吸、姿势及滚压训练解决这些问题。在本书中，作者详细介绍了应掌握的人体科学知识、滚动模式的原理、基本的滚动按摩动作、正确呼吸模式的重塑方法及全方位调整身体的滚动序列，帮助读者充分理解人体及滚动模式的有效性，掌握滚动模式并切实通过练习改变自己的身体。任何想要解决身体疼痛和功能障碍问题，从而摆脱身心压力、提升日常生活和运动表现的个体，都可以从本书的内容中获益。

◆ 著 ［英］吉尔·米勒（Jill Miller）

译 杨 斌 梁 妍

责任编辑 刘 蕊

责任印制 周昇亮

◆ 人民邮电出版社出版发行 北京市丰台区成寿寺路 11 号

邮编 100164 电子邮件 315@ptpress.com.cn

网址 https://www.ptpress.com.cn

天津图文方嘉印刷有限公司印刷

◆ 开本：700×1000 1/16

印张：21.25 2021 年 8 月第 1 版

字数：462 千字 2021 年 8 月天津第 1 次印刷

著作权合同登记号 图字：01-2017-3627 号

定价：168.00 元

读者服务热线：**(010)81055296** 印装质量热线：**(010)81055316**

反盗版热线：**(010)81055315**

广告经营许可证：京东市监广登字 **20170147 号**

向我的丈夫——罗伯特（Robert）——致以最深切的感激之情，
是他将我比作学生的"滚动模范"，并鼓励我走向世界，
帮助我创建服务大众的事业。
我写本书时正怀着我的第一个孩子——
莉拉·伊丽丝·福斯特（Lilah Iris Faust），
她是我的灵感之源，丰富了我的梦想。
现在，她就是我投身于自我保健事业的爱与被爱的证明。
愿你永远平安快乐！

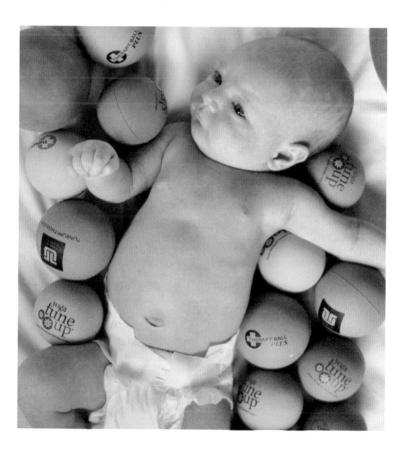

//每个人的身体里住着一位医生，我们要做的只是让他发挥作用。我们体内的自然治愈力是恢复健康的最强力量。**//**

——希波克拉底（Hippocrates）

//未来的医生不会给患者开药，但会关注患者的生活方式，包括饮食、病因以及疾病的预防。**//**

——托马斯·爱迪生（Thomas Edison）

//生命在于运动。生命就是一个过程。提高这个过程的品质就是提高生命的质量。**//**

——摩谢·费登奎斯（Moshe Feldenkrais）

目录

序言

作者 凯利·斯塔雷特（Kelly Starrett）博士

见到吉尔·米勒（Jill Miller）本人时，我终于体会到传说中的"目光如炬"。更确切地说，她的眼神明亮而热烈，眼里闪耀着熊熊的神奇火焰。事实亦如此，吉尔发现了人体的一大奥秘：我们都有与生俱来的自愈能力。她认为，每个人都有摆脱自缚之茧的权利和实力。

你读过一本名为《纳尔齐斯与歌尔德蒙》（*Narcissus and Goldmund*）的奇幻小说吗？当你在寻找一个恰当的比喻来描述吉尔这位聪慧的老师时，会联想到赫尔曼·黑塞（Hermann Hesse）写的那些晦涩的小说吗？请允许我在回忆中沉浸片刻。《纳尔齐斯与歌尔德蒙》讲述了两位年轻人对启蒙、自我认知和学识能力采取了两种截然不同的生活态度的故事。歌尔德蒙选择的是看似完美、简单直接、正规和几乎与世隔绝的道路。纳尔齐斯（他的名字与自恋人格没有关系）则清楚地知道他的人生道路和目标。作为一位爱冒险的吉卜赛诗人，纳尔齐斯暂时过着更为困苦的生活。他的自我意识稍迟钝，心中充满了可怕的自我怀疑，摸索着人生的方向，但最后他出色地完成了任务。当然，即便选择了不同的人生道路，他们仍殊途同归。这是小说中我挚爱的片段之一，也是用它隐喻吉尔·米勒的原因。

当你第一次接触吉尔和了解她的工作时，你会被她的力量震撼，从睁开眼睛的那一刻起，她就清楚地知道要如何实现自己的计划。她就像纳尔齐斯一样，用自己的知识不遗余力地帮助人们改变生活。然而，这些精心设计、循序渐进的技巧并不能解释她的自我发现、自我提升、实践精神和谦逊的歌尔德蒙式的献身精神。说实话，吉尔就像你我都可能会遇到的长者，同时拥有同理心和临床专业知识及能力。她就是黑塞的小说中两位英雄的化身。

吉尔的语录之一就是：我们必须找到自己身体的"盲点"。这听起来像是一本关于自我康复和自我治疗的书中漫不经心的引语。但当你发现这句话是从一位有着丰富的生活经验和高超技能的老师口中说出的时候，你最好听从并且相信它。正是在这种氛围下，我第一次见到了吉尔·米勒。我们因一位共同的教练朋友认识对方，她称这次相遇就像是失散多年的兄妹在出生后第一次重聚。的确如此！当她强调我在锻炼中忽略的身体部位和问题时，如减量调节、膈肌和呼吸效率以及盆底功能障碍，我立即意识到她说的全部是正确的。在她看来平淡无奇的实践经验和基础知识，对成千上万的运动员、军人和普通的父母来说却弥足珍贵。

在采访中，我经常提到的一件事是：作为现代人，我们不是第一批在改善和解决人类身体状况问题上有所突破的人；相反，我敢肯定，只要人类存在，人们就会一直努力做最好的自己。例如，我最近和我的妻子[朱丽叶（Juliet），我的合作伙伴，也是旧金山CrossFit和MobilityWOD网站的联合创始人、首席执行官]在韩国游玩时，在首尔旧城区的一个很小的传统社区看到路边的桌子上放着一堆牛角和牛骨，我瞬间就意识到它们是干什么用的了。当我叫朱丽叶过来看看时，她也认出了桌子上的那堆物件。这是一些自制的刮痧工具，可以用来治疗筋膜、组织坏死和粘连等病症。当我们拿起这些工具开始在身上刮擦时，一位韩国的老太太因为我们的"专业"而欣喜不已。人们总是关注于手头的事情，却并不善于把知识点联系起来，更新旧观念，或者根据已有的知识体系进行创新。

每当我接触到新晋临床或内科医师时，总是会问他们是否参与运动。当然，在一屋子保健康复专业的同行中，每个人都表示自己"经常锻炼"。但事实上他们当中很少有人定期参加那种可以完全调动身体各个部位和生理功能的运动。我想告诉大家的是，跑步是一种锻炼，而普拉提是一种运动体系；骑行是一种锻炼，而CrossFit是一种运动体系；游泳是一种锻炼，而瑜伽是一种运动体系。我们认为，在物理治疗和人类行为指导实践中遇到的许多骨科功能障碍都是因为人们没有进行体系运动或是仅在局限的动作范围内以有限的体式疯狂地运动。

这些是理解吉尔·米勒和本书的关键点。吉尔是一位瑜伽专家。即使无法理解我之前的赘述，也要明白，她掌握的专业瑜伽知识意味着她熟知身体的动作和功能机理。此外，吉尔可以对一些历史与瑜伽一样悠久的可靠且有效的运动体系进行阐释和创新。这意味着本书满是基于大量的运动基础而提出的以功能为导向的自我治疗手段，也是非常切实可行的生理问题解决方案。这本书不是"猜猜乐"，而是一个自我治疗的虚拟"医药

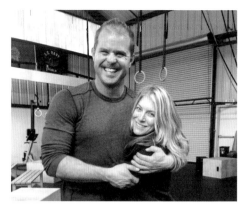

凯利和吉尔——众所周知的黄金搭档

箱"。通过阅读它，你可以解决腰部、颈部和脚踝等部位的常见疼痛问题，还可以改善哮喘和盆底功能障碍等复杂的功能紊乱疾病。

你也许是生活中的智者，可以井井有条地安排好事业、家庭和业余爱好。问题是，大多数人并不知道身体是如何运转的，不知道在身体遭遇或面临故障的时候该如何修理它。所以，不要低估了本书的重要性。

本书是吉尔呈献给我们这个时代的最伟大的公共保健作品之一。作为每天都需要久坐的现代人，我们多数时间处于安静状态，除非刻意参与锻炼，否则当遇到疼痛和功能障碍时，连最基本的知识都不具备。这是一个普遍问题，你是生活中的纳尔齐斯，但当你需要懂得如何开始自我疗愈的时候，会变得有一点像歌尔德蒙。

如果你对吉尔的作品已经很熟悉，那么就可以轻松掌握本书所述的让她帮助无数人有效地解决疼痛和功能障碍的模式和方法。如果你是一位专业运动员，便会发现身体的盲点，从而解锁隐藏的运动潜能。如果你是第一次阅读本书，那么已经手握一本传授如何摆脱疼痛、重塑强健体魄、成就健康人生的秘籍。开始行动起来吧！

简介

美国拥有全球约4.6%的人口，却消耗了全球约80%的阿片类止痛药物。*

作为医生的女儿，我从小就相信药物和医生可以治疗身体上的病痛。但是现在我认为这是一个"谎言"，而我的任务就是改变你对"疼痛管理"的看法。

总的来说，我们习惯于依靠外在的人或物来解决身体内的疾病。的确，在某些严重的情况下，你需要外界干预，但我们大部分的疼痛、疾病都是可以自我治疗的，更重要的是，它们都是可以提前预防的。为什么药物变成了第一选择呢？我们的意识为什么会从自力更生转变为依赖外界？我们以及整个社会是从什么时候开始把这种权力全部交给医学界的？

我可以保证，有些花了大价钱请别人来治疗的疼痛其实是完全可以自我治愈的。这种能力掌握在你自己手中，它一直都在，而且永远都在。本书中的许多方法已经帮助很多人远离止痛药，避免昂贵的手术，减轻焦虑，唤醒沉寂多年的身体部位，重新投入健康生活。

你的身体天生便是可以自我修复的有机体，你需要的只是一些关于身体运转和如何使用工具对其进行维护的知识。本书包含了这两方面的内容：一些容易理解的人体常识和如何使用简单工具保持身体健康的概要。你将拥有一个新"药柜"：没有处方药，无副作用并保有尊严。在这个新"药柜"里装着的是你自己恢复健康的意志力和一对新的按摩球。

在我的童年时代，家里的药柜装满了处方药，它们随时准备在我发烧、感染或得流感时大显身手。事实上，由于我服用了大量的青霉素来治疗慢性咽喉炎，最终导致我对这种药物过敏（我会在另一本书中介绍这段经历）。值得庆幸的是，我的疾病从来没有危及生命，我是一个没有经历过骨折或严重身体伤害的幸运儿。

至今，我最后一次缝针是在两岁的时候。值得庆幸的是，随着时间流逝，我从未因外伤而住院**，也很少因疼痛、疾病、感冒或流感而全天休息——考虑到我每个月都要去异地上将近两个星期的课，这绝对算得上一个壮举。

你大概会认为我就像温室中的花朵，但你错了。我擅长自我疗愈，却并不意味着我永远随身携带洗手液；每周六花半个小时敷面膜，或在眼睛上贴黄瓜片，这也不意味着我排斥社交活动和人群。我只是优先在身体中日积月累的压力转变为疼痛、"事故"或疾病之前就把它们斩草除根。

你可以说我痛恨疼痛。虽然每个人要避免每时每刻可能面临的灾难并不现实，但我们身上的许多疼痛都是可以预防的。而我的任务就是为你提供有用的信息和工具，助你远离病痛，永葆活力，保持极佳的状态。

* 源自：L. Manchikanti and A. Singh，"Therapeutic opioids: a ten-year perspective on the complexities and complications of the escalating use, abuse, and nonmedical use of opioids."

** 不过我曾因另一种重病住过院，我在后文中会详细叙述。

我会在本书中介绍一种新的日常生活准则，它甚至比用牙线清洁牙齿更简单。你不必再忍受脖子上挥之不去的疼痛，也不必在僵硬的肩膀上继续注射可的松（用于治疗感染或过敏的激素药物）。你不必因为背部的疼痛每个月卧床5天，更不需要花费11个月来缓解足底筋膜炎带来的疼痛，甚至可以摆脱用药物来治疗纤维肌痛或坐骨神经痛。

你将找回这种能力，停下追随医生和治疗师的脚步，也不再需要拿出钱包，为下一次解除疼痛的"快速修复"买单。你可以把钱踏实地存在银行，学会如何健康、舒适地生活，不需要任何中间人就可以做自己。你有能力自我疗愈，并消除盘踞在生活中的痛苦、功能障碍和丧失乐趣的恶性循环，成为自己和小伙伴们的"滚动模范"。

你选择了本书就说明你渴望改变自己。或许没有什么能彻底根除你的疼痛。消除各种各样的病痛就像打地鼠一样，打掉一个，另一个又会冒出来，打掉这一个之后，还会有新的情况出现。

你选择了本书，或许因为你无法再在锻炼或运动训练上取得进展，你正在寻求将它们带入更高层次的方法。

你选择了本书，因为你已经尝试过其他自我治疗的方法，但它们并没有完全解决那些束缚你身心的痛苦或功能障碍。

你选择了本书，因为你已经熟悉疼痛带给生活的情感创伤，会因为垮掉的身体而感到完全失控、绝望和迅速衰老。

你选择了本书，因为你已经参加过或看过我的瑜伽调整课程、视频、讲座或研讨会，抑或已经在老师、教练、训练师或治疗师的介绍下尝试过声名远扬的按摩球，并且想要了解更多内容。

你选择了本书，因为你已经看到朋友、同事或亲戚依靠两个粗糙而柔软的按摩球改善了身体状况，也想参与进来。

恭喜你做出了正确的选择！只需几页，你就可以为生活按下重启按钮，成为一名滚动模范。

你在本书中了解到的不只是滚动模式疼痛自疗法和按摩球的练习方法，还有关于它们如何发挥作用的信息。你会读到许多真人真事，他们通过使用这些工具改变了生活。他们当中有一些人曾和我一起练习过，还有一些人加入了我们的全球训练团队，其他人则只是通过使用我们的产品或观看视频，学到了一些基本知识。这些故事超乎想象，令人欢欣鼓舞——他们通过按摩球重塑生活，在私密的房间中自我疗愈。你会读到那些战胜慢性疼痛和疾病、远离药物、避免手术、从情感创伤和暴力中痊愈、打破了运动纪录及成功战胜困难的故事。

我是谁，我能做什么

小时候的我比较内向，喜欢待在家里玩洋娃娃和看书。我上小学时跳了一级，比班上所有孩子都小一岁，所以我时常用智慧来证明自己。我上学时是一名勤奋好学的好学生，戴着镜片厚厚的眼镜，并立志成为一名微生物学家。由于久坐和长期吃垃圾食品，11 岁时，我的体重曾一度达到 45 千克，而当时，我的身高才 145 厘米。因为胖乎乎的，我一直被人取笑，那时我从来没有想到我今后的人生使命是教别人如何保持健康，或者我的口头禅会变成"运动即良药"。

我的父亲是一名传染病专家，记忆中，我经常翻阅他的解剖学和医学书籍，看那些患病尸体的图片和人体异常腐烂的情形。除了这些甩不掉的恐怖记忆，我还有一些早期记忆是关于母亲的，她饱受哮喘的折磨，经常因为无法呼吸而被送往医院。没有什么比看着母亲挣扎着喘息更令我感到害怕的事情了。我还记得自己帮她按摩，想让她感觉舒服点儿。

她会给我小费，我也喜欢挣外快，因为我知道自己可以帮助她更顺畅地呼吸。父亲的医学背景和母亲患病的无助为我致力于帮助他人更好地生活注入了原始动力。

11 岁时，我开始迷上健身和瑜伽。当时，我们住在新墨西哥州的圣达菲。我们没有电视机，平常只能靠录像机娱乐。我妈妈买来了《简·方达锻炼》（Jane Fonda Workout）和拉蔻儿·薇芝（Raquel Welch）的瑜伽录像带。我们一起练习了几周后，妈妈放弃了，而我则一直沉迷其中。这些视频在正确的时间出现在我的生活中，成了我最好的朋友和

保姆，也改变了我的生活。12 岁的时候，我的体重下降了 16 千克，显然不再胖乎乎的了。然而，我又滑向了另一个极端，很快开始厌食。在我十几岁的阶段，我一直在体重、自我价值感、身材走形和暴食症之间挣扎。

每个青少年都会经历一个叛逆期，而我通过锻炼和食物来发泄。

尽管我练习瑜伽、吃素，但对吞入口中的每一单位热量都狂躁不已，我知道自己的精神方面出了问题。我承认自己的饮食习惯非常怪异，但还是无法停止这种行为。我很清楚自己的问题，甚至瞒着父母偷偷研究过这种现象：阅读关于厌食症和暴食症方面的书籍。我疯狂地研究这些饮食失调方面的知识，好把我的羞耻感隐藏起来。在我上大学期间，暴食对我来说变成了周末的仪式。对于我是如何在大学宿舍里隐藏这一习惯的，我自己也永远弄不明白。

在大学一年级时，我偶然发现当地一所指压按摩学校会举办开放体验日。我本来是超级忙的，并没有学习这种古老的指压按摩疗法的打算，但是当老师在小组演示过程中触摸到我身体的那一刻，我第一次感到自己完全平静下来了。它平息了我那颗狂躁的心，暂停了时间和空间的进程，让我暂时不再担心自己的身体。我立即报名做学徒，去追逐那种快乐的感觉。在过往的生命中，尚没有一件事可以如此深深地打动我，我需要彻底地学习这门艺术。我感受到了真正的自愈力量，但我当时还不能完全体会。

我的指压按摩课程代替了我在学校报的舞蹈课程。它成为我与身体对话的一种途

径，我同时还为了克服饮食障碍而报名瑜伽、普拉提和水疗课程。然而，即使我有意识地在努力，暴食症仍然纠缠着我。

大学三年级那年，我前往伦敦学习戏剧。那时候我的暴食症彻底暴发了。回首过去，我甚至认不出当时的自己。我和朋友一起在巴黎消磨了一整个周末，一直都没有催吐，但在返回的列车上，我又狂吃了一整袋糕点，然后想在晃动的火车洗手间里把它们都吐出来。我跪在肮脏的地板上，双手扶着马桶，而我什么也吐不出。我想着是不是要多吃一些才能吐出来。于是我红着眼睛回到座位上，又吃了一些，然后又试了一次。结果还是没有成功，我的胃被塞满了，几近崩溃。列车途经法国中部时，在那肮脏的洗手间地板上，我对自己感到绝望。我意识到自己不能再这样下去了，我唯一的出路就是站起来，为了自己的健康，直面心中的迷茫。

遇见我的导师，找到人生的方向

回到学校后，我的情况有了一些好转，指压按摩学校帮我迈出了治愈内心创伤最为关键的一步。他们将我带入生命中的转折点：一份欧米茄整体医疗研究中心的工作。

从大学三年级升入大学四年级的暑假，我在纽约州莱茵贝克的欧米茄整体医疗研究中心工作。这是一个成人的游乐场，提供从人类潜能到艺术、瑜伽和塑身等各种继续教育课程。校园坐落于林中，毗邻湖泊，如同一个田园诗般的天堂。整个夏天我都住在帐篷里，在杂货店里工作，向学员和教师售卖商品：卖过手电筒给迪帕克·乔普拉（Deepak Chopra），卖过闹钟给拉姆·达斯（Ram Dass），卖过洗发水给罗珊·凯许（Rosanne Cash），卖过薄荷糖给伊雅拉·范森特（Iyanla Vanzant），还卖过防晒霜给菲尔·杰克逊（Phil Jackson）和埃克哈特·托利（Eckhart Tolle）。

这是我的"乌托邦"。成百上千的人走近我，聊起他们的嗜好、成瘾过程，以及他们正在参与的渐进疗法。

也正是在这里，我遇见了我的导师——格伦·布莱克（Glenn Black），一位人体运动、瑜伽和BodyTuning*的专家。格伦对于人体、瑜伽、运动、按摩和冥想有着独到的见解，和我见过的其他老师迥然不同，让我大开眼界。即使是在23年后的今天，我还没有遇见哪一位老师在经历、实践和经验方面能超过格伦。在过去这些年，他帮我找到了自己的身体盲点，让我第一次感受到非指压式按摩，教给我他亲身实践的自我按摩技巧，还将他积累的关于运动、呼吸和冥想的一切知识毫无保留地传授给我。他改变了我的思想和生活。我欠他一份人情，特别是在19岁那年跟他一起度过的那个夏天，我的呕吐欲从此永远消失了。

当学会如何跟自己内心和灵魂真正渴望的东西和谐相处时，我的暴食症就消失了，并逐渐恢复了健康。我开始把可以抚慰我、给我力量、帮助我更好地了解自己的方法教给其他人。格伦教会我如何发现身体的问题，当他给客户上课时，我如影随形，并且经常在他进行BodyTuning治疗时提供协助。

*BodyTuning是一种由纽约州杰出的物理治疗师希姆尔·塔茨（Shmuel Tatz）创立的骨科医学按摩法。

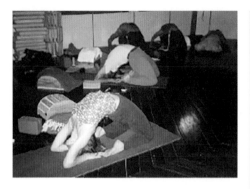

在这些课上，格伦将按摩、瑜伽和创新运动结合到了一起，我们亲眼看见这种方法在每一位参与者身上产生了神奇的效果。来时客户身体上的任何一种疼痛，走时都能消除。格伦能够找到每个人身体不平衡的成因，并用双手修复它们，然后教会他们如何继续进行锻炼，远离疼痛。格伦也是这样教会我的，改变我走路、站立和呼吸的方式。多年来错误的跑步模式，每天在学校跳舞以及练习瑜伽时超出了自己的正常活动范围，都使我养成了一些不好的身体习惯。我对运动很是着迷，幸运的是，在我情绪混乱、身体结构产生变化时遇到了格伦，他纠正了我错误的习惯，完美修复了我的生活并带我走上健康之路。这种方式非常奏效，让我的生活和健康状况都有了很大的改变。在格伦给我的无数礼物中，最重要的就是挖掘了我"看"身体姿势问题的能力，以及通过创造性的思维方式帮助他人进行自我治疗。他教会我如何成为身体的倾听者。

我在格伦那里花了4年的时间学习和实践，积累了大量的教学、观察和按摩经验。在他授课或进行私人指导时，我都会在旁边提供协助。我们的师生关系非常传统——我喜欢形容这种关系为"打蜡、去蜡"〔出自电影《小子难缠》(The Karate Kid)〕。

为了事业的发展，我搬到了洛杉矶。当我受伤时，没有格伦在我旁边指点迷津了。没有人能看得像他一样精准，帮助我纠正姿势。失去了他的照看，我在23岁的时候从旅行车上摔了下来，但这次不是因为暴饮暴食；而正是这次经历，使我发现了阿斯汤加瑜伽和流瑜伽。

这些课程对我来说是一把双刃剑。瑜伽练习成了我的避难所，同时也成为我努力开始新生活时逃避内心深处痛苦的方式。20多岁时，在一个陌生城市的生活压力点燃了我的恐惧，唤醒了我内心的迷茫。它告诉我自己不够好，我需要更加努力，变得更好。我像当年滥用食物一样滥用瑜伽，这是一种自虐行为。我沉溺于那些把我的身体从一边扭转到另一边的动作。我一直是班上身体最灵活的学生之一，老师也喜欢让我做身体演示。我把自己的身体压缩、扭曲，抑或蜷曲成孩子的姿势，为此我付出了昂贵的代价。我还记得在24岁的一个清晨，我起床后无法伸直膝盖。我走向卫生间，髌骨像是被锤子敲过一样。虽然是我自己在挥舞着锤子，但我在抗拒身体超越它的安全极限。我变成一个瑜伽成瘾者了。我不得不再一次面对自己的嗜好，想办法走出自以为已经克服了的情感障碍——现在我身体的疼痛是由强迫性过度伸展造成的，这种

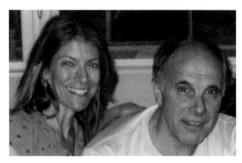

2011年我和我的导师格伦·布莱克在洛杉矶

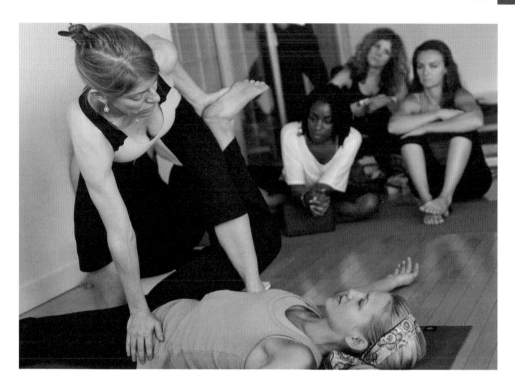

嗜好几乎破坏了我身体的每一个关节。

　　我拜访了许多身体治疗师，却始终找不到一个可以像格伦那样帮助我的人。于是，我开始摸索自我治疗的道路，学习使用任何我可以动手操作的工具，试图找到一种方法来重复我以前从他那里学到的内容。我利用沙发和工作台的边角、木棒、泡沫塑料、木棍、狗狗玩具、各种小玩意儿以及几十个不同的按摩球。我一直在努力实现完全自力更生，把从格伦那里学到的知识付诸实践。

　　我也意识到，我从他身上学到的动作比我现在学的瑜伽更适合我自己。所以我开始授课，以便继续实践那些已知可以帮助我自愈的动作和过程。我把按摩球带入课堂的契机十分偶然。首先，我知道什么对我有效，然后我会在课堂上更广泛地介绍这些工具和技术。我的教室变成了著名的自我保健实验室，而我的学生参与锻炼后的效果非常惊人。

本书介绍了很多关于他们的故事！

　　学生们总是说我教的内容并不像他们所熟悉的瑜伽。我的课程和工作室结合了自我按摩、具象解剖学和有意识的矫正练习，各专业的学生都会来我这里解决他们的疼痛问题。那些思想活跃的学生发现了许多对他们来说是身体盲点的运动问题。这些盲点注定会造成额外的疼痛或伤害，而我的课程可以帮助他们的身体找回生理平衡。我根据自己

　　具象：自愿地、切实地、自觉地参与对自己和身体部位的物理认知。

　　解剖学：对身体结构和部位的研究。来源于希腊语"anatemnein"，意思是"切掉""切除"。——吉尔·赫德利（Gil Hedley）

　　具象解剖学：提高身体自我意识的一个过程，可作为一个综合的、相互关联的工具，用于描绘身体部位、生理和感官的体验。

的经验授课，分享那些在情感上和身体上治愈过我以及给予我身体力量感、精确感和联结感的运动与过程。在瑜伽或健身教室里，我不断挑战极限，并开创了一种新的运动模式。从来没有人结伴参与过这种运动。我正在打破过去的繁文缛节和班级结构的壁垒。我的自我保健疗法诞生了，我将其命名为Yoga Tune Up®。

体式不能治病：瑜伽的突破点以及我为什么选择调整和使用按摩球

从广义上讲，瑜伽似乎已经被赋予了"古老的治疗艺术"的魅力，却仅仅因为它是"古老的"。现实是，如今我们的身体经常处于久坐不动的状态，并且已经适应了与前工业时代完全不同的生活方式。不幸的是，瑜伽这种艺术形式已经给来我的课堂上进行"调整"的许多学生带来了伤害。受伤的学生走进我的教室，他们之前曾经沉迷于瑜伽这种神秘而古老的运动。缺乏良好训练的瑜伽（健身）教师只是逼迫人们重复练习某些动作和序列，而这些动作并不具有生物力学的准确性。当你一遍又一遍地重复糟糕的动作时，你的身体最终会受到伤害。我的教室成了这些学生和老师的庇护所，在这里他们终于开始诚实地面对自己身体的局限性。

虽然我的治疗模式被称为瑜伽调整，但我的课很快就开始吸引私人教练、按摩师、普拉提专家、健身广告明星、医疗专业人士、运动员、演员和舞者。我讲的是人类的生物力学，而不是大多数瑜伽课中的梵语。我的教室非常温馨，任何真心准备好去发现自己生理失衡的状况、打算摒弃那些让他们陷入麻烦的习惯的人都可以加入。

我还请教了不少其他身体艺术和科学健身领域的专业人士：物理治疗师、脊椎按摩师、解剖学家、疼痛科医生以及筋膜研究者。他们非常欢迎我的咨询，给我的创造性的疗法带来了很大的影响（在第4章中我会具体讲述筋膜方面的知识）。此后不久，我的教师培训计划诞生了，很多教育工作者、健身专业人士和那些寻求对解剖学深刻理解的人都来参加我的课程。他们觉得自己有义务指出他人运动时所犯的错误。所有人都认为他们所在领域中的精华其实并未在客户日常治疗的过程中发挥作用。

令人遗憾的是，健身界的许多人忽视或忽略了一个全球性的问题。为了达到销售的目的，他们提出"减肥"和"快速见效"的概念，将人群和金钱推向不健康的力学训练。因为这些诱惑，学生们成群结队地去上课和训练，工作室、健身房和俱乐部让学生重复练习那些并不能解决基本的失衡、弱点或姿势错误的动作。学生带着错误的姿势和疼痛而来，在加重了不协调的盲点后离开，这使他们的失衡不知不觉地持续下去。这种训练使他们的身体更加虚弱，更易受伤，直到有一天完全崩溃。这不是对某一个特定运动模式或方法的控诉，只是用来说明具象解剖学是训练的基础，任何参与人体运动的教师或教练都应该学习。在我看来，记住或编排远不如提高对人体运动功能的理解有用，理解之后才能使用这一工具来指导学生。

我曾在许多会议和交流中遇到大批体育教育从业人员。当我问他们某个肌肉在哪里时，他们可以很轻松地在图谱上指出，但他们却无法在自己身上找到那块肌肉。这种知识的脱节是令人无法接受的。他们能给学生树立什么样的榜样呢？运动教育者不能忽视人体解剖学的内部工作原理；他们首先必须学会自我保护和养成健康的生活习惯，然后才能为学生树立更加正面、健康的榜样形象。解剖学不是你头脑中的概念，而是你探索自己身体的工具。不了解自己身体的工作方式，就会在自身的构造里迷失方向。我们脱离了自己的身体结构，对他人的依赖使我们丧失了基本的能力，让我们无法照顾自己，转而只能依靠药物和医生，这对自己是非常不负责任的。

而这种对身体的无知不仅仅发生在健身领域。每个人都应该对如何保持健康最大化和伤害最小化有一个基本的了解。此外，你还需要一个基本的工具箱，帮助你找到并修复"组织中的问题"。你需要改掉那些影响你身体健康的姿势、呼吸方式、运动和生活方式。整个社会需要停止消极地应对问题的做法，转而积极主动地实施自我保健。

这可能会让人望而生畏，但你并不是只有成为一名解剖学专家才能进行自我修复。这真的跟用牙线清洁牙齿一样简单，我希望你也把它当成日常个人卫生事项一样去完成。虽然本书中会插入许多肌肉、骨骼和其他解剖学的图片，如果你不感兴趣，就不需要记住它们，甚至可以略过这些内容。本书中大多数的滚动模式示范者，都是那些设法找到按摩球治疗方法的人，他们得到了一些指导，可以让身体告诉自己需要什么。他们用自己的直觉滚动，改变了自身疼痛的状况。

具象的过程非常简单，需注意以下事项。

1. 注意你的姿势。体式非常重要，头部保持在肋骨上方，肋骨位于臀部上方，臀部则位于脚踝上方（第3章会详细讲述）。

2. 认识到身体中的一切都是相互关联的。筋膜提供了系统间的联结和软组织，为身体搭建了支架。这意味着，当你腰痛时，如果只是修复腰部肌肉，问题基本无法得到解决（第4章会详细讲述）。

3. 重视你的呼吸，这是通往大脑和心理健康的高速公路。呼吸是可观察和可训练的，并且可以瞬间改变，所以要更深入而频繁地呼吸（第7章和第9章会详细讲述）。

什么是滚动模式疼痛自疗法

滚动模式疼痛自疗法是一种通过教你使用各种柔软易变形的按摩球来消除疼痛，以及从内到外重塑身体的简单自我疗法。滚动模式疼痛自疗法可以帮助你识别出身体的盲点：这些区域是疼痛和伤害的催化剂。你身体的这些区域是否长期被过度使用、未被充分使用、误用、滥用或完全被混用，需要你去感受、发觉或倾听。除非能够巧妙地将盲点融入你的整体运动模式，否则这些隐形问题一定会伤害到你。

引起疼痛和退化（泛指所有骨骼肌紊乱和疾病）的一个最重要原因是缺乏整体的身体意识。我发现了一些有效的方法，可以帮助各领域、各运动水平的人们找到并治愈身体的盲点。我的方法能唤醒你的身体意识，提升你对紧张、痛苦和协调的感知能力。这种身体意识被称为本体感觉。你的身体依靠本体感觉以一种协调的方式运动，就像植入体内的GPS，通过识别你自己的身体组织和周围的世界来帮你导航。本体感觉之所以存在，是因为你的身体布满了神经末梢。这些神经末梢存在于关节囊、肌肉、肌肉内的多个筋膜层以及皮下脂肪组织中（如果想要了解更多关于本体感觉的知识，请阅读第4章）。滚动模式疼痛自疗法中使用的工具会中断你破坏性的运动周期，让你可以对自己的运动方式负责。

我的任务是帮助你更好了解自己的身体。你可以通过将矫正运动、呼吸技巧和专业的工具（如Roll Model按摩球）相结合来定位、评估和修复你的身体盲点。不管你选择什么运动，提高身体的本体感觉将会帮助你更好地完成它。当本体感觉不是很灵敏时，你的身体会丧失协调性，容易受伤。

大多数人对自己家乡的街道要比对自己的身体结构熟悉很多，不过，了解身体结构是一种可以学习的技能。我创建的所有健身项目，如滚动模式疼痛自疗法、瑜伽调整和核心增强，都是建立在本体感觉的基础上的，这是自我保健的基础。无论你是一个优秀的运动员，还是一位瑜伽练习者，或者你只是刚刚开始运动，或是患有慢性神经系统疾病，只有真正了解自己的身体，你才能找到并治愈身体的盲点，这对于形成良好的姿势甚至健康长寿来说都非常重要。

肌肉骨骼失调症（MSDs）

美国疾病预防控制中心是这样定义肌肉骨骼失调症的："由突然劳累或长期重复性劳作、过度用力、振动或不当姿势引起的肌肉、神经、肌腱、关节、软骨的损伤或失常，以及上下肢、颈部、腰部的神经、肌腱、肌肉和支撑结构失常。"肌肉骨骼失调症包括骨关节炎、骨质疏松症、类风湿性关节炎、纤维肌痛、结缔组织疾病、神经病变和骨生长异常等。

决定权就在你手中

你有着治愈自己的身体和修复组织问题的巨大潜能。我认为这可以归结为简单的身体行为，即那些常常被你忽略的导致疼痛、功能障碍、疲惫和情绪不安的因素。你的站姿、坐姿、走姿和呼吸方式都会对你的整个生活产生连锁反应。你所做的每一个动作都应该试图使你身体的组织正常化，这样它们就会足够强壮和平衡，足以让你在最佳位置保持良好的姿势。最佳位置是那些对你身体施加最少生理压力的位置，当你负重或快速运动时，这些位置尤为重要。

没有灵敏的本体感觉，你的身体很容易感到自满。它不会越来越健康，而是开始退化，会很容易受伤，并不断表现出疼痛症状。你可以查看一下自己的身体，然后你就会发现自己的脖子、脊椎、臀部和脚都或多或少地与"基线"不一致。当你在商店排队买单的时候，你可以观察前面的人，他会将重心交替放在两侧腿上，试图找到"平衡"的位置，不知不觉地使某些组织超载而削弱其他组织的力量（如果想要了解更多姿势方面的知识，请阅读第3章）。你的头骨、肋骨、骨盆以及联结它们的脊椎骨都是天然形成的。但是当你打破这种平衡时，联结这些骨性结构的软组织（韧带、肌腱和筋膜）会因为张力过大而被过度缩短或过度拉长，变得脆弱和丧失功能。这会导致软组织失衡、产生扳机点和疼痛。

❚❚缺乏运动使我们的身体在细胞水平上慢慢窒息。过去生活中经常发生的运动［请阅读《整天都在发生的事情》（*Occuring All Day Long*）］和日常生活中所需的细胞负荷已经被计算机、机器和其他授权人取代。我们无法像以前一样去完成特定的弯曲和扭转动作，无法重现每周一百小时的细胞分裂过程，也无法在当今时代智能到可以凌驾于自然规律之上。疾病通常被视为生理失调。我可以断言，在大多数情况下，我们的生理反应与我们的运动类型是完全一致的。我们不应该把自己当成病人，我们应该认识到健康缺失是自然规律被破坏的（机械的）标志。**❚❚**

——凯蒂·鲍曼（Katy Bowman），
《移动DNA》（*Move Your DNA*）

你的姿势会如影随形，不标准的姿势会影响你的呼吸、消化、心律和神经系统。躯干和胸腔往往是最薄弱的环节，所以背痛是除了感冒之外最普遍的健康问题。你身体中最重要的生理肌肉组织都长在胸腔里：圆顶形横膈膜和它上方的心脏。你的胸腔变成什么形状，横膈膜和心脏就会随之变化。感知正确的姿势，会使身体充满力量，你会惊叹于自然对人类的设计。

作为一位有着按摩和舞蹈背景的健身与瑜伽专业人士，我很幸运，因为有老师系统地教会我热身和自我保健知识。毕竟，作为一名教师，我是自己的方法和实践的榜样。作为瑜伽调整模式的创立者，我很幸运有很多人需要我的帮助，因此我的行程非常紧张。我每年在全球主办超过50次的培训和会议，其间包括多次新闻采访和视频拍摄。同时我还要维护好幸福的婚姻和家庭！另外，我还辅导了300多位瑜伽调整教练，我的公司——Tune Up Fitness Worldwide也正在不断发展。然而，在这样的工作量和强度下，我一年只患一两次感冒，肌肉也很少疼痛，而且大多数夜晚都能睡足8个小时，对此，我真的特别得意。我一直都能够很好地掌控自己的压力。我可以在完成大量工作的同时很好地照顾自己。令人高兴的是，我所教授的方法正是使我保持健康的方法。我的"运动药箱"使我保持灵敏，工作更出色。

现在是你伸出脚滚动按摩球的时候了，然后让自己也成为滚动模范中的一员！

按摩球切入练习：脚底按摩

现在，我相信你一定特别渴望试试按摩球——如果你现在手上有几个Roll Model按摩球的话。我建议使用Original Yoga Tune Up按摩球来体验这次的按摩球切入练习课程。

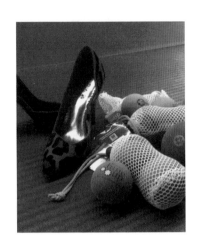

如果你之前从来没有使用过按摩球，或者你用的是刚买的新球，最好的切入方法就是将它们踩在脚下滚动——同时给自己一个很好的足底按摩！你脚上的骨头会感谢这种按摩，也会因这柔软又粗糙的按摩球的刺激而变得灵活起来。你的脚会被鞋子、路面和走路姿势伤害（如果想了解更多姿势方面的知识，请阅读第3章），放松双脚也会给你的全身带来一丝轻松的感觉。

下面的动作序列非常简单，你可以根据自己脚部的需要加以扩充。书中有详细的脚部序列，后面还会有更详细的讲解（从第159页开始），但是我希望你现在就能开始"踩球"，这样你就可以在阅读到这些内容的时候有更深刻的体会。

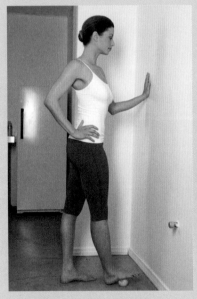

脚底按摩：

将两个球从包装袋里取出，然后放在靠近墙壁或椅子的地板上。把手放在墙上或椅子上让自己的身体保持稳定。

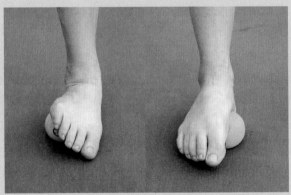

1. 用脚底拱起最高的部分踩在Original Yoga Tune Up按摩球上。

2. 转动你的脚踝，让球从一侧滚到另一侧，按摩足弓。重复10~20次。

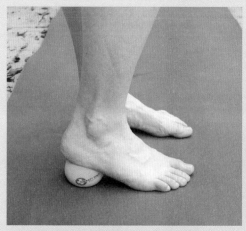 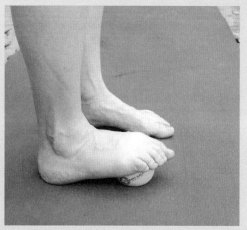

3. 把球移到脚跟处，按压脚跟，用力地从一侧向另一侧摩擦脚跟，重复10~20次。

4. 把球放在脚趾底部，脚跟置于地面，让脚掌和脚趾包裹住球。把球从一侧滚到另一侧，重复10~20次。

5. 沿着脚，前后滚动球，重复10~20次。

现在，试着走路，感受双脚的不同。然后换脚，拿出另一个新球开始练习！

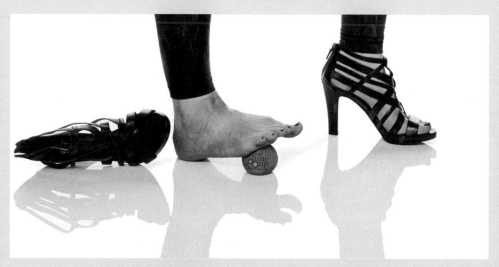

如果高跟鞋伤害了你的脚，试试用一些球类疗法来治愈你的脚

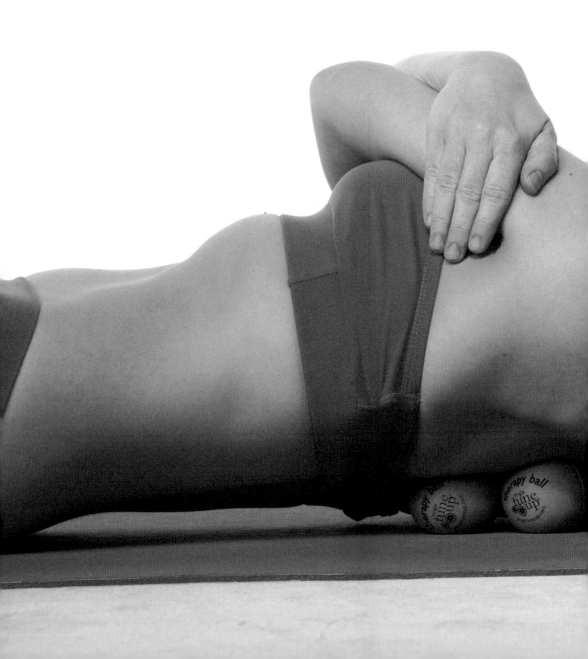

第1章

自我保健新模式

" 人们应该注意自我保健，无论你是坐在桌旁、搭乘飞机、自驾旅行，还是怀抱孩子，这些动作都会对你的身体造成不良影响。学会自我治疗，这是你的基本权利。**"**

——凯利·斯塔雷特博士

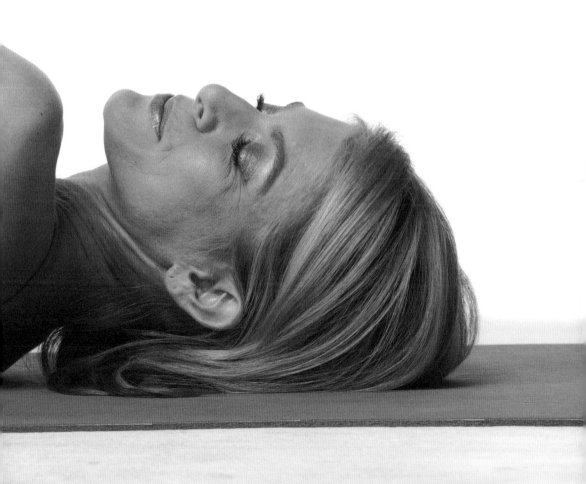

我看到许多被病痛折磨的人不断地在运动中犯错误。随着时间的推移，这些突然下跌、倾斜和摇摆走路的姿势，以及不良的呼吸习惯不断对身体造成伤害，最终会引发疼痛、损伤，如果任由其发展，甚至会导致手术、药物治疗和更多的痛苦。这么说吧：

　　如果你知道自己现在就可以预防20年后会导致残疾的疾病，你难道不会尽你所能选择正确的道路，从而避免这种疾病的发生吗？

无论你是想要提高技术的顶级运动员、肩部酸痛的新手妈妈、饱受背痛折磨的厨师、体内植入钢板的兽医，还是腘绳肌痉挛的瑜伽练习者，治疗的过程都是一样的。功能障碍是功能障碍，而人体则是人体。无论你是在做下犬式、在举杠铃，还是拎着洗衣篮，身体组织都需要全面、综合的治疗才能恢复最佳运动状态，这样你才能随心所欲，追求极致并避免疼痛困扰。

在大多数情况下，肌肉骨骼损伤和疾病，如关节磨损、骨关节炎、骨刺、椎管狭窄、骨质疏松症、骨折等，都是完全可以预防的。如果你知道穿高跟鞋会损伤你的脚，为什么你还要继续滥用你脚部的骨头、关节、韧带、神经和软组织呢？

你认为你能像买一双新高跟鞋一样买到一双新脚吗？是时候对自己所做的事情负责了。你已经知道每天狂吃垃圾食品的后果了，所以会尽可能地避免或减少这种行为。

但大多数人仍然热衷于那些"垃圾"运动习惯，这些习惯正在慢慢吞噬他们身体的完整性和功能性（第68页和第69页中我会讲述站姿和坐姿的不良习惯）。在本书中，我会给你工具，让你对软组织进行自我保健，而这些方法通常只能在诊所或医生的办公室里学到，价值不菲。在未确定自己身体盲点的情况下，请不要无视疼痛或完成极限动作。这对身体伤害特别大，明智的做法是暂时远离运动。

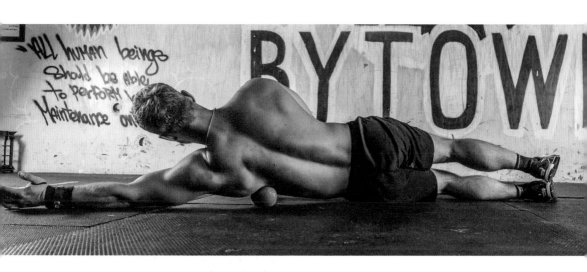

滚动模式疼痛自疗法可以帮助你改善体内起联结作用的筋膜、肌筋膜结缔组织以及各种软组织的健康状况（别担心，第4章会详细解释这些术语的意思）。简单来说，本书将教会你如何缓解肌肉僵硬并促进软组织层之间的流动，这些软组织层包括皮肤、肌肉、肌腱和韧带。我的目标就是跟大家分享我与世界各地成千上万的人们一起通过亲身实践找到的有效方法。

这不是纯理论方法，而是基于人体科学和我在实践中获得的第一手资料。通过这种方法，你能切身体会到按摩球所带来的生物力学上的改变，因为你可以感受到身体的变化，这些变化也渗透到你生活的方方面面。

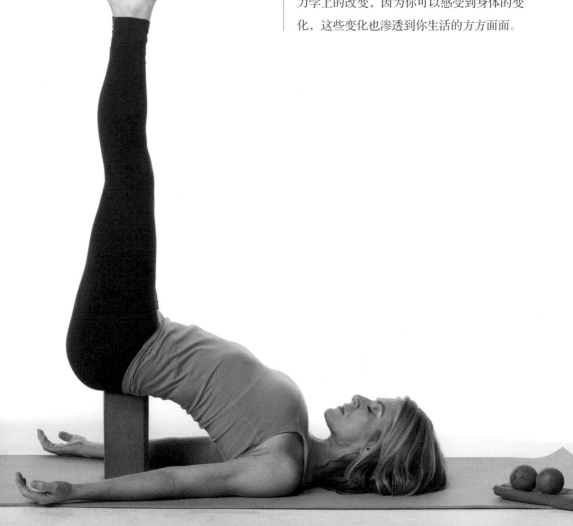

什么是自我保健

关于自我保健的前提，我有过很多的思考。当我还是孩子的时候，似乎没有什么疾病是我父亲搞不定的，不管是治疗链球菌性咽炎，还是挑出扎在手上的碎片，抑或是包扎摔破的膝盖。但是当我长大，需要独自面对这些状况时，我发现当我实施自我保健激活自身预防疾病或损伤的能力时，我的愈合速度是很快的。我为自己找到了预防伤害和平静内心的方法。

在全球研讨会上，我总是询问学员自我保健对他们来说意味着什么。下面是其中的一些答案。

- 小睡。
- 冥想。

- 深呼吸。
- 按摩。
- 在大自然中散步。
- 睡觉。
- 放松。
- 运动。
- 祈祷。
- 创造力。
- 拉伸。
- 良好的营养。
- 玩耍。
- 记日记。
- 适当饮酒。
- 美甲/美足。
- 社区/朋友。
- 宠物。

这是我对自我保健的定义：
"增强自觉并专业地解决自我需要的能力，以自怜和持久的方式缓解疼痛、刺激或情绪上的痛苦。"

无论你参与的是瑜伽、普拉提、推拿疗法、个人培训、运动、教练还是其他项目和职业，你可能已经找到阅读本书的方法，因为你已经认识到自我保健对整个身体和保持健康的重要性。正确的饮食、充足的睡眠，以及有效的锻炼还不足以保持身体的平衡。自我保健还必须包括使身体足够放松，这确实需要一些技巧。

有意识地进入放松的状态是帮助调节副交感神经系统的关键（见第7章和第9章）。众所周知，冥想可以引导人进入放松状态，使

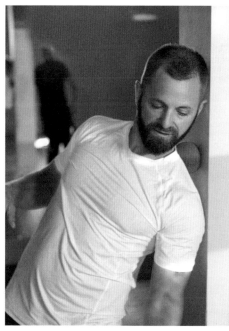

创建身体恢复和再生的能力。释放压力，使情绪和身体处于一种恢复和重塑各项功能的良好状态

思维更加清晰，减少压力激素的分泌，增强免疫力和改善情绪。按摩也有类似的效果，同时还可以改善组织内外表面的循环和灌流。当你的组织可以自主清除那些引起疼痛的细胞碎片时，你的肌肉就能更好地发挥作用，并在体内更好地"呼吸"。你有能力以简单和直接的方式去调节自己的体内环境。这本书将告诉你如何去做。

> 灌流：人体将体液、营养物质和废物在组织和血管内、外转移的生理过程。

滚动模式疼痛自疗法是你随时可用的自我保健处方。这种预防性治疗可以帮助你减轻压力和疼痛，而且不需要服用布洛芬。通过自己的双手，你可以将可预防性疾病的发病率降到最低！

Roll Model 按摩球如何帮助人们实现自我保健

你需要花费精力来获得进步，没有人能够代替你自己。你的动作可能助你提升，也可能会牵绊你。值得庆幸的是，你的自我治愈能力是与生俱来的。Roll Model 按摩球是你的新"橡胶药物"，当你将它们带入生活时，它们将飞速提升你治愈自己和预防伤害的能力。

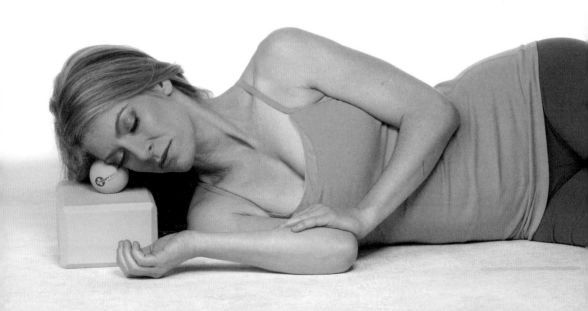

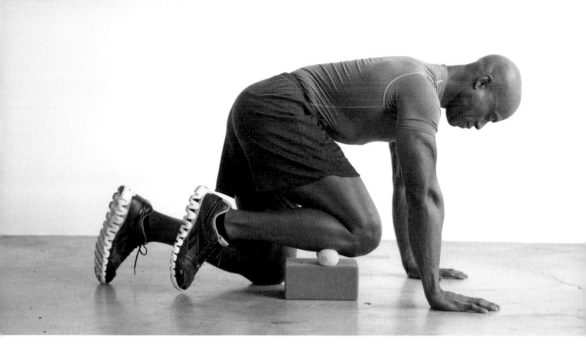

Roll Model 按摩球可以缓解疼痛

引起肌肉疼痛的原因通常可以归结为过度使用、未充分使用或错误使用身体某一特定部位。

- 过度使用：过度使用指的是习惯性地频繁使用某一肌群，如喜欢使用右手或代偿性地使用某一侧，例如，站立时大多数人会向身体一侧倾斜，导致这一侧的髋关节比另一侧高。这种倾斜可能看起来微不足道，但身体的一侧需要承担更多的重量，受力肌肉会变得更强壮（也会变得更短、更紧），并且随着时间的推移，这种倾斜会导致身体产生更严重的不平衡。利用 Roll Model 按摩球可以通过滚压变得局促和紧张的过短肌肉来缓解这些疼痛。

- 未充分使用：无论是在日常生活中，还是在健身过程中，形成自己的运动习惯后，未得到充分锻炼的身体部位通常会被长期无视，它们往往是因为旧伤、缺乏训练、缺乏感知力（详见第87页关于本体感觉的内容），或个体因未能正确认识到这些组织也需要进行适当的力学训练而被绕过或忽略。举个例子，横膈膜是主要的呼吸肌，但是很少有人去学习如何正确地呼吸，而是在日常生活的方方面面运用自己的呼吸力学方式。横膈膜使用不足导致的过度紧张不仅会引起呼吸问题，还是背部疼痛、胃酸反流、某些心脏病等疾病的一个潜在因素。

- 错误使用：我们的很多肌肉使用不当，但是误用的情况一般只发生在使用某一特定肌肉完成特定工作时，形成根深蒂固的动作模式。比如，我们的肩部经常要承担过重的负担，许多人喜欢用肩膀夹着手机讲电话。这种肌群误用会损害我们的上斜方肌和肩胛提肌，让头部、肩部和上背部由于肌肉代偿处于疲劳的状态。是不是想想就觉得疼了？使用手机讲电话的最好方式就是将手机握在手里，直接放在耳边，让头部处于最佳姿势。当然，使用耳机是更好的选择。

Roll Model 按摩球可以改善呼吸功能

呼吸浅短通常可以归因于呼吸膈膜、肋间肌和周边与呼吸相关的肌肉缺乏力量和柔韧性（详见第129页）。圆顶形的呼吸膈膜附着在胸腔内部和脊柱下部等大部分区域。跟身上其他肌肉一样，呼吸肌会因为缺乏使用、承受多余重量或避免受伤而变得僵硬。僵化的肌肉会显著降低呼吸膈膜和胸腔在"正常"呼吸中的活动能力。当你的身体处于压力状态时，如上楼梯或试图打破个人纪录时，你那长期赢弱的呼吸膈膜必须要比之前更努力，这样才能让呼气和吸气更加顺畅，但这样会导致呼吸急促以及全身疲劳。

最重要的是，当你呼吸急促时，你身体的内分泌系统会大量分泌应激激素来帮助气体通道扩张，这个时候你惊慌失措，心跳加快，同时肾上腺素会进入体内。良好状态下的呼吸膈膜是开启深呼吸的大门。膈膜位移

越大，你就越放松，也更容易摆脱应激反应。僵硬、脆弱的呼吸膈膜会让你陷入困境！

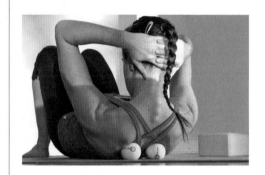

当 Roll Model 按摩球滚过上背部肌肉时，它们抚触、拉伸和揉捏那些长期限制呼吸流量的僵硬肌肉。按摩球会让那些固定在胸腔中的肌肉层恢复活力，从而帮助你的脊椎更好地与呼吸膈膜协同工作。你背部的肌肉会得到全面的深层放松，脊椎和肋骨的关节会变得更适应呼吸肌，强化其弹性和功能性。

Roll Model 按摩球可以提高灵活性和力量素质

不幸的是，导致我们身体灵活性下降的因素往往正是让身体维持不良状态的原因。身体受伤时你就不想动。这种停滞的状态会使你的感觉变得迟钝，当你感到迟钝和疼痛时，就更不想动了！这是一个弱化身体的恶性循环，因为它会使血液循环不通畅，肌肉和关节变得僵硬，甚至产生惰性。有意识的运动是走出这个恶性循环的好办法！

Roll Model 按摩球会锻炼那些疲倦、疼痛和僵化的组织。这些僵硬的肌肉需要按摩球的滚压来恢复、促进和焕发活力。按摩球会压缩或伸长疲软的组织，引导血液流过最

僵化的部位。几分钟后，这些被滚压的部位会感到舒适，促使你参与更多日常活动，甚至参加更为正式的运动项目。

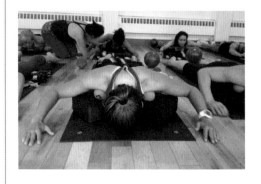

Roll Model按摩球可以缓解压力

压力会摧毁身体的各个系统。长期处于压力状态下的身体会陷入攻击或逃离的反应机制。这个身体的神经系统会一直处于交感神经负荷的状态（详见第7章和第9章）。长期处于高应激激素水平下的身体会释放皮质醇，造成炎症，阻碍血液循环，使肌肉变硬进而影响它的功能。压力会影响心脏和呼吸系统（如前所述），甚至会影响视力和听力！随着时间的推移，它会削弱你的身体系统，随时会给你带来意外、疾病和伤痛。

Roll Model按摩球令身体放松，引导副交感神经系统进入休息、消化、恢复模式。这种反应跟你处于压力状态下的反应刚好相反。按摩球会通过滚动按压来促进血液循环并拉伸肌肉，帮助"关闭"压力。这种滚动和按摩会疏通结节、肿块和粘连来分开那些持续受到限制的肌筋膜。

神经系统向肌肉发出收缩指令。如果你经常使用按摩球，并乐于尝试，便可以改变神经系统的控制模式。按摩球的压力会略微拉伸组织。这会切断肌肉中用于保持非必要张力的神经通路，从而重新调整肌肉的静息长度。

最后，这个肌肉放松形式会有助于你身体更好地呼吸，从而进一步缓解紧张和焦虑（详见第9章）。

Roll Model按摩球可以改善身姿和运动表现

身体的许多疼痛问题都与你面临的其他挑战有关，因为你的肌肉骨骼系统与身体的其他系统是不可分割的。身体是一个大的有机整体。当你开始解决一个问题时，你经常会发现其他方面也随之改善。同样，当你忽略身体的某一部位时，你可能会发现其他部位和整个健康状态开始变糟。

姿势问题通常是由坏习惯造成的，如懒散、身体倾斜或缺乏端正体态的意识。也有可能是由事故或手术在身上留下的瘢痕造成的，瘢痕总是会导致人们用代偿性的方式移动身体。姿势也可以是情感表达的一种方式。例如，当你感到沮丧或悲伤时，你的头经常会下垂，使得你背部和颈部的肌肉很难支撑它的重量。久而久之，你的筋膜、肌肉、韧带和骨骼会适应这种状态，使你的身体受限于情绪诱导的姿势！

通过放松那些因为习惯或结构问题而僵硬的肌肉和结缔组织，Roll Model按摩球会显著改善你的姿势。这有助于恢复组织的平衡，让你的身体更健康，在活动中体态更舒展。当你以优雅的身姿站立或活动时，你将能够更好地面对生活的挑战！（我会在第3章里详细论述好姿势的重要性）

恢复健康和自我保健

"防范胜于补救。"

——本杰明·富兰克林
（Benjamin Franklin）

无休止的疲劳训练之后需要进行压力释放。为了让身体保持健康，也为了伤病愈合，你需要花时间来创建一个优化的体内环境。换句话说，你想要用力运动，你就得好好休息。

但是无论你是刚参加完超长距离马拉松还是熬夜完成报告，压力总是会在体内积聚，使得生活充满压力。当我还是一个小女孩的时候，我记得星期天什么事都不用做。你星期六没去购物？太糟糕了！星期天可是所有人的休息日。但是现在你随时都可以去购物，许多商店甚至会在重大节日营业。

当今社会空前发达。电视节目24小时播放，随处可上网，手机似乎在哪里都有信号。如今无论你做什么，花费的时间都是很难计算的。

所以答案是什么？如果你的工作/生活天平严重地偏向工作，那么你该如何让身体恢复活力呢？

很多年前，我的工作强度很大，而且对别人的关注远远超过自己。我的导师格伦·布莱克就给了我一些关于时间和健康管理的好建议，他说："你要精简练习但还要扩大其效果。就好比一勺浓缩橙汁和一大杯稀释橙汁的营养价值是一样的。"换句话说，我需要合理利用每一分钟，并且要把一切做得很完美。

我的按摩球已经成为我暂停工作进入自我保健状态的有力工具。每当我使用它们时，我的状态就会立刻发生变化。按摩球会迅速发挥作用，使我精神抖擞，就像那勺浓缩橙汁一样。当我用身体滚动按摩球时，我总是能得到自己想要的结果。如果我的左脚踝关节受伤，我可以通过按摩球进行辅助治疗。或者说，按摩球的应用范围是十分广泛的。它们就像镇静剂一样帮助平息我的应激反应，让我的身体和心灵迅速变得平静。这种过程就像饮一杯红酒，热量较低，也不会让人烂醉如泥。

按摩球会加快康复速度，原因如下。

健身的时候，你的神经系统会处于高度亢奋状态，也就是通常所说的交感神经过载。如果你想让自己的身体恢复健康，就必须要让身体切换到副交感神经主导的状态，促进细胞修复、生长和休息（详情请参阅第9章）。如果你的肌肉与结缔组织没有足够的时间休息，它们很容易撕裂、受伤和失去力

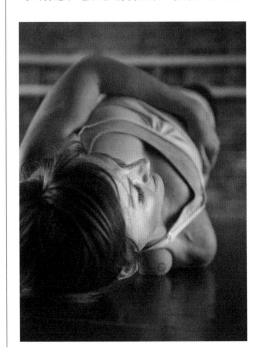

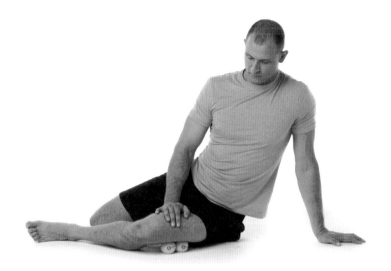

量源泉。这意味着你的下一个训练不仅不会给你带来你所想要的结果，甚至会带来疼痛和伤害，迫使你离开健身房去休养身体。

　　深层组织按摩可以辅助和促进恢复过程。事实上，麦克马斯特大学的马克·塔洛珀斯基（Mark Tarnolposky）博士最近的一项研究证实，运动后只需要 10 分钟的深层组织按摩就可以提高细胞线粒体（细胞中的能量制造者）的活性，同时还能产生一种天然止痛消炎的效果。[*]换句话说，运动后的按摩会加快恢复速度和减少疼痛，而且不需要任何止痛药。有了 Roll Model 按摩球，你就有了自己的"橡胶止疼药"。

　　Roll Model 按摩球就像小小的"橡胶手术刀"，它可以帮助恢复肌肉及其筋膜（结缔组织）接口处的滑膜层。使用 Roll Model 按摩球进行自我肌筋膜按摩（Self-myofascial Massage，SMM），可以将压力和不安揉进某一肌肉深处，并且撬开粘连。粘连的肌肉是

[*]源自：J. D. Crane et al., "Massage therapy attenuates inflammatory signaling after exercise-induced muscle damage", *Science Translational Medicine* 4: no.119 ra13.

无法完全收缩或伸展的，常见于组织中布满硬结和扳机点时。这些僵硬的组织会开启功能失调性代偿模式，最终会导致身体出现更多的失衡。伴随失衡而来的是疼痛、痛苦、伤害和体能下降等不可避免的副作用。

　　肌肉需要依靠养分才能产生收缩力。因压力、损伤或错误的动作模式而僵化的肌肉会阻碍养分进入饥饿的组织，废物亦无法排出，这就是硬结摸起来疼痛的原因之一。组织里的炎症会刺激硬结里的神经细胞，导致痉挛疼痛产生。自我肌筋膜按摩令养分和废物得到了有效的分配和处理，是恢复正常的体液平衡和肌筋膜灌流的最佳方式之一。

　　使用柔韧有弹性的 Roll Model 按摩球进行自我肌筋膜按摩的另一大好处是可以提升身体觉知力，也就是本体感觉。按摩球可以按摩所有的组织层，从皮肤表面深入肌肉深处。它们粗糙的表面所产生的摩擦力会在组织内部和神经细胞间产生巨大的滚压力，最终提升身体的本体感觉能力（想要了解更多滚压力知识，请阅读后文）。总之，按摩球可以缓解疼痛、提高养分流动性和身体协调性。

我在长途徒步之旅中选择自我保健而非磨难

亲爱的吉尔：

你好！在过去的 5 年里，我已经穿越西班牙和法国，进行了多次徒步旅行。我的第一条徒步路线全长约 800 千米，这次旅途中我的脚踝患上了严重的肌腱炎和胫骨骨膜炎。第二条徒步路线全长约 750 千米，途中我患上了跟腱炎，不得不休息了几周。而去年春天我们走了将近 1000 千米，我的肌腱炎和骨膜炎却一次都没有发作过。我想信这都归功于按摩球。

一位瑜伽教练推荐我使用这种疗法，后来我又去渥太华参加了你的按摩球课程，自那以后，我决定在我的背包里随身带着一套 Original Yoga Tune Up 按摩球。一开始，我的丈夫觉得我疯了，因为我居然要在背包中多增加 0.23 千克的额外重量。我向他保证，他最终会感谢这些按摩球，当我不需要忍受限速和恼人的疼痛，我们的法国之旅会变得更加顺利。我还答应在他胫骨骨膜炎发作时跟他分享这些按摩球。背包里增加的这些额外重量是非常值得的。我每天早上和晚上都会拿它们来按摩我的脚和胫骨，这次我的骨膜炎和肌腱炎再也没有发作，在我们这次的法国之旅途中，我们的身体没有一丁点儿疼痛，所以我把按摩球推荐给大家！事实上，我还曾经教过一位女士一些简单的按摩球使用方法，她现在正在法国之旅途中，她发电子邮件告诉我，这些按摩球就是每天步行 25 千米后的福利。

我已经建议许多法国之旅的步行者们在包里放上这么一套按摩球，他们在旅途结束之后都会对我表示感激，因为我的建议让他们获益良多。它们完全改变了我的徒步之旅，让我变成一位在数月长途跋涉过程中还能使双脚保持舒适的达人。

凯伦 • 海佩斯（Karen Hypes），69 岁
退休高中体育健康教育和舞蹈老师
加拿大安大略省伦敦市

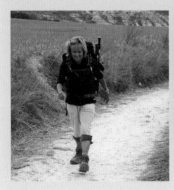
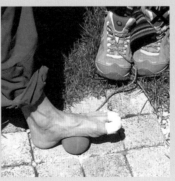

徒步之旅意味着磨难，背着行囊一天前进 30~40 千米已经是一种折磨，没必要让双腿和脚踝的伤痛再来添乱了

其他自我保健基本常识

早点睡觉

睡觉的时候，你身体的每个部位都在进行修复更新。如果你想要更发达的肌肉、更灵敏的感觉、更小的压力，早点睡觉，这是毋庸置疑的。

很多研究表明，人体最佳睡眠时间是七到八个小时。每次睡不够六个小时的话，我就很难进入最佳状态，我会开始失去短期记忆能力，渴望刺激性食物，并且整个人会很烦躁。所以我规定自己每天都要睡足八个小时。

我不知道现在还有多少人能够做到睡眠充足，但是最理想的情况是要有固定的就寝时间和起床时间，这样才能保持身体的平衡。一些人会因为生长发育而需要更长的睡眠时间。例如，青少年比成年人需要更多的睡眠，孕妇（和肚子里的宝宝）也需要更多的睡眠。

多喝水

水是人体最常见的成分，占身体重量的78%。从分子水平上讲，如果把你的身体分了细分成各种类别，你身体的99%都是水！* 你身体的每一个系统都依靠水才能发挥作用。保持水分是维持健康的必要条件。我见过一些家庭成员因为长期脱水而患上慢性病。脱水会影响你身体的功能，包括凝血作用、精子数量以及唾液和汗液的产生。不要欺骗自己！快喝水！

使用Roll Model按摩球滚动身体会促进体液流入和流出你的结缔组织，并提升你组织"喝水"的能力，用来吸收修复再生所需的体液。让身体保持水分充足来充分利用这一过程。

检查呼吸

正确的呼吸是恢复过程中被分析得最不充分也是最不受欢迎的领域之一。一个人每天要呼吸约2万次。如果你在身体状态不好的情况下呼吸，无论你是站着、坐着还是工作，这种使肌筋膜张力增大的无效呼吸模式会慢慢增强。试想一下，如果你一辈子每天做2万个错的俯卧撑会是什么样的下场！

想要全身得到放松，需要横膈膜和肋间肌的配合，同时允许核心肌肉本能地伸展，进入深呼吸。在工作中，我经常看到客户和学生在错误地呼吸，而这也是导致疼痛、压力、抑郁和状态不佳的原因。深呼吸会帮助身体进行深层次的放松，当深呼吸加上自我按摩和Roll Model按摩球时，它们将胜过任何医生开的处方。最重要的是，你拥有了自我保健的强大力量。

* 源自：Gerald Pollack, *Cells, Gels and the Engines of Life*（Ebner & Sons，2001）。

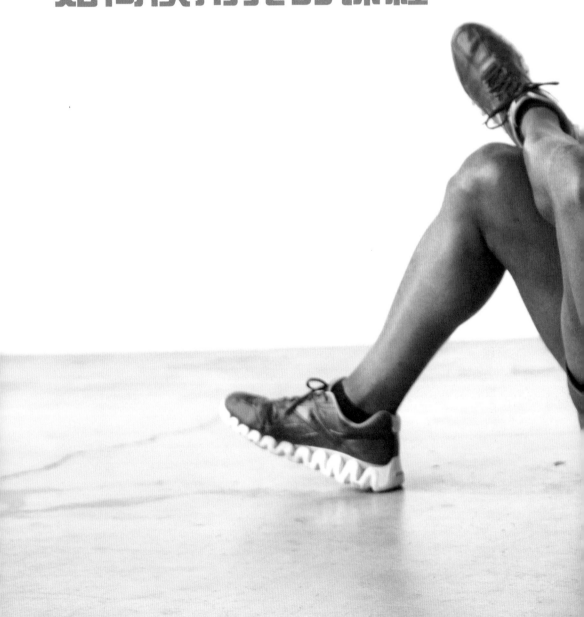

第**2**章

如何使用我的课程

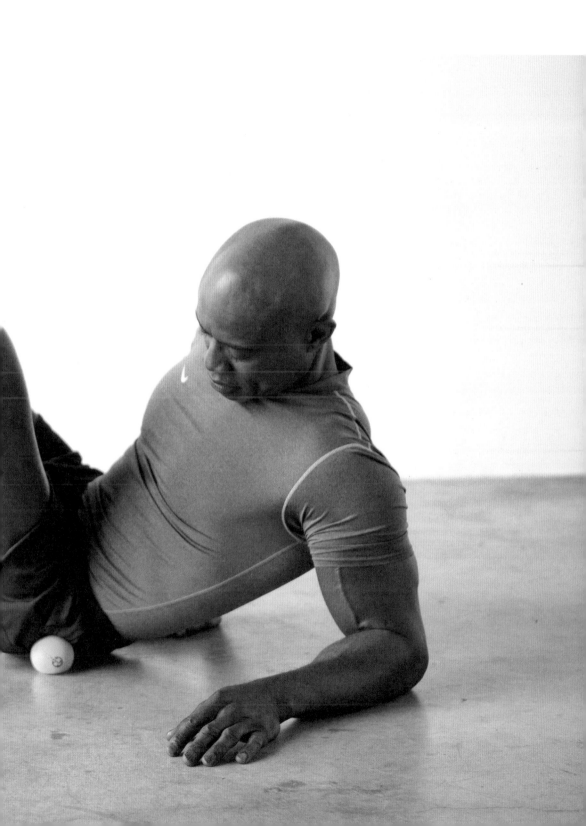

"每扇门都有一把钥匙，如果你找不到，那就自己做一把。"*
——法瑞尔·威廉姆斯（Pharrell Williams）
歌手，作曲家，音乐才子

　　滚动模式疼痛自疗法教给你如何为自己的疼痛之门配一把钥匙。按摩球会让你成为疼痛的解锁人。你可以学会如何在受伤之后进行自我治疗，也可以在错误的运动模式伤害身体之前就进行改变。解决自身疼痛问题就是获得能力的过程。这并不意味着你必须放弃你的治疗师、医生以及他们提供的帮助和治疗。如果你患上了动脉瘤，按摩球永远无法代替脑外科医生，化学药物也是多种疾病的"救生员"。但使用Roll Model按摩球是我们身体恢复健康的强大的辅助治疗手段。

* 源自：Mary Kaye Schilling, "Get busy: Pharrell's productivity secrets," *Fast Company* 181 (December 2013/January 2014).

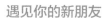

遇见你的新朋友

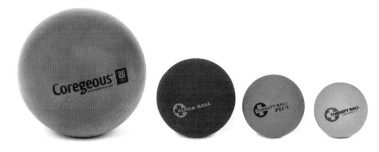

我的许多客户和学生都因为背部、髋关节、膝关节或颈部慢性疼痛而动过手术，但是他们通过Roll Model按摩球改变了自身的生活轨迹。这种简单的工具可以让他们自内而外重塑自我。按摩球会改造他们的身体环境，拯救加速恶化的组织。运动是良药，剂量正确，你就可以改变自己的生活，节省很多金钱。

现在人们可以接触到越来越多的自我按摩方式，所以我们自己正处在自我保健的新时代。本书介绍的滚动模式疼痛自疗法，便是自我治疗的一支生力军。当你可以自己缓解病痛时，便再也不需要求助于别人。依靠别人来解决问题会让你在精神上、身体上和经济上都产生损失。

你的运动药箱：什么是Roll Model按摩球，它们是如何发挥作用的

你用来在身体上进行揉、压、划和戳等动作但不伤害皮肤的工具都可以成为压力传递介质，即可以模仿另外一个人对你进行按摩的工具。历史上人们就曾使用器具来消除身体上的疼痛。一代又一代的人们使用特制的棍棒、石头、绳索、振动工具和织物来消除身体疼痛。旧事物重获新生，自我按摩工具又开始流行起来，但是现在人们会根据需要稍微做一些改变。事实上，古希腊和罗马时代还出现了振动椅模型（如今很容易在尖端印象里面找到），第一个电动按摩椅出现

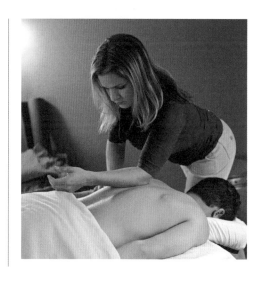

在19世纪末。*

我过去时常认为，没有任何人或器具可以代替我导师格伦·布莱克的双手。为了达到我理想中的按摩效果，我在治疗师、器具和机器上面花了很多钱。经过多年的摸索，我发现用一个密度合适的柔软橡胶制成的球在身体上进行滚压就可以解决我和学员身上出现的所有问题。小球的弹性可以产生最大的滚压力，而柔软的质地也保证它们不会对骨突起处的组织造成损伤。

*如果你想要了解关于这些工具的更多知识，请查阅：*The History of Massage: An Illustrated Survey from Around the World*, by Robert Noah Calvert (Healing Arts Press, 2002).

这种弹性增加了按摩球作为压力传递介质的一个重要特点：它会让球成为滚压力传递介质。这意味着，当它们接触身体的时候会在身体不同层次产生大量波动的应力。

> 滚压力：一种机械作用或应力，在用球接触皮肤然后向其他方向滑过固定组织，从而使皮肤在相邻联结部位按照与接触面平行的方向来回运动的过程中产生。

筋膜和按摩球的动态成像

我的同事史蒂文·卡波比安科（Steven Capobianco）博士非常喜欢使用Roll Model按摩球。我在参加国际筋膜研究大会的时候向他介绍了Roll Model按摩球。幸运的是，几个月后他的妻子罗宾（Robyn）开始跟着我练习，她后来成为一名瑜伽调整教练，用按摩球给学生上课。他们分别拍摄了使用按摩球前和使用按摩球后的组织超声影像。他们的研究结果非常重要，也很令人兴奋：

"我们使用迈瑞公司DP-30超声诊断系统拍摄了使用按摩球前后的骨骼肌动态超声图像，在比对分析了两张图片后，我们发现在滚压Roll Model按摩球90秒后深、浅筋膜层都发生了巨大的变化。最为显著的是内侧腓肠肌发生了很大的变化。我们认为，在运动前按摩筋膜系统会使组织达到最佳状态。"

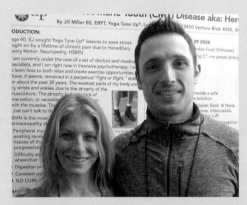

我在2012年的国际筋膜研究大会上认识了卡波比安科博士

卡波比安科博士说："我们坚信在Roll Model按摩球治疗中会产生筋膜牵引功效。"深入研究正在进行中。

你可以通过下面这些图像观察皮肤深层组织。

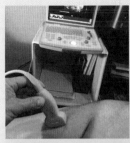
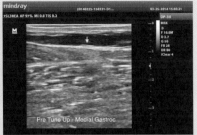

检测的是内腓肠肌。在卡波比安科博士进行三个方向上总共90秒的滚动动作之前，内腓肠肌的组织缺少活力，呈现紧绷状态

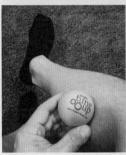
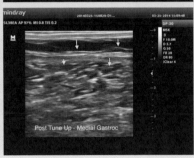

分别使用Original Yoga Tune Up按摩球纵向滚压30秒、交叉滚压30秒以及擀皮/滚压30秒。
箭头指向浅筋膜和深筋膜的变化。
组织呈现出轻松的状态，或者为"轻盈的"状态，就像抖松的靠垫一样。这表明组织的活力和柔韧性增强了

Roll Model按摩球：你的工具箱

虽然Roll Model按摩球不能解决你遇到的所有疼痛问题，但它们可以解决大部分肌筋膜问题。我们的目标是使你的组织保持健康，这样你就不必去医院，也可以避免患上更严重的疾病。

Roll Model按摩球之所以如此有效，是因为它具备三大显著特点。

1. 抓力强劲。

2. 弹性十足。

3. 便于携带。

按摩球的粘连性能够抓住皮肤和表层下的筋膜，之后再滑到下面的深层筋膜和肌肉部位。它们的抓力能够使作用于组织的滚压力最大化。这种滚压效应可以通过让你恢复平静和改善反射区域来唤醒你的本体感觉神经末梢，这对中枢神经系统非常有益。像网球、高尔夫球和泡沫滚轴这样的工具是无法一次性在多个组织层上产生这种滚压力和滚压效果的。

按摩球的柔韧性使它在骨突起处滚动时像海绵垫一样有缓冲。柔软的橡胶与骨骼的硬度能够很好地相契合，从而减少擦伤、夹痛和刺激皮肤等问题。按摩球还具有足够的挤压力，这样你的骨头就能陷进橡胶里。因为按摩球可以很容易地滚压和包裹骨突起，所以它的抓力可以包裹骨和周围的精细组织，而一些质地坚硬的工具，如长曲棍球、高尔夫球、木球或硬泡沫滚轴都无法做到这一点。

最后一点，按摩球轻便易携带，出门的时候你可以把它们放在健身包、行李包、贮物箱或手提包里。它们会随时随地响应你的需要，缓解你的疼痛。

基础滚球生理学知识

如果你的身体肌筋膜中有某处僵硬或粘连，肌肉无法发挥全部功能，并且肌肉附着的关节也无法正常使用。你可以使用按摩球滚动法或其他自我按摩方法来挤压、揉捏、滚压和撬松肌肉纤维及其彼此附着的筋膜组织。所有这些在组织内部产生的扰动可以增加局部血液循环，最终会让血液流入这些部位（俗称血流灌注）。

滚动按摩可以分开这些粘连或附着的组织，从而分离肌肉内的单个纤维，这样每一根纤维都能真正地拉动自己的重量，而不是拉动旁边的纤维。当你开始运动时，你的肌肉就能够更好地收缩和放松。Roll Model按摩球可以使身体中的不规则组织与骨骼更好地排列，让你的运动更加有效和轻松。

Roll Model按摩球可以矫正和连接组织，而这也是日常运动、拉伸和瑜伽练习中所忽略的部分。按摩球可以拉伸因受伤、缺乏使用、营养不良、瘢痕组织、不良情绪或其他原因而粘连的肌筋膜部位。因为按摩球的抓力非常强，它不只是给疼痛部位施加压力。想要了解Roll Model按摩球的作用原理，你需要了解一些与肌肉硬结相关的生理学知识。

扳机点：如何解开肌肉硬结

当你在进行Roll Model按摩球练习时，常常会碰到组织粘连而形成的结节或肿块，它们坚硬又顽固，痛感明显。这些结节或肿块通常被称为扳机点。在乔·穆斯科利诺（Joe Muscolino）所著的《肌肉骨骼触诊手册》（*The Muscle and Bone Palpation Manual*）一书中对扳机点是这样定义的：

"骨骼肌肉组织扳机点是位于绷紧的骨骼肌组织内的因肌肉过度紧张（僵硬）而导致的过度敏感的焦点区域。且和所有扳机点一样，它对触压具有局部敏感性，还能将疼痛或其他症状传递到身体远端位置。"

在扳机点上直接使用Roll Model按摩球进行滚动有助于缓解这些硬结和粘连，但是你也不能忽略其周围组织。如果不能把按摩球直接在扳机点上滚动（有时候会特别疼），可以试着先在其上方或者下方滚动，然后逐渐梳理疼痛中心部位的长度、刺激和环境。扳机点两边的对应区域可能会被锁定到各自的代偿模式中，因此也需要进行按摩。

你要把自己的身体看成一个整体，一个相互依存的生态系统，因为它的每一部分都是相互关联的，这也为扳机点的形成创造了一种环境。除了那个特定的痛点，你还需要照顾好自己的整个身体，包括呼吸、姿态和需求。

大小关系

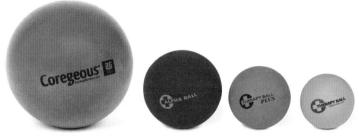

| Coregeous 球 | ALPHA 球 | PLUS 球 | Original Yoga Tune Up 球 |

　　根据人们所期望的压力效果，Roll Model 按摩球针对不同身体部位设计成各种大小不同的尺寸。哪种球能满足你的按摩需要，你本人最有发言权。随着练习次数和经验的增加，你对深度触压治疗的耐受力会增加，你可能会发现自己需要交替使用这些工具来获得不同的效果。

　　所有的实心橡胶球，如 Original Yoga Tune Up 球、PLUS 球和 ALPHA 球都是成对地装在按摩球网袋中的。正如你在前文中看到的那样，它们可以放在袋里成对使用，也可以单独使用。按摩球袋由网状织物制成，你可以透过网布上的小孔感受到球身的黏性。网状织物自身也有抓力，可以增强滚动效果。网袋顶部的扣子可以确保两个球同时滚动却不会跑出来。

　　最大的球是 Coregeous 球，它是一个中空的球，由柔软、有弹性和抓力的类似皮肤的橡胶制成。

　　各种不同大小和密度的按摩球可以为你身体的各个部位带来不同的刺激。Original Yoga Tune Up 球就像一个按压你身体组织的大拇指，PLUS 球产生的压力与肘部的压力相似，而 ALPHA 球就像一个拳头。最大的 Coregeous 球则像一只熊掌，负责一次按压大块的组织，但达到的深度却比实心球要小。

　　在熟悉和适应 4 种球及其作用于身体的感觉之后，大部分情况下你可以交替使用它们；我会给你提供很多动作选择。我还将教你如何使用装在网袋中的按摩球和取出来的按摩球，这样你就可以学会深度施压的动作。

　　你需要用不同大小的工具来按摩身体的不同部位，Roll Model 按摩球组合的设计初衷就是满足你的所有需求。

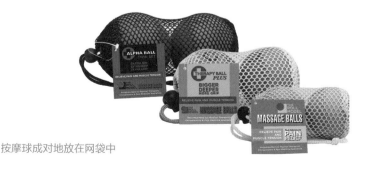

按摩球成对地放在网袋中

保护好你的球，它们也会保护你

新的实心Roll Model按摩球上面会覆有一层薄薄的油膜，但也很容易被擦掉。想要让它拥有具备抓力的绒面质地，请把球在你的牛仔裤或毯子上蹭几下，或是用毛巾擦几下。每次使用过后，你会发现这些球的黏性会更强。我在第一次使用时一般会用脚滚动它们，我的脚会得到一次很舒服的按摩，然后球也会变得很有抓力，随时都可以使用。

新球非常坚硬，但它们会越用越有韧性。如果一开始你觉得它们太硬，你可以先试着在墙上练习滚动序列，直至你的身体习惯了这种深压感。随着时间的推移，球会变得越来越软。你需要经常用脚来滚动和揉捏它们，提高它们的柔韧度。

为了保持球的黏性和韧性，请避免阳光直射，直射光线和空气会让它们变干，并改变其质地。请把它们放在健身包或封闭的容器里面。不用时，请把Original Yoga Tune Up球和PLUS球放在网袋中，这样它们就不太容易滚到其他地方去了。

Roll Model实心按摩球有一定的使用寿命。它们是用天然橡胶制成的，用的时间长了就会破裂。它们差不多可以使用6个月~1年的时间，但具体情况取决于球的类型和使用方法及频率，长期用脚滚动体积最小的球组，会加快它们破裂的速度。你知道的，当球被压扁后不能迅速恢复原状就说明球已经坏了。所以，保护好你的球，因为它们可以缓解身体很多部位的疼痛，如脸、手肘、膝盖、脚踝和脚。这些质地柔软的按摩球最适合用来治疗你最敏感的部位。

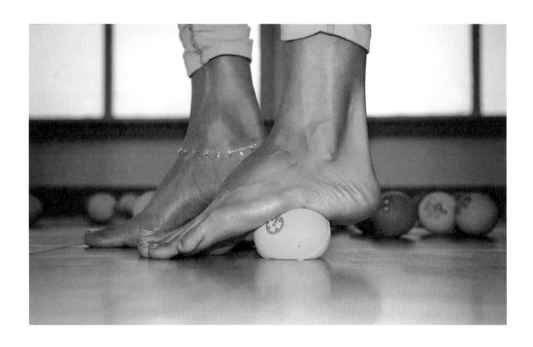

其他锻炼工具

当然，我肯定更偏爱自己的 Roll Model 按摩球系列。我认为它们比本节中列出的其他工具都要好，但是我也坚信，长远来看，自身的辨别力才是最好的老师。如果可以，请尝试使用本节中所有工具，直至你找到最适合自己的压力传递介质或切力传递介质组合！

下面列出一些比较流行的自我按摩工具和其他值得一试的工具。你可以在当地的大型超市、药店或体育用品商店买到这些工具。

泡沫滚轴

随着自我肌筋膜按摩的流行，泡沫滚轴席卷全球。它们有着不同的大小、形状和密度。泡沫滚轴是整体滚压的好工具，可以对组织的大面积区域施加压力，也可以帮助进行暂时的放松和拉伸。

然而，由于尺寸过大，泡沫滚轴不能兼顾细微部位。它们不能精确地按摩特定的扳机点，也不能按摩骨突起处以及关节周围难以触及的组织。宽厚的形状也使得它们无法挖掘到组织深处。泡沫滚轴还不方便携带——你很难把它们放进健身包里或带上飞机。

大多数泡沫滚轴都非常密实、坚硬和光滑，因此它们缺乏缓冲身体骨骼突起的能力，容易导致皮肤挤伤和擦伤。硬泡沫滚轴是由高密度泡沫或四周包着泡沫的 PVC 管、木管、多层泡沫甚至金属管制成的。有些还具有附加功能，如上面有凸起或轮胎样的纹路，其坚硬的核心无法产生柔软的触感，从而无法避免肌肉僵直和硬化。*

软泡沫滚轴不太常见，它们由柔软的泡沫制

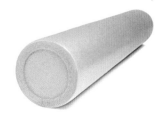

成，一般不会伤害你的身体组织。虽然它们没有办法按摩细小部位以及关节周围的组织，但仍然可以作为全身滚压动作的一大补充。当我进行呼吸练习时，我喜欢把整个脊柱放在柔软的泡沫滚轴上放松。

总之：许多泡沫滚轴太大、太硬，以至于很难按摩到骨突起、关节或微小的组织联结处，而抓力强且质地柔软的 Roll Model 按摩球则可以轻松地做到这些。

肌肉硬化：与你想在滚动练习时产生的效果正好相反。当肌梭（肌肉牵张感受器）感觉到太多伸展运动时，肌肉就会出现硬化现象。与伸展效果相反，肌肉会通过收缩来保护自身，进入硬化、紧张的状态。当筋膜感到按摩工具太硬、突然受力，或是全身紧张时，就会产生这一现象。例如，坚硬的曲棍球、网球和硬泡沫滚轴都会产生这种效果。

---

* 源自：Leonid Blyum and Mark Driscoll, "Mechanical Stress Transfer—the fundamental physical basis of all manual therapy techniques," *Journal of Bodywork and Movement Therapies* 16, no. 4(2012): 520.

运动球类

运动球类大概是最容易找到的工具之一，而且价格经济。我曾经玩过很多球，包括垒球、棒球、网球、短网拍墙球、高尔夫球、曲棍球、地掷球、足球和排球。这些球除了都具有球面形状以外，还具有一些共同之处：它们都是为运动设计的，而不是为人体。虽然这些球很方便使用，但它们不适合用来调节软组织。

现在几乎家家都有网球，许多人用网球进行自我按摩。

网上有很多脊椎治疗师和物理治疗师教人们把两个网球放进袜子里进行自我按摩。但是这种方法有一些问题。

1. 网球比 Roll Model 按摩球更硬。他们缺乏气垫一样的柔韧性，不能像 Roll Model 按摩球那样在陷入骨头突起处的同时还能接触与该关节相连的所有软组织。

2. 网球上面覆盖着一层绒布，这会使它们摸起来很粗糙，缺乏抓力。一个用毛毡包裹的硬球可以带来压力，但无法抓住组织层，所以不可能创造出 Roll Model 按摩球所具备的滚压力。

3. 网球没有承载体重的设计。它们很容易在接缝处裂开。

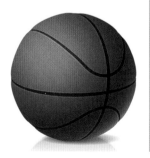

曲棍球是一种比较便宜的工具，其很多特点与网球类似，但有两大主要区别。

1. 曲棍球毫无弹性。它们致密又坚硬，无法与骨骼结构相契合。它们的密度和硬度也会使它们很难接触到手、脚和肋关节的细微结合处。由于质地不够柔软，它们会擦伤和刺激骨突起处。

2. 跟网球相比，曲棍球有一大优点：它们的表面比较粗糙，有抓力，所以在紧要关头可以用它们滚压皮肤。但请小心，不要让球夹到或刺激骨头突起处的皮肤，避免造成瘀伤或神经损伤。

高尔夫球外层很光滑，质地比较坚硬，会对软组织和硬组织造成重大伤害。这个小小的球很容易塞进脚心，深入骨头凹陷处，但它不能吸收压力，所以它会将力量推入筋膜、神经、韧带和血管，很容易造成伤害。

结论：运动球类更适合球场，而不是你的身体组织。你可以在没有其他选择的情况下使用它们。但请将运动球类和按摩球分开使用。

充气球

充气球的大小不一，并且由不同密度的橡胶制成，柔软度不同。它们不是为了承受人体的重量而设计的，并且会反弹。篮球的大小可能与孩子玩的弹力球（或者 Coregeous 球）相似，但它不能跟你的软组织相契合。我有个朋友在篮球上滚动时摔断了一根肋骨。这足以说明硬充气球非常危险。

质地比较粗糙的软充气球是一种很好的工具，因为它们可以产生整体滚压力和拉伸力。你可以把球放在身体的某个部位下面，然后躺在上面。你的体重加上重力会在球的位置形成深度伸展，并且会进一步拉伸相连

的筋膜。充气球不一定会深入特定的扳机点，但是它们能拉伸身体大面积区域。

结论：避免使用硬充气球，选择可以提供温和压力的软充气球。直径不同，软充气球对特定部位的拉伸程度也不同。它们也很容易产生滚压力，但特定点的穿透深度有限。

木制按摩滚轮

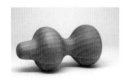 这个老式的滚轮是我的第一个自我按摩工具。当我收到这份礼物时，我还只是个十几岁的孩子。

它看起来像一个由实木制成的小哑铃，用来在脊柱两侧滚动。其他中间有凸起、脊线或者其他形状各异的木制滚轮也属于这一类。组织越僵硬，木头感觉起来也越硬。跟其他较硬的工具一样，如果在滚轮施加强大压

力的时候不能深度放松组织，那么你的身体和神经系统会因不自觉地抵抗工具而硬化。[*]

结论：在使用之前，请问一下自己，这个工具能让我的身体感觉好些吗？它是会让我的身体变得更柔软还是会让我的身体变得更僵硬？

[*]源自：Blyum and Driscoll, "Mechanical stress transfer–the fundamental physical basis of all manual therapy techniques," *Journal of Bodywork and Movement Therapies* 16, no.4 (2012): 520.

我喜欢使用的其他工具

你可以根据自己的需要、目的、体质以及想要治疗的部位选择各种各样的肌筋膜自我按摩工具。发明这些工具的人跟你我一样，他们也想要缓解身上的疼痛，想找到适合自己身体组织的工具。这些工具的成本和构造各不相同，但发明者在制作它们的时候都投入了不少时间和精力，以此希望能帮助各行各业的人们缓解疼痛。除了自己发明的工具，下面这些工具也是我的最爱。

1. MobilityWOD工具：凯利·斯塔雷特发明的专业橡胶工具，其中的Supernova、Battlestar和Gemini都是专门为高强度滚

压力设计的。

2. MELT泡沫滚轴：苏·西司曼（Sue Hitzmann）的超软泡沫滚轴是我唯一信任的滚轴。它非常柔软，不会刺激我的骨突起处。

3. Sharper Image的冲击振动手持式自我按摩器：我还能说什么？有时候一个昂贵的电动小玩意儿会让女孩子很开心！格伦·布莱克在13年前曾送给我这样一个礼物，但我不经常使用它（因为我更喜欢滚动身体的精准性），只要按一下按钮，你就可以刺激血液和淋巴循环，这种感觉实在太棒了。

这只是一个简短的列述，如果忘了写你最喜欢的工具，我深表歉意。欢迎大家在社交媒体上跟我分享你们喜欢的工具！

最终，你将评判自己的软组织。无论使用什么工具，请选择那些能够让你彻底放松并解开结节和僵化肌肉的工具吧。我尝试了很多工具，包括磨砂颗粒球、肌肉按摩棒、塑料按摩石、按摩岩、振动器、球形拉手、手摇曲柄（见下文）、沙发扶手、椅背、墙壁、变速杆、飞机座椅扶手和杠铃等。看，如果你是一只猫或一只狗，你就不会因为在其他物体上摩擦身体而感到难为情，这样就可以帮助拉伸软组织，使你的内心得到安慰。

使用工具来重塑自己吧，让你的身体系统运行得更顺畅、更有效、更不容易产生疼痛。

我的软组织曾因使用过硬的工具而受伤

几年前，我开车去接一个在按摩诊所上班的朋友。他下班晚了，所以我坐在候诊室的窗户旁，并把脑袋靠在窗口的手摇曲柄上按摩了几下。我用那金属曲柄在脖子后面按摩了大约20分钟。我像一只想要挠痒痒的猫，把那个金属曲柄推到我颅骨底部的每个角落。我把那个曲柄当微型撬棍用，试图把我的脑袋从脖子联结处牵引出来。当时感觉很棒，特别有助于打发时间。

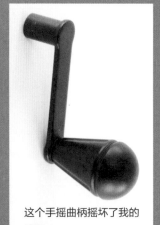

这个手摇曲柄摇坏了我的脖子

但是一天后，我为此付出了沉重的代价。第二天，我的软组织像经历了宿醉一样难受！我脑袋下面疼痛难忍——几乎不能碰，更别提伸脖子了。到了第三天，感觉就更糟了：脖子就像同时忍受着感冒和鞭刑。我脖子上没有明显的瘀伤，但那坚硬的金属曲柄严重损坏了我身体的深层组织。

这就是使用坚硬的物体按摩会损害身体的原因，当时你可能不会感到很疼，但是之后却会让你付出沉重的代价。当使用坚硬工具按压肌梭的时候，它们会很难关闭。这也是我不赞成使用曲棍球、高尔夫球或网球等运动球按摩的原因，同样也是我把 Roll Model 按摩球设计成一个有抓力、有弹性的软球的原因。

我在短短20分钟内制造的痛苦需要至少一周的时间才能消失，我永远都不会忘记这个教训！

请记住，你的软组织喜欢柔软的工具。

按摩球适合哪些人士

　　每个人都可以通过 Roll Model 按摩球找到自己身上的软硬麻点。但如果你因某些情况不确定自己是否适合使用按摩球按摩，请务必先咨询医生。虽然在我从事这行 20 多年的生涯里，尚未发现哪个人不能使用按摩球，至少在短期内都是可以的。从中老年人到看着自家孩子在他们的按摩球上爬着玩的年轻父母，再到奥运会选手和专业运动员，每个人都可以使用按摩球。

按摩球最佳使用场地

　　小巧便携的按摩球的优点是你可以把它们带到任何地方。它们小到能放进手包或背包里。你可以把它们放在车内杂物盒、健身袋或尿布包里。你可以在任何场所进行自我治疗。如果你想为按摩球练习创建最佳条件，我有几点建议。

- 找一块干净的地板、一面洁净的墙壁或一把结实的椅子。木地板或健身房地板最好，当然也可以在地板或地毯上铺一块瑜伽垫。
- 把灯光调暗，减少对眼睛的刺激。
- 播放舒缓的音乐让心情平静。

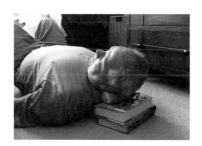

按摩球最佳使用时间

　　如果哪天没"揉捏"按摩球，我会度日如年。我很难抗拒它们给我带来的身心舒畅的感觉。无论你是觉得一片混乱还是身体、头脑或精神萎靡不振，按摩球都能帮助你修复软组织缝隙，让你重新焕发光彩。

　　下面我将介绍一天中使用按摩球的 5 个最佳时间。

当你感到疼痛的时候

　　按摩球比布洛芬或泰勒诺见效更快。迈克尔·卡亚尔（Michael Kjaer）博士及阿尔伯特·贝恩斯（Albert Banes）博士的一项研究表明，对任何细胞最强烈的刺激是机械压力，其见效比药物还快，贝恩斯博士也在他于 2012 届国际筋膜研究大会上发表主题演讲时引用了这一结论。贝恩斯博士称，细胞内的细胞器大约需要90秒的持续时间来兴奋和感受压力的变化。而药物则需要更长的时间才能溶解并进入血液循环。

按摩球的滚动会立即影响你身体的伸展度、疼痛感受器以及处理疼痛的方式。我会在第51页对此进行详细的论述，届时你将发现疼痛是变幻无常的：有时你可以通过用按摩球直接在扳机点滚动来缓解疼痛，而其他时候，你需要通过在周围区域或患病组织四周滚动按摩球来解决组织疼痛问题。

获取身体反应的最快方式就是触摸。不是药片，而是运动。运动就是药物。

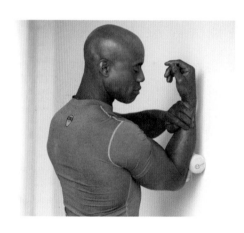

运动前

第8章介绍的滚动序列就是最好的运动前热身运动。滚动序列引导血液流入目标区域来加热和润滑关节和结缔组织。有些区域因血液循环不良、慢性僵硬、陈旧损伤或瘢痕组织而容易受伤，滚动序列也会加强这些区域的本体感觉。按摩球极强的穿透性还可以激活筋膜、关节和肌肉的本体感受器，有助于提高人们对自己运动能力的认知。你可以把按摩球当成自己的"预恢复"工具。

运动后

滚动序列还可以用来在运动后"降温"，因为有助于拉伸那些在锻炼时大量用到的肌肉和结缔组织。按摩球可以解开那些因过度使用、误用、滥用或未充分使用而产生的硬结和粘连。所有的序列都可以让我们的身体彻底放松，这是任何体育训练都需要具备的重要阶段，它可以引导身体进入休息和恢复的副交感神经减量调节阶段（如需了解更多关于放松的知识，请查阅第9章）。很多人都在睡前练习按摩球，使身心平静。

当你的训练取得进步，开始针对那些处于休眠或状态不佳的身体区域时，一两天的浑身酸痛是正常的。在进入下一个训练阶段前，请试着做一些自我按摩来让组织恢复灵活度和温度，这样它们就不会"筋疲力尽"。酸痛有时伴随硬结，是由于使用过度，或是筋膜和肌肉细胞正处于一个微妙的更新状态。如果你的身体酸痛过度，请注意——不要试图创造最好成绩！先让身体完全恢复。

当你想放松的时候

我们使用按摩球也不总是为了缓解疼痛或提升身体灵活性，Roll Model按摩球还能减压。当你想要休息一下、逃避感情创伤或缓解压力时，你也可以通过滚动按摩球使身心放松并平静下来。你会发现，在使用按摩球的时候，你的生活又会焕然一新。这就像按下你的内部复位按钮重新启动身体系统一样（如果想要了解更多滚动放松的知识，请查阅第9章）。

当你旅行的时候

按摩球完美地适合旅途。它们是你乘汽车、火车、飞机和其他交通工具出行的必备品。你可以在餐馆、图书馆、剧院、教室和其他公共场所小心地使用它们。较小的球可以在任何地方使用，因为不会被注意到。你会比周围的人感觉好得多！

按摩球最佳练习频率

我建议每天都用按摩球滚动身体。每天一小会儿，你会在短短的两分钟内感觉到变化。条件允许的话，每天留出10～30分钟专门进行自我保健。

如果不能腾出20分钟的时间来做集中练习，那么你可以试着利用碎片时间练习。

1. 洗碗的时候把它们放在脚下滚动。
2. 坐在汽车上的时候把它们放在臀下或者背后滚动。
3. 在上班使用耳机打电话时，可以靠在墙上用后背滚动它们。
4. 观看你最喜欢的电视节目时，躺在球上，边看边滚动。
5. 只要你处于静态，随时都可以将它们融入你的姿势，按摩任意部位。

这些球不会打乱你生活的节奏，也不会让你花费太多的时间。你只需要知道如何将"滚动营养"加入日常生活，就像通过喝水保持身体水分一样，你会从每天的"剂量"中受益匪浅。

如何区分疼痛的好坏

开始滚动之前最后一个需要讨论的话题是：疼痛。一旦你开始使用按摩球，你很有可能会发现身上几十年的疼痛得到缓解了，这一定会令你兴奋不已，沉浸于身体的轻松舒适。而另一方面，在部分软组织区域，滚动按摩球时也会遇到像石头、墙壁或铁丝网的区域，它们会发出"不要滚这儿"的呼喊。这带来一个非常重要的问题：如何区分"好的疼痛"和"坏的疼痛"？

一直以来，Roll Model 按摩球因引起不

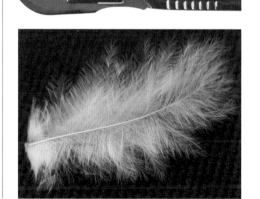

同程度的舒适或不舒适而声名远播。一个人的"啊啊啊"或许就是另一个人的"哇喔"。每个人的感觉大不相同。导致这些疼痛或不舒适的因素有很多，我将会在接下来的内容中详述，而你自己就是那个最终的决定者，你必须能够辨别正在经历的不适是可以忍受的还是不能忍受的。常规判断方法是，如果滚动按摩球之后组织感觉良好，那这种滚动时的不舒适是健康而有益的；如果感觉更糟糕了，那么这种滚动自我按摩就不够健康（"坏的疼痛"），应该避免。这种情况下，最好找有资质的专家帮忙。

疼痛是一种感觉，它会提醒人们身体正在受到伤害或是可能受伤。滚动按摩球时，你会感受到不同程度的疼痛，把它想象成不同强度的感觉是很有帮助的。

当你需要停止某项活动时，请不要使用"疼痛"这个字眼。用"感觉到有益不适"来描述滚动按摩球时的感觉，你就会感到更安全和更容易坚持。为了达到疗效和感觉更好，你必须适应这种不舒适的感觉。

你组织中的不适感可能是长年累月形成的，为了消除这些疼痛，你在治疗过程中必须要忍受一些不适感。使用Roll Model按摩球滚动身体的目的不是制造伤害，但它也不会像被羽毛抚触那样舒服。

治疗和疼痛

我相信治疗不应该引起疼痛，但事实上，当某些组织或关节因缺乏使用、过度使用或瘢痕组织而粘连时，为了恢复正常的体液平衡和运动机制，需要打破粘连。传统做法是开些止痛药，注射类固醇药物（减少炎症但不解决病因或根源问题）或者是动手术（经常磨损周围组织，然后因瘢痕组织而产生新的问题）。

而我则偏向于采用徒手疗法，主动解决组织僵硬、功能障碍和组织动力失控等问题。这意味着要用手、手指、肘部、脚趾、设备或工具来治疗粘连组织，而这经常会引起不适。

优秀的治疗师可以触摸出那些长期疼痛导致的僵硬组织、关节囊和功能异常部位，然后手动打破粘连。他们可以判断不同层次的功能障碍，并逐一治疗。这个过程会引起局部的肿胀，但最终会有助于消除炎症。这通常是一个可忍受的痛苦过程。

例如，最近我因小脚趾脱臼而痛苦不堪，疼痛、肿胀和僵硬让我几乎不能好好走路。我在脚、胫骨、小腿和臀部等小脚趾的关联区域滚动Roll Model按摩球，以减轻相关症状。尽管如此，遭受创伤的关节还是特别疼。两周后，我的脚趾终于能轻微地移动了，然后

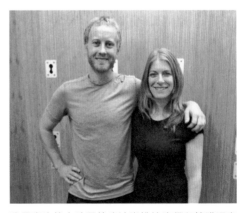

我最喜欢的主动释放疗法脊椎按摩师和筋膜研究好友——克里斯托弗·托什博士

我就赶紧去找主动释放疗法（Active Release Therapy，ART）专家——克里斯托弗·托什（Christopher Tosh）博士，他可以精准治疗关节囊，打破我组织中正在形成的粘连。我不想说谎，这是一个非常痛苦的过程，但肿胀立刻得到了缓解，我能够快速恢复，也要归功于这一"不适的"干预。

许多人第一次使用按摩球练习时都会产生不适的感觉，特别是在他们没有尝试过保健按摩或很少参与运动的情况下。由于组织缺乏训练，对任何类型的触摸都非常敏感，但这并不意味着它们正在忍受"坏的疼痛"。如果对这些组织进行一些按摩球练习（见第

54 页），它们的反应最灵敏。请对自己诚实：如果你不能适应移动肌肉的相对位置和单一肌肉内部的深部触诊，你的身体组织可能从一开始就很抗拒，那么你的按摩球练习过程可能也会非常艰难。如果感觉力度太大，请试试变化动作。

请记住，练习按摩球本身不会引起疼痛，之所以感到疼痛，是按摩球暴露了你体内已经存在的疼痛问题。

当你使用 Roll Model 按摩球治疗疼痛时，你可以选择书中列举的工具和动作来尝试，学着辨别不同的感觉，学着自己区分好的疼痛和坏的疼痛。

坏的疼痛

坏的疼痛或难以忍受的不适有很多形式。你的身体会发出警告信号，告诉你哪些正在滚动的部位有问题，然后你就应该放弃、修改、停止滚动或咨询医生。你的身体在运动时本来应该是流畅而没有疼痛的。在锻炼健康的组织时，你的身体不会畏缩，也不会疼痛。作为滚动模范，你的目的是增强和最大限度地发挥组织的生理潜能，使其恢复到正常或最佳的功能状态。如果想要了解更多关于这方面的知识，请查阅第 77 页的"筋膜：你的联结系统"和第 87 页的"本体感觉：你的身体地图"。以下是你遇到坏的疼痛的标志。

1. 在滚动过程中和结束后都会疼。并且可能会在滚动结束后疼得更厉害，这是你应该停止练习并寻求医疗帮助的信号。

2. 你全身的肌肉绷紧。你的眼睛被锁住，不能闭合也不能眨眼。你的手变得很僵硬。

你的整个身体绷得紧紧的，不能转换或改变姿势。这些迹象表明按摩球滚得太用力或滚错地方了。遇到这样的情况时，首先尝试改变按摩球的位置或滚动的力度。如果这还无法改变身体的反应，你可能需要去看医生。

3. 你不能呼吸。你的呼吸突然受阻或停止。如果你不能吸气或呼气，你需要立即调整或停止滚动按摩球。你的呼吸就像一个安全探测器，它与你的神经系统紧密相连。无法呼吸表明你已经不在安全区，并且正在经历坏的疼痛。

4. 你正经历神经痛。有触电或麻木的感觉，表明按摩球正在神经上滚动。它们在滚动的时候会不由自主地刺激小神经末梢，这是件好事。但是你要避免压到大的神经（详见第 56~57 页）。当按摩球触及那些大的神经时，你会产生奇怪的热或冰的感觉，

或者使组织区域感到麻木。这些都说明你需要把球从正在滚动的地方移开。把球放得高一点或低一点，向左或向右偏移一下，都可以解决这个问题。

5. 出现瘀伤。有时滚动的力度过大会造成一些瘀伤。如果出现这样的情况，等瘀伤好了之后再练习。也不要在事故或者损伤的伤口上直接滚动按摩球，请在受伤区域周围滚动。

6. 第二天肌肉会变得特别酸痛。肌肉酸痛像无形的瘀伤。如果你滚动力度过大，接下来的几天里都会感到肌肉非常酸软。你是否经历过训练强度过大或者长期间歇后突然猛烈锻炼一次，接下来几天都浑身酸痛的情况？按摩球练习同样如此。如果你在极度敏感的区域用力滚动按摩球很长时间，那么接下来的几天都不要再在这些部位练习了。

7. 你在滚动时会因为疼痛而尖叫或哭泣。首先我要说明的是，这种痛苦的情绪本身并不坏。我之所以提到情绪，是因为它是一种指示，它告诉我们只有寻求专家的帮助才能解决和治愈我们的心理创伤。情绪是一种感情，是某种程度上的释放。情绪分很多种：有些是有益而宣泄性的，而有些则表明需要寻求他人帮助。你滚动按摩球时可能会出现一些情绪：你可能会毫无理由地哭泣、大笑或莫名生气。这些情绪表明你正在处理因身体组织僵硬或硬化而产生的感觉。它们还可以帮助你了解自己过去或当前所面临的问题。如果你能充分呼吸并保持练习，我会把这些情绪归类为"可以忍受的不适"。"无法忍受的不适"是指那些让你感到恐惧和失控的情绪。如果按摩球让你感到恐惧，我建议你去寻求帮助或咨询。

如果你经历过坏的疼痛，请尝试这些按摩球练习。

1. 放下压力，直至你感到放松为止。

2. 将球"上滚"、"下滚"或是"斜滚"，直至你不再感到疼痛为止。换句话说，就是把球上移、下移，或是在那个痛点的右边或左边移动。

3. 把球放到墙上滚。压着墙或椅背滚动。当你倾斜身体时，也要调整一下压力。

4. 如果你想要躺着滚而不是靠着墙滚，可以把球放在沙发或床上，这样球的一部分会陷进柔软的表面。

在受伤的情况下滚动

在定义"痛苦""伤害""安全"的时候，会存在很多可变因素。如果你处在急性损伤阶段，请寻求专家的帮助。但是疼痛是不断变化的，也是很主观的感觉：一个人膝盖受伤可能对他来说不是大问题，但或许另一个人就觉得难以忍受，需要拄着拐杖走路。你是唯一能够完全感知自己身体和感觉的人。疼痛的程度只有你自己知道。所以我们要学会倾听自己的身体。

尽管上面已经列出了警告，你仍然可以在不需要接受专业治疗的部位滚动按摩球。你身体的其他部位会适应并代偿受伤区域，通常这些组织会因为要承担更多压力而变得僵直、硬化和不适。所以请随意使用 Roll Model 按摩球练习动作来舒缓这些组织的疼痛，为伤痛的愈合创造更好的环境。

5. 在疼痛部位使用大一点的球，如果较硬的按摩球承受了太大的压力，可以使用 Coregeous 球。

6. 用两个球滚（最好一起装在网袋里）。一个球滚的时候会加强疼痛的感觉；两个球会分散痛觉，使压力降至最小。

7. 用搽皮或滚压的方式在皮肤表面滚动。

8. 收缩/放松身体，直至你实现改变或不再发生改变。

请随时关注自己的呼吸，因为这是衡量你是否能承受按摩球压力的最好方式。如果你不能顺畅地呼吸，那是因为你太过用力，请稍微放松。关于呼吸方面的知识，请查阅第7章。

当你的组织状态良好，充满健康的体液和营养时，除了你自己的想象之外，按摩球在滚动时不会有任何障碍。

好的疼痛

现在让我们来了解另一种疼痛。也许我不应该用"好的疼痛"这个词，而应该使用"可以忍受的不适"。这种可以忍受的不适会带来很多好处。值得庆幸的是，这种可以忍受的不适会随着时间的流逝而发生改变。随着按摩球成为你日常自我治疗中必不可少的一部分，你的组织在慢慢变得更加平衡，你将体会到愉快的压力而非不舒服的感觉。事实上，你可能会慢慢习惯这种疼痛和不适感，当你再也感觉不到疼痛时，你或许会觉得按摩球失去了作用。好消息是，不疼痛并不代表按摩球没有发挥作用。

健康的组织不会因为滚动而产生疼痛的感觉。按摩球在滚动时会刺激健康和不健康的组织。在深度按摩时让人痛到尖叫的都是不健康的组织。它们需要解决内部的僵硬问题，创造一个更加平衡的环境。健康的组织不会产生让人不能忍受的疼痛，因为它们内部的肌肉纤维和体液很活跃，营养充分并且运行良好。你应该能熟练辨别自己身上哪些

是好的疼痛，哪些是可以忍受的不适，哪些是令人愉悦的按压。

下面列出的方法会教你如何识别滚动时产生的好的疼痛，这种疼痛正在促进组织的愈合。

1. 滚动部位内部轻松而舒适；不再被疼痛困扰。

2. 滚动部位感到一股轻柔的、流动的热量，就好像你在温水瓶上休息。

3. 你发现滚动部位的灵活度有所改善。

4. 在滚动部位的末端活动范围内，疼痛减轻。

5. 你感到全身的疼痛都有所缓解，不只是滚动部位。

6. 你感到放松；焦虑或紧张的情绪得到缓解，让你平和。

7. 你整个身体都感到很舒适：感到一种在滚动按摩球之前你无法获得的轻盈和活力。

8. 你经历了情绪的释放：身体的压力、创伤、悲伤或长久伪装起来的恐惧都发泄出来了。

9. 你发现自己的呼吸整体上发生了变化：你觉得自己的整个身体可以呼吸得更好、更深入。

10. 你全身的紧张感消失了。

11. 你发现之前紧张的组织放松下来了。

12. 你对目标组织的感受力更强了（详见第87页）。

请注意！有些部位禁止滚动

　　Roll Model 按摩球不可以代替医疗监督措施。如果你对伤情或疾病有任何疑问，请在使用这些工具之前咨询医生。滚动模式疼痛自疗法并不是法律意义上的"治疗方法"。请注意常识，也就是说，你得遵循以下指导方针。

1. 不要在运动损伤的位置滚动，这样会加重组织伤情。按摩球只有在使用得当的情况下才能成为有效的康复工具。

2. 千万不要让 Roll Model 按摩球直接在受伤的组织、破损的皮肤或折断的骨头上滚动。

3. 避免对以下身体部位施加深层压力。你可以使用按摩球进行表面的皮肤滚动，或使用 Coregeous 球滚动身体，但在以下这些部位进行深层滚动是不安全的。

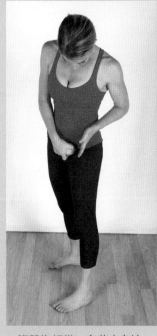

● 腹股沟韧带。有些人在这个部位进行持续按压是没有问题的，但我建议你最好不要横向按摩这个部位，除非你是一位医生。

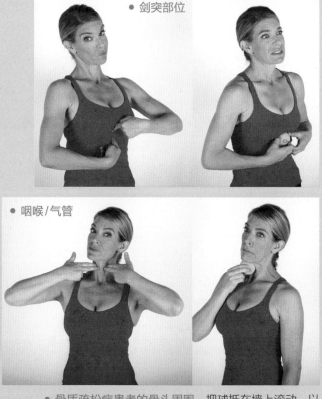

● 剑突部位

● 咽喉/气管

● 骨质疏松症患者的骨头周围。把球抵在墙上滚动，以减轻力度，或使用充气的 Coregeous 球。

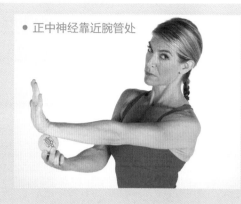

- 正中神经靠近腕管处

- 正中神经靠近腕管处。手腕伸展时，避免用球在手腕和前臂部位用力滚动。

- 嵌入腘绳肌的坐骨神经。坐在长椅或凳子上弯着腿按摩腘绳肌是没有问题的，这时四周的神经和筋膜都比较放松。但千万不要坐在地上，伸直双腿，把按摩球放在大腿下面来回滚动，试图分离组织，这样会直接拉扯到细长的坐骨神经。我在乘飞机坐着的时候会用球滚动我的大腿后侧肌群。

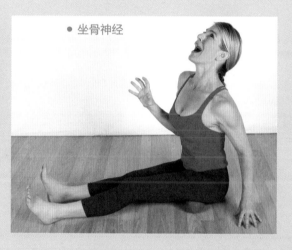

- 坐骨神经

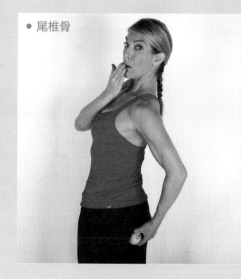

- 尾椎骨

- 尾椎骨是尾骨的最底端。这个部位很容易裂开，不要让按摩球直接在上面滚动。

第3章

姿势、疼痛、表现：
滚动按摩球
为自己加油

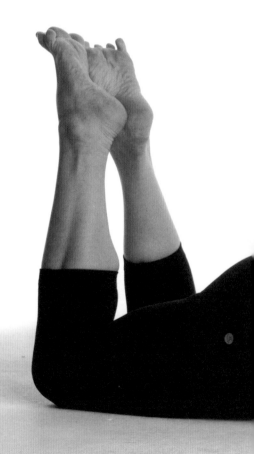

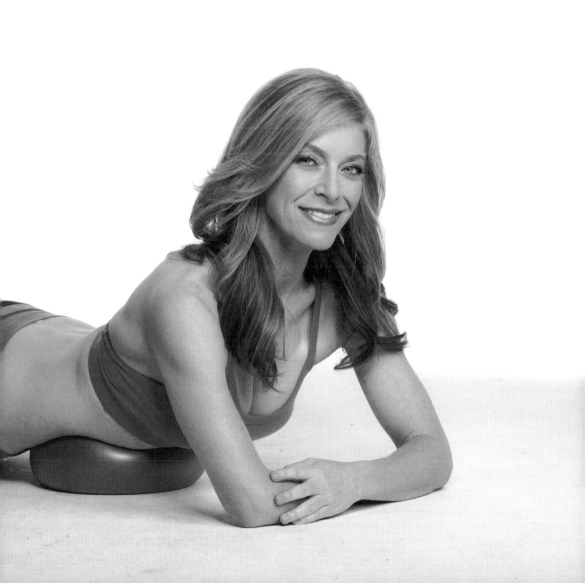

肌肉骨骼疾病是世界上患者人数增长最快的疾病之一。

我写本书的目的是想帮助人们加深对身体、组织结构、肌肉紧张及治疗方式的理解，从而能够对抗这种可怕的趋势。而滚动模式疼痛自疗法会教会你如何使用按摩球来梳理和放松机体内部的粘连和阻塞，最终这些恢复活力的组织会帮你重塑身姿。

拉丁语中姿势指的是"位置"，你要确保日常生活中的身体位置不会对健康造成影响。

在我向大家详细讲述按摩球的作用方式和使用方法之前，大家首先需要知道自己在日常生活中的状态是怎样的。姿势会如影随形，它会对你做的每一件事，包括走路、站立、呼吸以及锻炼，产生连锁反应。运动也是一种药物，在合适的"剂量"下，它会提高我们的生活质量。

长期错误的姿势会对生活造成很大影响，想象一下充满了疼痛、畸形、手术和药片（这还会给经济上带来压力）的生活吧。你要密切关注自己的姿势并加以矫正。你可以锻炼身体、调节臀部、收紧腹部，但是如果你没有掌握正确的姿势，这些锻炼反而会起到相反的作用。只有在姿势正确的前提下，你的组织功能才能达到最佳状态。

从肌肉骨骼的角度来看，你的身体能够达到你所想要的任何姿势。每块肌肉都可以根据动作模式加强、减弱、收紧以及拉伸。不幸的是，很多动作会导致人们椎骨退化、椎间盘突出、腹内疝、髌软骨撕裂或髋部应力性骨折等，每天要在计算机前坐8~12个小时的伏案工作者都是高风险患病人群。这些极易预防的肌肉骨骼疾病不仅伤害了我们的身体，还掏空了我们的钱包，破坏了我们的健康体系和经济基础。

拿起了本书，说明你想掌控自己的生活，远离疼痛和烦恼，不被医生、诊断和药物左右。本书的目标是帮助你实现自我保健。虽然我会教给你 Roll Model 按摩球的使用方法，但只有你自己能够将按摩球效应融入每天的生活。除非你能改变引起疼痛的错误习惯，否则这个过程不会起作用。能够拿起本书就证明你足够关心自己，想要过得更体面。

保护好自己的身体

你的身体是一个可以自我维护的优化体系。不管你如何看待自己的身体，有一点是肯定的：它配备了一整套你能想到（或者想不到）的最高水平智能系统。没有什么机器能复制人体组织器官的再生能力、心智能力、情感能力以及精神能力。你身体的大部分功能都是自动的（神经科学家称之为自我调节），它是为了让你适应、感知和响应生存环境而设计的。大多数的细胞修复和更新等日常维护都无须你参与。当然，当你把手指放在键盘上打字、抛开自然站立姿势而坐在工作台上、乘汽车旅行，抑或是躺在摇椅上看新闻时，你的身体会开始拥有不同类型的压力。但即便如此，在你的意识中，体内细胞会在凋亡后以惊人的速度重生。

尽管你很少关注身体，但它还是好好地存在着，因为它只有一个任务：生存。即使你连续几个星期吃薯片和喝可乐，它也会找到一种方法来适应你的选择。然而，最终它会表现出一些症状，试图让你做出改变。例如，你可能会"无缘无故"地想要吃西瓜这种富含水分和纤维的水果，来改善你造成的营养失衡。如果未得到满足，它就会放大这些症状从而引起你的注意。如果你睡眠严

重不足，你的身体最终会入睡或者制造一些情况让你别无选择只能睡觉。人体是一个神奇的生物体。如果你愿意倾听，它会给你指引。

学会倾听身体似乎是某种新时代的理念，但它是建立在身体自我感觉的科学基础上的（详见第4章）。坏习惯会阻碍你从内心深处准确地听到、感受和看清自己的能力，使你的感觉变得迟钝。但你体内的盲点、聋点或麻点需要光亮、声音或感知力的引导，它们是可以调教和训练的。

本书是一本生存手册。它会引导你形成倾听身体信号的能力并教会身体如何自行消除疼痛。Roll Model 按摩球会帮助你敏锐地察觉到体内已知和未知的疼痛。这些粗糙的按摩球会帮助你检测组织中被过度使用、未充分使用、误用、滥用以及发生紊乱的部位，从而定位你身体的盲点。

你的疼痛常常与身体"正常的"固定姿势有关。当你组织内的细胞都正常运行时，身体唯一需要做的事就是保持有效的姿势。环顾四周并检视自己，你会发现数以千计的姿势正在影响着人们的身体。既然身体如此擅长生存，难道它不能给我们一个更好的成

型方法来管理我们的组织结构吗？为什么我们会遭受这么多的疼痛？为什么越来越多的人需要进行膝关节置换、髋关节置换和肩部手术？为什么我们的身体如此不堪一击？

根据世界卫生组织调查，肌肉骨骼疾病，或软、硬组织加速退化病症，是患者人数增长最快的疾病，也是全球第二大致残原因。*骨关节炎、风湿病、骨质疏松症、骨折和颈背部疼痛似乎都是年长人士衰老的"症状"。

肌肉骨骼疾病不像流感或细菌；它不是传染性疾病，你"捕捉"不到它。但是，如果你自己感到疼痛，或者你跟一个患有慢性疼痛疾病的人一起生活，你就能知道它对人的身体、思想、精神和经济所造成的损害。那么，为什么现在的我们比历史上任何时期的人都更早和更痛苦地经历这种病痛的折磨呢？

*源自：*The Lancet,* Global Burden of Disease Study 2010, published December 13, 2012.

疼痛和肌肉骨骼疾病的统计数据和事实分析

《柳叶刀》杂志曾在2012年12月15日刊登过一篇由世界卫生组织等多家机构出具的一项2010年全球疾病负担研究报告，该报告显示，肌肉骨骼疾病是全球患者人数增长最快的疾病类别之一。肌肉骨骼疾病包括以下内容。

- 关节疾病，如骨关节炎和类风湿性关节炎。

- 颈背部疼痛。

- 骨质疏松与脆性骨折。

- 软组织风湿病。

- 运动和工作造成的损伤。

- 交通事故造成的创伤。

这些疾病会导致疼痛、残疾、人格和经济独立的丧失。它们对各国数以万计不同年龄、不同文化背景的人造成了重大影响。下面是目前世界范围内受影响人群的估计数量。

- 背痛：6亿3200万人。

- 颈痛：3亿3200万人。

- 膝关节炎：2亿5100万人。

- 其他肌肉骨骼疾病：5亿6100万人。

这些数字意味着我们与自身造成的病痛的斗争。我们为疾病所困。现在是时候展开自我防卫了，一起来滚动按摩球吧！

现代人身体姿势的惨痛事实

现代生活最大的问题之一是我们的生存"模式"变得非常"短视"。我们不再需要眺望远处寻找食物或敌人，我们的计算机显示器离眼睛只有几十厘米远。我们久坐几个小时注视着电子设备的荧光屏，颈部和脊柱的肌肉会固定在一个位置上，朝向显示屏。互联网增加了我们了解世界的机会，但同时也减少了我们与世界的实际接触。科技时代减少了我们身体力行的需要，我们不间断地被动接受着各类信息。在我们寻求舒适、方便和快捷的过程中，我们把自己变得"残疾"了。

现代的"进步"延续的是一种静止不动的生活方式，而非积极主动的生活方式。依靠狩猎迁徙和农业种植生存的人类部落要主动获取食物，建造房屋以及逃避野兽的攻击。现在，所有事情都可以通过开关、按钮和钥匙（这已经开始过时了，你现在可以直接按下按钮发动汽车）解决了。我们被困在自己体内，这种消极状态正在逐渐破坏我们健康生活的能力。

此外，我们坐着的时间比以往任何时候都要久。久坐的压力会加快身体衰老和退化的进程。身体是为运动而设计的，而当你长时间坐着时，身体会关闭它调节自身代谢的开关。研究表明，久坐是一种新型"烟瘾"*，该研究还指出与缺乏运动相关的致命疾病发病率不断上升，包括心血管疾病、癌症、糖尿病、抑郁症，当然还有肌肉骨骼疾病。

这不仅是因为我们坐的时间比较久，还与坐的方式和缺乏坐姿变化引起的身体损伤相关。你的姿势既可以帮助你，也会伤害到你。

你也许能在黑暗中找到回家的路，但你知道自己现在的坐姿是否正确吗？对照检查一下。

1. 你的脑袋是不是耷拉在胸前？
2. 你的肩膀向前倾吗？
3. 你的背部呈 C 形并且往下坍塌吗？
4. 你跷二郎腿吗？
5. 你穿过核心区的呼吸是深是浅？

看不见的东西可能会伤害到你，但姿势是最容易纠正的，你现在就可以立即行动，一遍遍地纠正。

*源自：Selene Yeager, "Sitting is the new smoking-even for runners," *Runner's World*. July 20, 2013.

为什么有这么多人姿势不正确？

身体喜欢选择轻松的方式，而重力很难抵抗，特别是在你需要坐在桌边或者从事重复性工作时，身体需要意识和力量才能保持直立姿势。具有讽刺意味的是，虽然人们总是在寻找健身或健康的速成法，而事实上，让颅骨在肋骨正上方，肋骨在骨盆正上方，骨盆在膝盖正上方，膝盖在双脚正上方，双脚保持向前才是最快的修复方法，只有这样才可以帮助你长时间保持身体健康。这可比服用艾德维尔（一种止痛药）效率高多了，而且完全免费！你只需在此基础上保持正确的呼吸（见第7章），然后就可以从内而外调整自己的身体。

什么是好（正确）的姿势

姿势正确时，你的生理和结构系统会以压力最小的方式有效地抵抗重力。姿势通常被认为是静止的人体位置。这实在太无趣了！事实上，姿势在本质上是动态的，是你的身体与所做事情之间不断的相互作用。在运动时保持体式正确是一项对平衡能力的挑战。*为了在运动中保持良好的姿势，你必须让自己的身体在每一个动作中都正确对位，这样才能减少关节的摩擦。换句话说，你不能让运动干扰自己的良好姿势——不管是走路、弯腰捡报纸、举重、跑步、骑自行车，还是练习瑜伽。

*我在西北大学学习舞蹈时认识了费登奎斯法创始人，聪明的运动天才摩谢·费登奎斯（Moshe Feldenkrais）。他对人体运动和体式的分析让我受益匪浅。

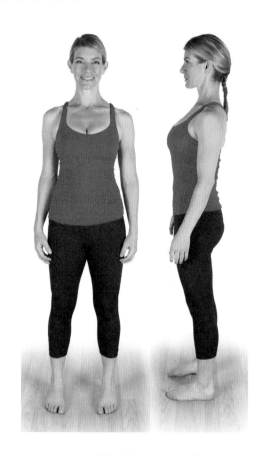

站姿

正确的站姿应该是这样的。

1. 双脚分开20~30厘米（髋关节宽度），脚趾向前，就像穿着连接到高山滑雪板上的滑雪靴一样（毫无疑问，你滑雪的时候肯定不会脚尖朝外；这样会伤害脚上的软组织和硬组织。有人会在滑雪时劈叉吗？）。
2. 臀部保持在踝关节上方，体重均匀分布，不要把重量压在一侧臀部上，双脚均匀受力。
3. 如有必要，臀肌收紧一点，这样才能使骨盆与胸腔对齐。这有助于站立时保持平稳，防止骨盆前后倾斜。臀肌力度主要取决于你的身体习惯、紧张度和弱点。骨盆像个碗一样，被四周的组织和大块臀肌包围着。它的轮廓形状（其实更像一个漏斗）使得体液能够流过。骨盆后部的强壮骶骨支撑着整个脊柱。

4. 核心肌肉略微收紧，使胸腔能够位于骨盆正上方。收紧的力度取决于肌肉的力量和它们保持姿势的习惯，胸腔下沿刚好对齐骨盆上缘是最理想的姿态。胸腔底部就像一架骨质探测镜，发出的光线正好照亮骨盆上缘。如果胸腔向前倾斜，歪到一边，或是向后倾斜，就会错位。你会发现骨盆和肋骨不能互相"锁定"，导致脊柱产生扭曲。（这种骨盆–胸腔对位姿势对于保持呼吸道组织反射性对齐至关重要。膈肌的上下运动有助于保持盆底健康和平衡。当胸腔偏离了原先位置时，填充这个骨骼区域的软组织内部会产生奇怪的扭曲模式、扳机点和张力。当胸腔和骨盆不对位时，它们之间的脊柱会承受不当的压力。)*

5. 颅骨和大脑的位置要位于心脏正上方，这点一般很难察觉。微收下巴，仿佛在轻轻点头，然后把你的头骨压在想象的头枕上（像20世纪80年代的沃尔沃头枕，不是那种把脑袋推向前的桶形跑车头枕），这样有助于牵引你的颈椎，让你的外耳道垂直于你的肩膀和臀部上方。

6. 肩部要位于耳朵正下方。肩部容易前旋或上耸，因为生活中大部分的工作都会把它们往前和往上拉。我们可以通过激活肩后部和上背部的肌肉来抵消这种趋势，帮助它们下降并稍微后移。

*详见凯利·斯塔雷特和格伦·科多扎（Glen Cordoza）合著的《豹式健身》，该书详细讲述了中线稳定和姿势力学方面的知识。

波形脊柱

　　脊柱呈"S"形，是一种自然优雅的波形，有两条向前的曲线和两条向后的曲线：腰部和颈部前屈，骶骨和胸腔后屈。为了保持良好的站姿，你得保持颅骨位于心脏正上方，心脏位于骨盆正上方，而骨盆悬于双脚的正上方。全天中你必须以一定的紧张度（或者说优雅度）在这些较大的骨骼之间保持脊柱的波形。当你一直保持这种正确的姿势时，你的身体最终会"形成"这种姿势，并轻松地"自动站直"！当你第一次重塑身姿时，你必须防止身体坍塌或倾斜，这些是使你身体失去平衡的罪魁祸首。

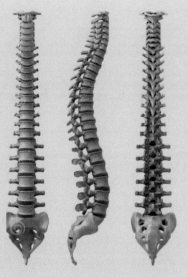

脊柱正面　　脊柱侧面　　脊柱背面

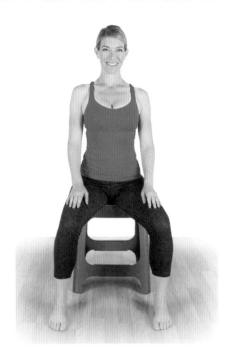
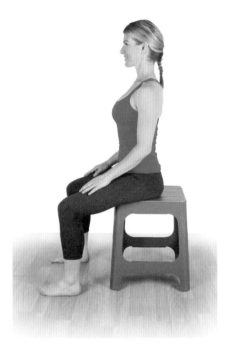

坐姿

你正窝在舒适的沙发里吗？还是坐在车里或飞机上？如果座位表面会使骨盆向前或向后倾斜，或把它包裹在松软的海绵中，你的骨盆就很难找准位置。请坐在木制板凳或长椅上感受坐姿的正确位置。良好的坐姿应该是这样的。

1. 两块骨突起被称为坐骨结节或"坐骨"，它们位于骨盆底部，直接与座位表面接触。
2. 双膝间距比髋关节略宽几厘米，从而可以帮助稳定骨盆。脚趾向前，双脚平放于地面。
3. 核心肌群略微收紧，使胸腔能够位于骨盆正上方。此时收紧的力度要比站姿大许多（当坐着的时候，稳定核心肌肉要难很多。

这就是坐着的时候身体会感觉更疲劳的原因。要使这些肌肉保持灵敏实际上需要更多的能量）。

4. 眼睛和脑袋朝前。
5. 肩部位于耳朵正下方。我们可以通过激活肩部后方和上背部的肌肉来帮助肩部下降并微微后旋。

"沉睡"的臀部

一旦你坐下，臀部的肌肉就完全伸展开来，它们会失去支撑骨盆位置的有效性。它们会因为不需要支撑身体来抵抗重力而"昏昏欲睡"。这会削弱你的支撑基础，所以你的核心肌肉，特别是你的脊柱肌群，必须要以3倍的强度收缩才能让你的躯干保持直立。为什么坐了几分钟后你便开始在座位上扭动，因为你想要找到另一种方法来稳定那些疲劳的躯干肌肉。

不良姿势的隐性代价

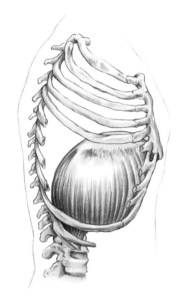

横膈膜（侧视图）

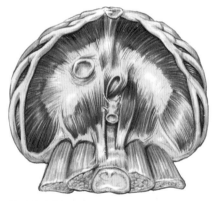

横膈膜（内视图）
不良呼吸会影响你的生活和姿态。请站起来
调整自己的横膈膜，好好呼吸

除了疼痛，不良姿势还会带来真实的、鲜为人知的危险。

不良姿势会扭曲整个胸腔。这也许听起来不是什么大事，但是这些骨骼的变化会扰乱你身体的重要系统，如呼吸系统和消化系统。长期坍塌或倾斜的姿势会改变胸腔和脊柱形状——最终造成脊柱侧弯！失衡的胸腔和脊椎会拉扯身体的中心肌肉——横膈膜。

横膈膜是你的主要呼吸肌。当它布满扳机点、变得僵硬或虚弱时，就会产生严重的生理功能障碍。横膈膜与你的压力反应和大脑中的情感中枢直接相关。不当的呼吸姿势会在神经系统中产生交感神经超负荷、焦虑和失控的感觉（见后文）。

横膈膜也与心脏及其主要血管（主动脉和腔静脉）的结缔组织直接接触。横膈膜产生的任何扭曲都会对心脏和主动脉产生压力，随着时间的推移，影响其功能和血流量。横膈膜中间有食道穿过，所以不良的姿势会削弱食管交界处的功能，在食管上的括约肌处产生间隙。这反过来又会导致食物反流，也就是胃酸反流和胃灼热。

具有这些问题（压力、心脏病、胃酸反流等）的人往往不会将其归咎于不良姿势。人在身体某一部位感到疼痛时会比较容易联想到姿势的问题，而不良姿势还会造成全身功能障碍。从长远角度讲，不良姿势造成的影响，如疼痛、活动受限和病痛折磨，在某些情况下会缩短寿命。

请尽量不要用以下姿势站立。

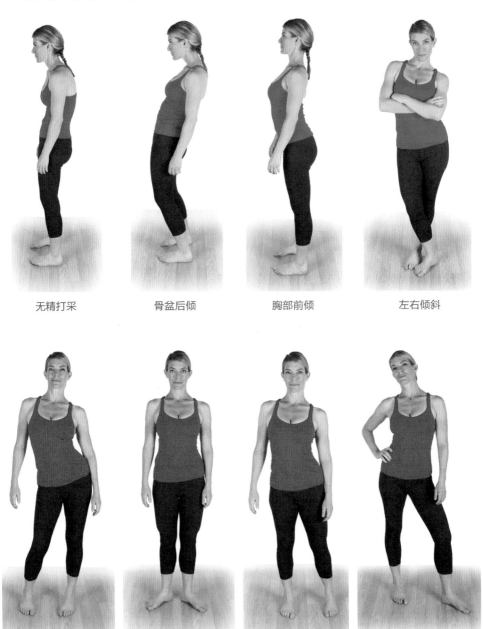

无精打采	骨盆后倾	胸部前倾	左右倾斜
臀部歪斜	鸭子脚	斜前倾	肢体扭动

请尽量不要用以下姿势坐着。

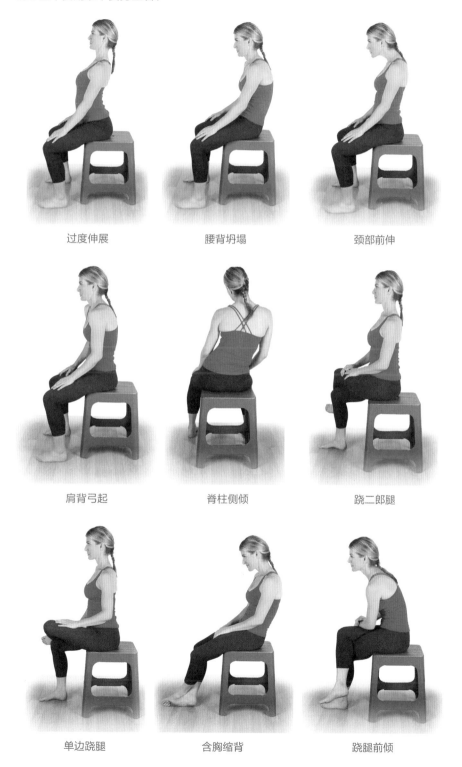

过度伸展　　　　　　腰背坍塌　　　　　　颈部前伸

肩背弓起　　　　　　脊柱侧倾　　　　　　跷二郎腿

单边跷腿　　　　　　含胸缩背　　　　　　跷腿前倾

努力调整不良姿势

身体可以适应压力，骨骼亦如此。在19世纪后期，一位名叫朱利安·沃尔夫（Julian Wolff）的外科医生发现骨骼会随着时间的推移适应负荷，并根据它们所承受的压力重塑自身。骨骼上面的脊状突起、凸点和凹槽结构，可以适应它们的功能和环境。骨头可以增强或变弱，骨细胞可以提高骨的密度或减少质量并使孔隙增加。

虽然基因决定了骨架的"主框"，但也有一些情况会使你的身体变形。如果你总是给骨骼施加其本来不应承受的压力，骨骼就会生长过度，产生骨刺。其周围较软的结缔组织，如软骨、韧带、肌腱、骨膜、筋膜等，也会发生相应变化。

若你总是往骨骼上施加错误的压力，如保持低效的习惯性姿势，它们最终会影响你

运动方式造就姿势：力传导

凯蒂·鲍曼是我的朋友，也是我最喜欢的生物力学家。生物力学家主要研究身体的受力方式和动作影响。为了不篡改她的英明之作，我决定直接从她新书《移动DNA》中摘取以下片段。

力传导：细胞将在其物理环境内感受到的机械信号（压缩、拉伸、流体切变）转换成生化信号的过程，这会使细胞的结构和功能进行相应的调整。

运动产生了一系列改变生理状态的生化过程。将运动"输入"转化为生化信号的过程称为力传导。

下面请允许我简单介绍一下人体的组织结构，如果你的生物学知识丰富，那我对此深表歉意。学术论文对人体组织结构的简单归纳如下。

1. 身体是由器官系统组成的，而器官系统由各个器官构成。
2. 器官是由组织构成的，而组织由细胞构成。
3. 但实际上，身体是由细胞构成的，细胞间通过细胞外基质网络相互联结。

当你移动身体部位，如手臂、腿、躯干

和头时，你不仅要重新排列肢体和脊椎等大结构，还要重新排列细胞这样的小结构。

细胞外基质：由多糖和蛋白质组成的复杂网络，提供支撑结构并调节细胞行为。

细胞正承载压力

我们体验过全负荷的感觉。重力要求我们的身体不断做出反应。就像你的身体失去骨骼就会散架一样，如果细胞骨架没有起到支撑作用，那么细胞器就会因受到重力作用而下沉。尽管重力在地球上永恒存在，但重力产生的负荷则取决于我们相对于重力的物理位置。例如，重力作用于骨骼，但重力造成的负荷会因这些骨骼与重力垂直线的吻合度而不同。如果你卧床休息一个月，你的肌肉和骨质肯定会有所下降。基于同样的重力和基因，不同的姿势会造就不同的身体。

的结构支撑系统。这种支撑系统很快就开始重新调整自己的位置，随后被软组织认定为"新常态"。

当低效的习惯性姿势重新塑造了软组织和硬组织时，你的身体就会有患病风险。

代偿性运动：并不一定要出问题的部位来负责

代偿性运动是指把一个身体部位的工作转移给另一个本来不是处理该项工作的身体部位。这是你的身体适应结构变化的独特方式。

你还记得《骨头歌》（*Dem Bones*）吗？

趾骨与跖骨相连；

跖骨与跗骨相连；

跗骨与腿骨相连；

快快摇摆你的骨头！

现在举个旅途中小脚趾骨折的例子（有没有人曾告诉你小脚趾没有用？好，那你就敲断一根试试，然后你就会发现小脚趾是多么重要了）。你的医生会给小脚趾包扎（小脚趾通常不上夹板）并告诉你在接下来的6周里要穿人字拖（你的医生叫你穿人字拖，

重力并不是影响我们细胞的唯一力量。外部的压力（如骨头、肌肉和椅子之间的相互作用）、摩擦（如磨脚的新鞋）、拉拽（还记得20世纪80年代的某部电影中有人滑雪时摔断了腿后医院使用的老式推车吗）等许多力量都会像运动本身一样，使我们体内的细胞变形。肌肉这种大组织的拉伸或收缩会牵扯到其中的小结构。

我相信大多数人都知道我们的身体会对机械力量输入产生反应。验光师会监测我们是否眼压过高，从而避免损害视神经。我们很熟悉压疮伤口，如长期卧床引起的褥疮。我们都知道新鞋会把脚磨出水泡，打了石膏的身体部位的功能会慢慢退化，与其他部位的肌肉有明显的差别。我们对此很适应（我希望如此），但是大多数人不会思考这些现象是如何产生的。为什么高眼压会损害我们的视神经，让我们患上青光眼呢？

最终，人们发现力传导是许多疾病的潜在诱因。力传导疾病指的是由你自己创造的力学环境直接或间接干扰细胞（紧接着是组织、器

官）区域引起的疾病。

肌肉骨骼系统的运动、姿势和静止状态都会对我们体内的力学环境造成重大影响。我们认为运动可以塑造体形，但多数人并不明白"更美的身形"是如何产生的。那么现在你知道了吧，它是通过力传导的过程实现的，即我们的物理身体（以体形的方式）去适应周围的物理环境。更确切地说，你身体的物理形式就是你体内细胞总负荷的表现。

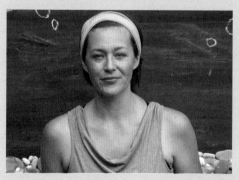

凯蒂·鲍曼是我最要好的一个同事。她目前从事人体运动及其在生活中的生物力学意义方面的教育工作

可不是我——就我个人而言，我不喜欢人字拖）。小脚趾如果承受太多压力会很疼，因此你开始用脚内侧部分行走，于是你开始以一种奇怪的方式来压迫你的大脚趾和脚踝。脚踝的压力顺着小腿的长肌延伸到膝盖，膝盖骨开始变得有点不同。膝盖上面的髋关节也会以不同的运动模式来帮助你避开小脚趾，正因为如此，你腰部的肌肉会收紧，从而避免你把体重压到那只受伤的脚上。与此同时，你会（无意识地）向你身体另一侧的髋、腿和脚倾斜，因为它们没有受伤，更有力。由于这些代偿性运动，你的背部和颈部都会发生奇怪的变化。这些背部痉挛和颈部疼痛很可能是你收紧臀部和脊柱肌肉的结果，而这一切都是由于为了防止进一步伤害小脚趾的无意

识代偿造成的。说完骨骼，你还要注意联结骨骼的筋膜（筋膜知识详见第4章）。

不幸的是，这种代偿并不会为你带来任何好处。事实上，你体内组织重新排列成一个新常态的代偿模式通常是引起持续疼痛的原因，那些疼痛点和咯吱作响的关节都在努力引起你的关注——你得求助于医生、按摩师、脊椎治疗师、止痛药等，这代价高昂。疼痛伤财，阻止你去做自己喜欢的事情，要是没有那些该死的疼痛该多好。美国人用于治疗疼痛的年度预算为5600亿~6350亿美元。*你那总是进行代偿性动作的身体带动了一个行业的繁荣——但是你有能力打破这个恶性循环。

*源自：Darrell J. Gaskin and Patrick Richard state in Appendix C of the book *Relieving Pain in America: A Blueprint for Transforming Prevention, Care, Education and Research:* "We found that the annual cost of pain was greater than the annual costs in 2010 dollars of heart disease ($309 billion), cancer ($243 billion), and diabetes ($188 billion) and nearly 30 percent higher than the combined cost of cancer and diabetes."

不良姿势如何影响血液化学

如果我列举的这些可怕的例子还没能使你站起来防止这一切发生，哈佛心理学家艾米·库迪（Amy Cuddy）的"有力的身体语言"研究或许可以做到。她发现身体姿势会通过其释放的荷尔蒙表达情感。她让一些人保持懒散的双臂折叠姿势，然后就发现这些"低能量姿势"增加了压力底线——导致皮质醇增加约17%，而可以增强信心的睾酮下降约10%。相反，昂首挺胸的站姿则会增加睾酮水平，降低皮质醇水平。

"过去我们总认为情感只体现在面部，"库迪说，"现在这项研究表明，虽然面部表

情可以反映你的情绪，但你也可以'弄假成真'。换句话说，在你没有感到快乐的时候你也可以一直笑。这项研究扩大了面部表情回馈的研究结果，几十年来，面部表情回馈一直专注于研究姿势和测量神经内分泌水平。"

所以，如果你总是一副无精打采的姿势，你不仅会积累疼痛，还会比那些"昂首挺立"的人更不自信，压力更大！让滚动模式疼痛自疗法来帮你重塑美好姿态吧！

为什么你的身体会让这种情况发生

你的身体真的只是闲着没事吗？当然不是。你的意识决定了身体是躺在椅子上、斜靠着、穿着高跟鞋，还是拒绝拉伸或锻炼。你对自身形象的看法会影响你的身体姿势。你渴望融入朋友圈或是想要穿上紧身衣和鞋子的想法会影响你的身体结构和动作模式，你可能会有意无意地注意自己是如何站立的。

另外，你的姿势会将事故留下的大量瘢痕，或是影响身体结构的遗传疾病等强加给你的身体。感情创伤也会使你陷入某种姿态，从因恐惧而退缩到虚张声势，等等。而其他影响你身体结构的因素则来自外界环境，如办公室、餐厅、剧院和车辆椅子的设计风格。营养也会影响你的身体结构。如果你不吃有营养的食物，最终你将无法充分发挥自己的才能。最值得注意的是，随着年龄的增长，你的身体结构也会发生变化，结缔组织逐渐脱水，肌肉质量和骨密度也会逐渐下降。虽然这一切都很普遍，但没有一个是正常的。

你有能力去改变自己的身体行为，并且通过成为一个滚动模范来消除身体上的疼痛。

让身体保持挺直

你可能明白也可能不明白为什么姿势会影响你舒适快乐的日常生活，但不论原因如何，你可以采取一些措施来改变这一现状。一旦你发现会造成身体疼痛的模式和习惯，你就可以做出选择来改变它。现在是重塑身体的时候了，把它变成能够远离疼痛，为自己服务终生的生存环境。

你最好自己做一些简单的保养，而不是等着医生在办公室给你开止痛药处方，或是更糟糕的情况——手术。

了解自己的身体，做出更好的选择，让身体结构在无须外界帮助的情形下恢复平衡状态。现在就行动起来！掌握基本知识，用积极有益的方式引导你的身体。值得欣慰的是，你的身体处于不断更新的状态，有机会变得更美、更好！

从本质上讲，这可以归结为简单的两方面。

1. 你可以自觉控制的习惯。
2. 你必须有意识去改变的习惯。

你的姿势是如何形成的？

姿势的快速检查。

1. 眼睛平视前方，保持头在心脏上方。
2. 胸腔位于骨盆上方。
3. 坐立时，双脚平稳地落在地板上。
4. 站立时，体重均匀分布，双脚向前。

呼吸检查。

每天进行10次"剂量"完整的呼吸来检查你的姿势。采取坐姿或站姿，保持所有部位对位。深吸气使胸腔和腹部充盈，深呼气全面释放，不要耸肩。你的腹部和胸腔会膨胀和收缩，但你的脊柱会保持挺直和静止。你的躯干能感受到软组织的支撑。它像充气管一样在你吸气的时候变硬，呼气的时候变软。

第 4 章

科学版块：筋膜和本体感觉

筋膜——你身体的"接缝"系统和软组织支架。它将你的身体联结为一个整体。

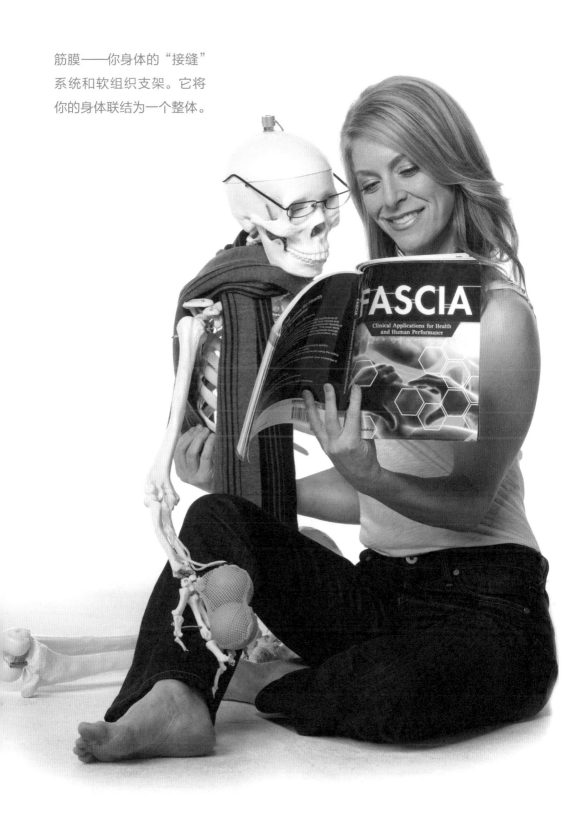

本章的标题可能是促使你购买本书的原因之一，或者它可能抓住了你的眼球。正如我前面提到的，你跳过这一章仍可以获得滚动按摩球的益处。你不需要了解所有"科学知识"，也可以知道身体工作的意义。

然而，如果你仔细阅读这一章，你可能会发现充分了解自己的身体是一件非常有趣的事情。使用Roll Model按摩球就是一种把身体带进实验室的方法。在本章中，我会像一名科学家一样讲述解剖学和生理学的知识。但你不需要穿上实验服，你只需要用按摩球"揉揉"身体。

我已经把滚动科学融入了人体的基本原理，这样你就能明白滚动模式疼痛自疗法是如何发挥作用的。在这些内容之外，还有很多值得探索的地方，我希望这一章能激发你进一步研究的兴趣！

筋膜：你的联结系统

想要深入探讨滚动模式疼痛自疗法，就必须研究联结身体各个部分的软组织支撑系统。筋膜是你身体里普遍存在的系统，将你的组织互相联结。按摩球滚到哪里，哪里的筋膜就会受到影响。为了能够更好地了解筋膜，我们先退一步，简单介绍一下结缔组织。

人体的结缔组织由中胚层（三个原始胚层的中间层）发育而来（当你只有50个细胞那么大时，筋膜就一直伴随着你）。结缔组织包括筋膜，但是这一广义的分类也包括联结身体各部分的所有组织。各个组织都是相连的，它们可以分成三组。

- 硬组织，如骨骼、软骨和骨膜（骨骼周围的坚韧组织）。
- 软组织，如筋膜、肌腱和韧带。
- 体液组织，包括血液和淋巴。

因为所有的结缔组织都起源于相同的原始组织，所以它们都由相同的成分组成：细胞、纤维和基质。

- 在结缔组织中发现的细胞因其所在的结缔组织类型而异。例如，血液中含有大量的血小板、红细胞和白细胞；骨骼中含有大量的成骨细胞、破骨细胞和骨细胞；而筋膜的主要成分则是成纤维细胞（还有其他成分，见下文）。
- 各组织中的纤维都是相同的，只是含有不同的胶原蛋白、弹性蛋白和网状蛋白。
- 细胞和纤维被叫作基质的黏性流体包围。

细胞与纤维的比例加上周围基质的浓度决定了结缔组织的类型和功能。例如，血液中含有许多细胞，但其基质中不含有纤维；

骨骼中含有许多细胞和大量的胶原纤维，但基质中液体很少。[*]

> 基质：结缔组织中的凝胶状成分，里面浸润着细胞和纤维。

结缔组织在人体内有很多作用，主要分为两大类：联结和保护。

结缔组织有以下联结功能。

- 联系和分离结构。
- 支撑器官。
- 给整个身体结构提供支撑框架。
- 填补空间。

结缔组织有以下保护功能。

- 储存脂肪。
- 造血。
- 对抗感染。
- 修复组织损伤。
- 隔离。
- 润滑。

筋膜只是人体众多结缔组织中的一种，但它却是滚动模式疼痛自疗法中发挥作用最大的组织。筋膜结缔组织因其独特的成分而具备独特的功能。

在详细介绍筋膜之前，我们先花一点时间来消化一下下面列出的筋膜的定义。我根据许多原始资料归纳了3种不同的解释。最短的便于记忆，较短的便于读者阅读，最长的可以在网上搜到。

[*] 源自：Dean Johan, "Ground Substance".

- 最短定义：筋膜是人体中含有体液的网状结构。这个系统是把人体内部联结起来的软组织支架。

- 较短定义：筋膜是遍布全身的纤维和胶质网状结构。它是一个提供结构、保护、修复和身体感觉的联结系统。它也是相互联结的软组织支架，保持身体的形态和形状。它联结肌肉蛋白和其他结缔组织结构，如骨骼、韧带和肌腱。

- 最长定义：筋膜是结缔组织系统的软组织组成部分。它包围和穿透肌肉、骨骼、器官、神经、血管和其他结构。筋膜是一个相互联结的三维网状组织，它按照从头部到脚趾、从体前到后背、从内部到外部三个方向分布。它负责保持结构的完整性、提供支撑、保护和减震功能以及容纳感觉神经元。筋膜在血液流动、淋巴分泌以及生化过程中起着至关重要的作用，为细胞通信提供基质。人体受伤后，筋膜会创造组织修复环境。筋膜指的是致密的板状筋膜层（如阔筋膜、髂胫束）以及关节和器官被囊、肌间隔、韧带、支持带、腱膜、肌腱、肌筋膜、神经筋膜和其他纤维胶原组织。

筋膜一词在拉丁语中的意思是"带子"或"捆绑"。筋膜组织包含以下内容。

- 胶原蛋白和弹性纤维：这是一种细长、半透明、蛛网一样的结构，当你拨开一块肌肉的时候就可以看到。

- 固有细胞：

○ 成纤维细胞制造形成筋膜网的纤维。

○ 肌成纤维细胞是使损伤筋膜收紧的收缩细胞。

○ 筋膜细胞帮助维持筋膜基质的化学平衡。

○ 脂肪细胞既提供缓冲保护，又具有内分泌功能（及更多功能）。*

- 外来细胞：巨噬细胞和肥大细胞参与免疫和消炎过程。

- 体液：主要由透明质酸、多糖和水组成，提供组织间滑动的黏稠水环境。

筋膜可以被看作上述所有结构的"高速公路"。它还含有许多种类的感觉神经元以及痛觉神经元。由于筋膜密布各类神经元，所以其也被称为通信组织（详见第4章）。

筋膜动力学：弹性和蠕变

筋膜中的胶原纤维由具有三股螺旋的胶原分子组成。这种结构赋予筋膜标志性的"皱褶"，在深层筋膜中尤为明显。皱褶在筋膜里面像一道道细小的波浪（仿佛20世纪80年代流行的小卷发）。这种波浪可以让筋膜大面积延伸，然后缩回原样。试想一下：当你在一个"安全范围"内伸展时，你的身体总是能恢复到原来的状态（除非你伸展过度并导致组织撕裂）。

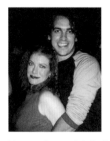

闪电舞：我在大学里担任舞蹈演员，偶尔会烫卷发

*源自：Robert Schleip, Heike Jager, and Werner Klingler, "Fascia is alive: How cells modulate the tonicity and architecture of fascial tissues," in *Fascia: The Tensional Network of the Human Body* (Elsevier, 2012): 157.

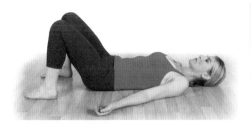

以运动中的筋膜为例，伸出左手，掌心向上，手指放松，自然卷曲。

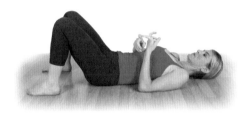

然后用右手把左手食指拉直。保持30秒，再让它变回卷曲状态。

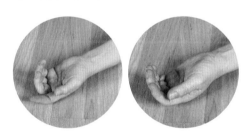

你的手指可能需要几分钟才能恢复正常

的静息状态，但它最终会恢复原样。

你没有永久性地改变食指状态，这个临时的变形是筋膜的"黏弹性"（黏性：像滴落的蜂蜜。弹性：像橡皮筋）形成的。

筋膜的黏弹性会使你的身体形成不同的形状。但是当你选择保持某一个体位时，你的身体会开始向那个形状转化。这就是所谓的蠕变。乔·穆斯科利诺（Joe Muscolino）在其所著的《人体运动学》（*Kinesiology*）一书中指出："当客户由于长期不良的姿势而使体内组织形态和结构发生变化时，蠕变的概念可能就是贬义的；而当客户通过运动和训练改变并纠正不良组织的形态和结构时，蠕变的概念就是褒义的。"[*]

当你使用按摩球按摩身体时，你身上僵硬或过度紧张的组织就可以得到局部伸展，并改善其体液流动性。这些紧绷的组织需要你的帮助来恢复最佳位置。按摩球就像小橡皮刮刀，可以在无创、无缝合的情况下改变你，橡胶的压力和抓力有助于你重塑自己。

[*]源自：Joseph E. Muscolino, *Kinesiology* (Elsevier, 2010): 64.

流动性：你身体里面充满体液

跟地球一样，人体大部分都是水。人体70%的水分悬浮在细胞内部，另外30%的水分在细胞外面。[**]遍布全身的筋膜便是水库，其细胞和纤维束之间保存着大量的水分。胞外筋膜液在你筋膜"潜水衣"的细胞和纤维之间流动。所以，你身体里面充满黏稠的体液（幸运的是，你的皮肤锁住了所有的水分）。这就是保持水分对你的健康至关重要的原因之一，因为筋膜依靠水才能使细胞发

挥功能和进行复制。其活跃元素——成纤维细胞需要均衡的营养液（悬浮在细胞外液中的基质）才能产生稳定的胶原蛋白和弹性纤维，在需要时修补和缝合身体受损区域。

[**]源自：Frans Van den Berg, "Extracellular Matrix," in *Fascia: The Tensional Network of the Human Body* (Elsevier, 2012): 168.

这些体液也使得身体各结构之间能够保持良好互动。健康的组织是柔韧的，它们可以

弯曲但不会折断，在压缩后可以回弹，像一块有弹性的湿海绵。如果长期保持不健康的身体姿势（如坐、靠或躺），让筋膜负担过重，一直处于压缩状态，最终会导致局部筋膜扭曲。不良身体习惯对筋膜的连续过度"强力挤压"，会使得筋膜无法吸收所需水分进行回弹，变得畸形和缺水。脱水的筋膜组织往往很黏、很硬。当你的组织因缺乏体液或运动而长期脱水，筋膜就会粘连到一起，形成硬块或粘连。举个例子，如果把一块破旧的湿抹布揉皱了扔在水槽下面一个月，即使再泡进水里，它也不可能再回到原来平展的状态了。

筋膜不像旧抹布或干海绵，就算你把它浸入水池，它也不会自动吸饱水。如果你的筋膜粘连到一起了，再多的水也无法恢复它们的吸水性。僵硬的筋膜需要通过扭转和摩擦才能与周围的液体接触，这就是Roll Model按摩球派上场的地方。按摩球的抓力结合各种滚动动作会有助于水分子结合在胶原纤维上，滋养筋膜网络。*请注意，由于粘连胶原纤维锁住过多体液而造成了炎症环境，受损筋膜区域可能会相当脆弱。这些体液常含有细胞废物和刺激物，它们会干扰缺水又功能失调的筋膜以及嵌入其中的神经。

关于组织脱水有一个比较极端的例子——戴了几周或几个月的石膏被拆除后，很自然，肌肉会非常虚弱，而与受损的骨骼或肌肉相连的筋膜由于适应了不动状态，会按照石膏的状态重新塑型。想要让筋膜恢复弹性，需要接受好几周的按摩、理疗和疼痛的康复训练。肌肉内会形成大量扳机点以及由于缺乏液体灌流而堆积在组织里的有毒物质。运动是人体的润滑剂，也是恢复身体功能的良药。运动可以使恒温体液保持循环，它会发挥泵的作用帮助液体进出，帮助细胞吸收营养，排出废物。

*源自: Sandy Fritz, *Sports & Exercise Massage: Comprehensive Care for Athletics, Fitness and Rehabilitation,* 2nd Edition (Mosby, 2013): 34.

筋膜的种类

筋膜分为浅筋膜和深筋膜两种基本类型，中间的一个过渡层称为松弛筋膜。

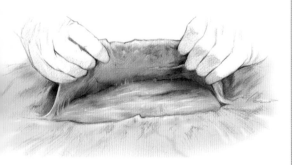

腹部的浅筋膜被下层松弛筋膜牵拉着，再往下就是深筋膜

浅筋膜位于皮下，由松散排列的胶原纤维基质（网状）和脂肪细胞构成。这一层呈海绵状，有弹性，摸起来很蓬松。人体表面98%的部分覆盖着由脂肪填充的浅筋膜。事实上，只有耳朵、鼻子、嘴唇、眼睑、阴唇和阴囊部位的浅筋膜不含有保护性的脂肪垫［吉尔·赫德利（Gil Hedley）指出："在这些部位没有发现脂肪沉积，虽然它们当中有一些是典型的浅筋膜。"］。

深筋膜看上去像坚硬的强力胶带，有密度不同的波纹。它结构致密，附着在肌肉周围，或形成宽厚的腱膜层。

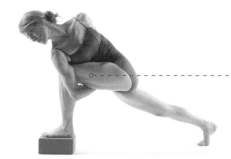

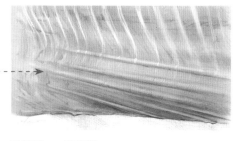

髂胫束——深筋膜

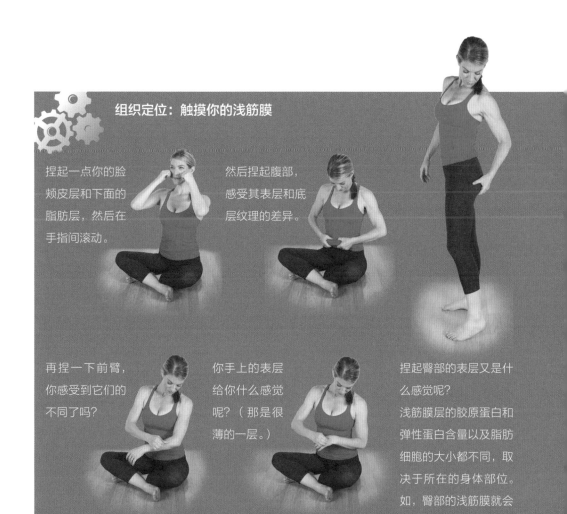

组织定位：触摸你的浅筋膜

捏起一点你的脸颊皮层和下面的脂肪层，然后在手指间滚动。

然后捏起腹部，感受其表层和底层纹理的差异。

再捏一下前臂，你感受到它们的不同了吗？

你手上的表层给你什么感觉呢？（那是很薄的一层。）

捏起臀部的表层又是什么感觉呢？浅筋膜层的胶原蛋白和弹性蛋白含量以及脂肪细胞的大小都不同，取决于所在的身体部位。如，臀部的浅筋膜就会让人感觉比较厚实。

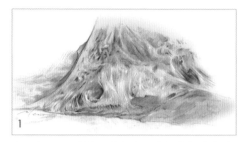

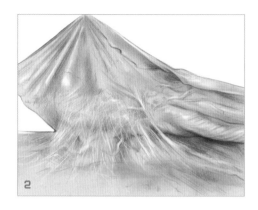

这两张图显示的都是各组织层之间的松弛筋膜。图1（上图）显示的是将浅筋膜从深筋膜上扯开，拉起的蛛网状松弛筋膜。图2（右图）显示的是从下面肌肉层拉起的深筋膜；当深筋膜被扯掉时，松弛筋膜就会拉开。两个松弛筋膜区域都有助于组织间滑动

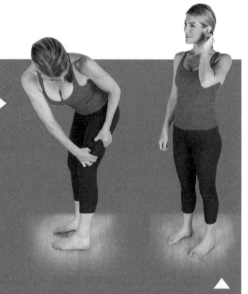

组织定位：触摸你的深筋膜

呈坐姿或站姿时，把手放在大腿旁边，然后手指张开用力夹住大腿，穿过松软的表层，插入髂胫束的更宽阔、更平坦、更密集、更深、更长的筋膜带。

深层触摸并拨动筋膜带，感受它与浅筋膜不同的韧性。站直身体，手依然抓在髂胫束上，屈伸膝关节，你会感到在膝关节弯曲的时候深筋膜僵硬，而在膝关节伸直的时候，深筋膜会变得松软。

现在抓住耳垂用指尖揉捏它。这里的浅筋膜没有脂肪；只有皮肤和一层薄薄的松弛筋膜，这层筋膜直接与塑造耳垂形状的深筋膜相连。

现在沿着耳朵上移手指，坚硬的深筋膜逐渐变成可塑的软骨。如果你揉搓它，可以感觉到深筋膜在软骨上滑动，如果用力揉捏，你会发现耳朵迅速变热！当胶原蛋白分子暂时舒展并从凝胶状态转变为一种流动状态时，就会产生热量。这来自你施加的压力和摩擦力！

松弛筋膜既不能归入浅筋膜也不能归入深筋膜。它位于各层深筋膜之间、深筋膜和肌筋膜之间以及深、浅筋膜之间，作为联结层。在结构上，它可以是网状物，或者说更像一种膜状物（称为膜状筋膜）。松弛筋膜让你全身各部位都能够相对滑动。

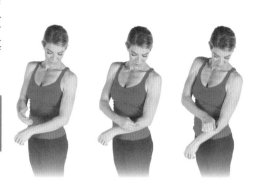

滑动：筋膜和组织相连处产生运动和动作的能力。

组织定位：触摸你的松弛筋膜

松弛筋膜不像浅筋膜或深筋膜那样容易辨别。有一种方法能帮助我们了解它的位置和移动性，在浅筋膜和深筋膜之间的滑动区域找到它。这是一块滑滑的联结区域，联结各层组织。想要摸到这个过渡区域，你得先抓起前臂上一大块皮肤和附着的脂肪层，用力捏住并扭转，直到感觉离开了下层较硬的深筋膜。然后把它扭向另一个方向，再扭，然后把它从你的身体上拉起来，并尽可能扭动它。你刚刚制造了巨大的滚压力（详见后文），它会激活你的膜状筋膜层。

现在试着通过滚动腹部皮肤来激活过渡层的松弛筋膜。

用双手在肚脐的一侧捏住一大块皮肤，在不感到疼痛的情况下，尽量往深处捏。

捏住那块皮肤，并沿着腹部上下滚动，始终保持这个动作。

你会发现某些层的联结处会很紧密，而某些层则很松散。请试着感受全身上下浅筋膜和深筋膜之间的滑动效果。

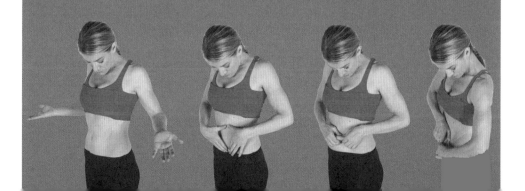

肌筋膜

肌筋膜指的是我们熟悉的肌肉结构以及与其相互联结的筋膜。例如，你的肱二头肌就是肌筋膜包围的肌肉结构，你的腓肠肌（小腿肌肉）也是这种结构。人体每一层肌肉细胞和神经束上都包裹着完整的筋膜，外层也是如此。因此，当我们谈到肌肉时，肌筋膜和肌肉这两个词语可以交替使用。

虽然人体可能有没有肌肉的筋膜，但绝对不会有没有筋膜覆盖的肌肉。就连你的舌头能够固定在口腔里面也是筋膜的功劳。总之，你身体每一块肌肉表面全部都覆盖着筋膜，其所有内部构件也全部与筋膜相连。这意味着你体内所有可以伸缩的组织都是通过筋膜相互联结的。请好好爱护你的筋膜，它也会好好爱护你的！

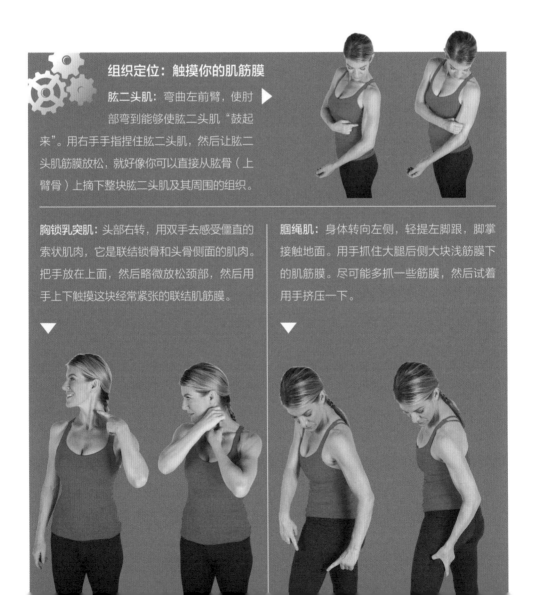

组织定位：触摸你的肌筋膜

肱二头肌： 弯曲左前臂，使肘部弯到能够使肱二头肌"鼓起来"。用右手手指捏住肱二头肌，然后让肱二头肌筋膜放松，就好像你可以直接从肱骨（上臂骨）上摘下整块肱二头肌及其周围的组织。

胸锁乳突肌： 头部右转，用双手去感受僵直的索状肌肉，它是联结锁骨和头骨侧面的肌肉。把手放在上面，然后略微放松颈部，然后用手上下触摸这块经常紧张的联结肌筋膜。

腘绳肌： 身体转向左侧，轻提左脚跟，脚掌接触地面。用手抓住大腿后侧大块浅筋膜下的肌筋膜。尽可能多抓一些筋膜，然后试着用手挤压一下。

肌筋膜由缠绕着每一根肌纤维、纤维束和肌腹的筋膜共同构成。根据包裹的部位不同，筋膜有其特定的名称。你不需要全部记住这些名称，但要知道筋膜为身体各个层叠部位提供了连续的、相互支撑的最佳结构。

研究橙子的分层结构有助于理解筋膜种类。这里有一颗完整的橙子（图1）

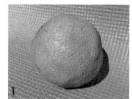

当你剥开橙子外皮时（图2），露出一层厚厚的白瓤（图3）。这类似于与皮肤紧密相连的浅筋膜。图4显示的是剥掉白瓤——"浅筋膜"后的部分。剩余球形果肉外面包裹着的"深筋膜"类似于肌外膜

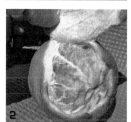

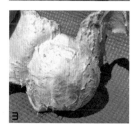

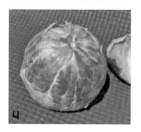

- 肌外膜：肌外膜是包裹着多个细胞束以展示出"已知肌肉"熟悉形状的筋膜套。在这一层面上，肌腱将肌外膜与周围结构相联结。从结构上讲，肌外膜是一种深筋膜。

以橙子为例，它应该是白瓤的最底层，也就是紧紧包裹橙子果肉的那一层。一旦你撕开这一层，橙子肉瓣就会分开，就可以享用果肉了。

橙子一共含有十几个肉瓣，果肉四周包裹着薄膜（图5和图6）。这层膜类似于筋膜中的肌束膜。当我们把它剥开的时候（图7和图8），可以看到膜上伸出纤细的线联结到各个细胞内。这种联结类似于松弛筋膜，它可以使层与层之间保持松散的联结

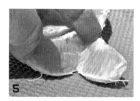

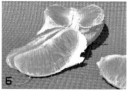

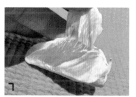

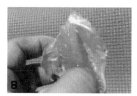

- 肌束膜：包围一束束肌肉细胞的筋膜。在这一层面上，这个肌肉细胞束就是所谓的纤维束。这也是肌肉感觉神经元（本体感受器）所处的位置，类似于包裹着一瓣瓣橙肉的薄膜皮。薄膜皮与果肉会联结在一起，如果你撕开它，你会看到有许多细小多汁的果肉粒。

橙子最小的果肉单位是一个个细长的由薄膜皮包裹着的微型果汁口袋（图9和图10）。这类似于包裹单个肌肉细胞（肌纤维）的肌内膜

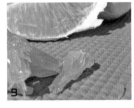

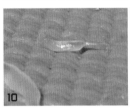

能是另一个肌筋膜，也有可能是肌腱、韧带或者骨膜。它们就是你身体内部相互联结的一丝一线。这就是你用按摩球滚动腰部时会让持续了几周的肩痛突然消失的原因。筋膜形成的联结结构贯穿你的全身，所以按摩一个部位会影响到整体。它们全都联结在一起。

- 肌内膜：肌内膜是一种包裹单个肌肉细胞的筋膜。它类似于包裹一粒粒橙肉的坚韧薄膜组织。如果你捏爆它，果汁就会喷出来，留下一层非常薄的膜。

  所有这些肌筋膜、肌内膜、肌束膜和肌外膜之间彼此缠绕，维持筋膜的完整和形态。将肌筋膜与相邻组织相联结的肌腱实际上是所有的筋膜交织在一起的结构，没有装配肌蛋白。"膜套"会跟下一个结构相连，有可

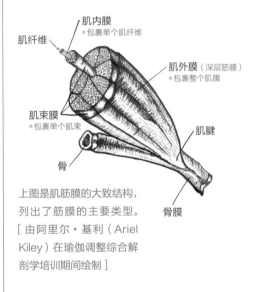

上图是肌筋膜的大致结构，列出了筋膜的主要类型。
[由阿里尔·基利（Ariel Kiley）在瑜伽调整综合解剖学培训期间绘制]

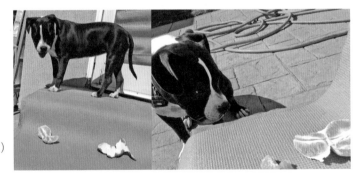

我的小狗黑利（Haley）忍不住要来剥橙子了

按摩球重塑筋膜

细胞是一种可再生资源，人体内的细胞不断地新生和死去。为了使体内各个系统都处于积极的变化和良好的适应中，我们要努

力创造最健康的身体环境。

你是自己身体内部生态系统的舵手。如第3章所述，身体是一个适应性机器，它会

对压力做出反应。它要么适应压力变得更强，要么适应压力而丧失功能。现在好好照顾自己的身体，将来会有回报的，但累积效应每7年才会显现，而这个时间周期也正是你体内细胞全部更新完毕的时间。

你是要改善体内环境还是要加速衰老，取决于你自身以及你对自我保健的信念。

人体筋膜组织和它里面的胶原蛋白大约每2年更新一轮。这意味着从现在开始的2年以后，你可以使用滚动模式疼痛自疗法，由内而外重塑自己。你有能力改善多年来深陷于紧张、不良习惯或瘢痕中的身体组织。现在，当你开始使用这些工具重塑自己的时候，你将会为自己的身体创造最佳适应环境。

本体感觉：你的身体地图

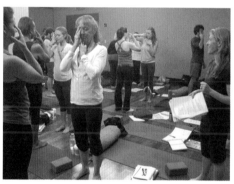

解剖学培训课上我最喜欢用的测试是解剖学清醒度测试法（Anatomical Sobriety Test）。学员闭上眼睛，然后我喊出不同的身体部位，他们必须找到这些位置。这是一种很好的测试方法，我可以借此了解学员对解剖学的掌握程度

我坚信，肌肉骨骼疾病的最大原因之一是缺乏整体的身体意识。大多数人的体内充满了过度使用、未充分使用和错误使用造成

的盲点区域。这些身体盲点会造成共济失调和动作混乱。你有没有注意到，受伤后的你很难保持动作优雅了？你的大脑依靠感官神经的反馈来指挥身体的移动。大脑收集和理解这些信息的能力被称为本体感觉。本体感觉是可以训练的，如果你想让身体长期保持健康，就要提升这种能力。

本体感觉：你身体的自我感觉，你体内的GPS。其是指感知你身体及其部位的状态、位置、方向和动作的能力。[*]

[*]源自：Jaap C. van der Wal, "Proprioception, mechano-reception and the anatomy of fascia," in *Fascia: The Tensional Network of the Human Body* (Elsevier, 2012): 81.

筋膜重塑与体育锻炼

筋膜会像骨骼一样对施加在身体上的压力做出反应，变得紧致或松弛。由于筋膜只含有少数细胞，它不会像肌肉或血细胞那样可以迅速地修复和再生。筋膜需要时间自行修复。运动后，这个修复周期是48~72个小时。这就是为什么试图连续两天打破个人深蹲纪录不是个好主意。你的身体至少需要48个小时来休息和恢复筋膜支架，重建新常态。

你应该见过走在平衡木上的体操运动员、走在钢丝上的杂技演员或者倒立的瑜伽练习者，这些运动员能够以出神入化的精度镇定自若地从A点移动到B点。人体每一个细胞都有着统一的目标。无论你想改善自己的静止姿态还是动作姿态，你都需要通过多次重复、集中注意力和严格的训练让神经系统变得更加敏感。它是你自我统一的终极体现，我将其定义为身体地图。

> 身体地图：在静止或运动状态中，你对所有身体部位相互关系的持续位置感，你对内在本体的自我感知。

不幸的是，很多人在不了解自己身体地图的情况下就开始追随健身潮流。他们坚持了几周后就受伤了。使用Roll Model按摩球来让身体系统地做好锻炼的准备，能够提升你的本体感知能力。但是如果你继续无视身体盲点进行运动，你将会受伤并不得不停止锻炼。

按摩球会刺激神经，并将位置信息反馈给大脑；相应地，你可以感觉到自己是对位还是偏离。你能够更好地选择你的空间位置，因为它与你的活动有关。你的身体地图会变得更加精确、详细，能够适应你的任何选择。你会拥有更持久、更敏捷的身体。

无论何时，训练中都要铭记：用好姿势去获取好姿态！

想成为优秀的滚动模范，你必须掌握身体的结构。你是一位用橡胶手术刀为自己做手术的先驱。当你成为自己身体地图的绘制者时，你就唤醒了感知自己身体的能力。

感知身体地图的一个便捷方法就是使用按摩球练习深度触诊，然后试着把你对深度触诊的意识融入你一整天所做的动作。你只有通过练习才能获得这项技能，而不能仅靠阅读。你需要每天练习自我安抚和自我定位。一旦你掌握了第8章中讲述的序列，了解了身体各个部位的位置及其细微差别，你会立即感到身体变得舒适，并且创造出采用按摩球治疗和放松身体的新方式。

将按摩球融入日常生活，会极大地提高动作的精确性和协调性

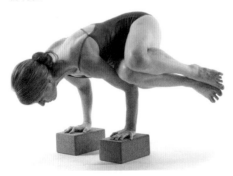
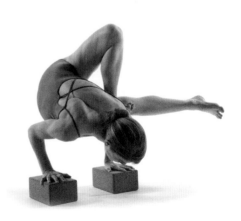

解剖学存在于你的身体里，而不是你的大脑里：具象化的过程

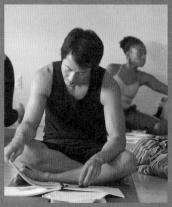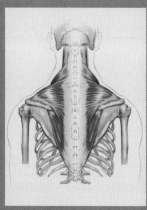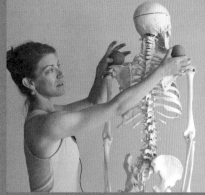

在现场培训时，为了能让解剖学更具象化，我们会先观察需要定位的肌筋膜结构图像。这次我们需要找的是上斜方肌的位置。

然后，我会在骨骼模型上演示按摩球所处的位置。

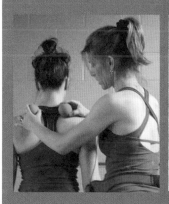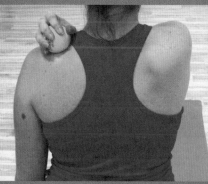

接着我会在人体模特上演示按摩球的位置（左图）。
然后学员试着用手握按摩球找到相应的位置（右图）。

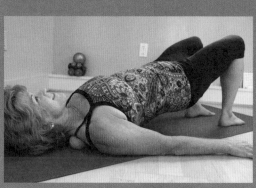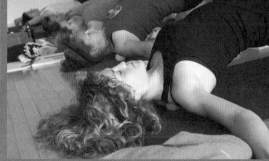

接着学员躺在地面上开始滚动按摩球。

你体内的指南针

想要获得身体地图，你就得让肌肉运动知觉（全方位的触觉）和本体感觉（无须查看即可感受身体的能力）变得敏锐起来。Roll Model按摩球通过增强你的内部感知能力和在每个动作中正确激活（或停用）组织使你的身体正确对位，并能够根据身体的自然结构设计有效的动作。良好的身体地图会使你减少关节和组织的不均匀磨损，在预防和消灭疼痛的同时，延长它们的使用寿命。

触觉科学：感觉神经末梢

唤醒你的身体地图并学会解读它，似乎是跟解密罗塞塔石一样艰巨的任务。而用滚动模式疼痛自疗法提升身体的感知能力其实非常容易。你的身体充满神经末梢，它们渴望新鲜和刺激。这些按摩球会用正确的方式摩擦它们，帮助组织更好地了解自己。经常刺激身体组织能使你的神经传导更准确，帮助神经自发地保持平衡和功能性。按摩球会滚过各种各样的神经。经过一些较大的神经，如坐骨神经时，会令人很不舒服，应该加以避免，但一些小的神经则会因为按摩球的滚动治疗而变得更加健康。

感觉神经末梢对本体感觉特别敏感。这些为你的本体感觉提供触觉和压力信息的神经末梢称为机械性刺激感受器。另外，按摩球在滚过身体的时候会不可避免地产生一些不适，甚至会有疼痛感，你要学会区分机械性刺激感受器和疼痛感受器的感觉。疼痛感受器神经末梢才会传递真正的伤害性信息。

所有这些神经末梢都贯穿在你体内神经网络的筋膜组织中，你可以通过不同方式和深度的触摸感觉到它们的存在。你可以不断地使用按摩球滚动和按摩它们。

> 机械性刺激感受器：将特殊触摸和压力感受信息传递给中枢神经系统的神经末梢。
>
> 疼痛感受器：将痛觉传递给大脑的感觉神经末端。

1. **肌梭**：这些伸展传感器位于肌肉筋膜组织内，特别是在包裹肌纤维的肌束膜（详见第85页）周围。在持续可承受的压力刺激下，它们会促进组织局部延长和减少接触组织中的交感神经兴奋。换句话说，放松这些感受器可以减少肌肉的硬化，并有助于延长肌筋膜。

2. **高尔基腱器官**：这些伸展传感器位于各种类型的肌腱中，包括肌肉-肌腱联结处、腱膜附件、外周关节韧带和关节囊。刺激这些本体感受器会影响相关肌肉的和谐状态以及相邻的高尔基腱器官。换句话说，放松这些感受器会减少关节交界处和软组织接缝处的肌腱张力。

3. 环层小体：这些感受器位于脊柱韧带、关节面、关节囊深处、肌组织和肌肉－肌腱联结处，它们会对快速压力变化和振动做出反馈，帮助提高身体对动作和位置的感觉。换句话说，按摩这些传感器可以降低局部紧张感，提高本体感觉。

4. 鲁菲尼终末：这些神经末梢位于外周关节韧带、关节囊外层和硬脑膜中，同时也普遍存在于最深的浅筋膜层及构成深、浅筋膜滑动过渡层的松弛筋膜中。它们会通过缓慢的、深深的斜角压力接触和拉伸被激活。这种方法可以抑制全身中枢神经系统的交感神经紧张。[*]换句话说，按摩这些传感器可以减少全身的紧张感，提高本体感觉。

5. 间质纤维：无髓磷脂（无覆盖）自由神经末梢会传递关于触觉和痛觉的信息。[**]这些神经末梢遍布全身，尤其是在骨膜部位（骨骼周围的致密层）更为密集。它们会对迅速改变的压力和持续的压力做出反应。当受到刺激时，它们会在血管内产生变化，也称为血管舒张。按摩这些传感器可以传递不同类型的触感，包括疼痛。它也影响血液流动和液体循环。换句话说，按摩这些复杂的神经纤维可能会交替产生快感和不适感。

你知道自己体内有2万个肌梭吗？你知道它们分布得最密集的部位是你的后颈部吗？[***]

以下是本话题的重点。

滚动模式疼痛自疗法最重要的生物依据是疼痛（伤害感受）和本体感觉（身体感觉）之间存在着一种相互制约的关系。

提高筋膜本体感觉的能力会削弱对疼痛的感受力。相反，疼痛感增强则会削弱本体感觉的能力。[****]

换句话说，越是疼痛，你的身体就越不协调，越容易受伤。这些按摩球会在消除疼痛的同时增强你的协调性和身体感受力。

[***]源自：Jonathan Cole, *Pride and a Daily Marathon* (Bradford Books, 1995): 26.

[****]源自："Proprioceptive signaling tends to inhibit potential myofascial nociception, particularly if accompanied by a state of mindfulness." Robert Schleip and Amanda Baker, *Fascia in Sport and Movement* (Handspring Publishing, 2015).

[*]源自：Robert Schleip et al, *Fascia: The Tensional Network of the Boby* (Elsevier, 2012).

[**]源自：Excerpted in part from Schleip's article "Fascial plasticity-a neurobiological explanation" in *Journal of Bodywork and Movement Therapies* 7, no.1(2003): 11-19 and 7, no. 2(2003): 104-16.

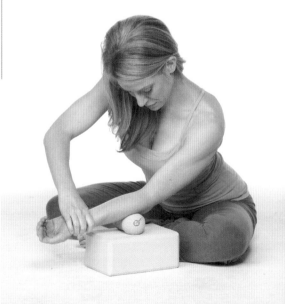

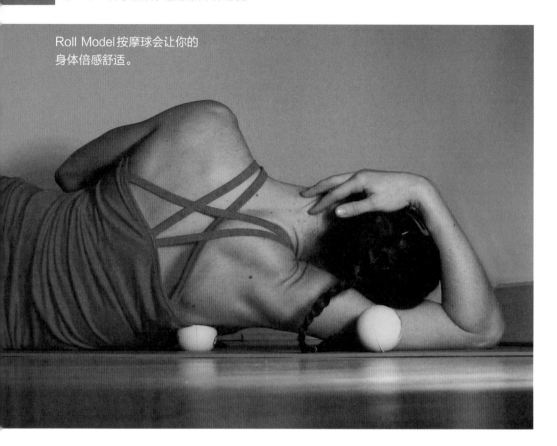

Roll Model 按摩球会让你的
身体倍感舒适。

　　按摩球具备超强的抓力和柔韧性，它们可以刺激这些神经末梢，并让这些信号被大脑接收。疼痛会发出强烈信号，引起大脑的注意。使用具备抓力和柔韧性的按摩球可以打开感觉神经通信开关，这样位置感就会布满你的大脑，从而提高你的姿势正确性。随着时间的推移，它们会慢慢消除疼痛。

本体感觉详述

　　本体感觉的功能要比我在本书中讲述的更为强大。身体内部的自我感知系统还包括前庭系统——位于内耳区域的平衡控制系统。这个系统对身体整体协调能力起着关键的作用，它会减小我们滑倒和跌倒的概率。由于本书主要讲述如何调动筋膜和肌筋膜组织触觉感受器，所以不会深入介绍这个系统。头/颈部和下颌的序列会在某种程度上影响你的前庭感觉。如果你想增大本体感觉练习范围，请参阅其他资料。

小结：感觉神经和筋膜

除皮肤之外，筋膜组织中的神经元数量是身体其他组织的6倍。[*]筋膜是身体的第二感觉器官。身体上的很多感觉都是通过筋膜中功能良好的神经末梢传递的。

神经和其他组织一样，需要依靠适当的运动、营养和平衡流动的环境才能发出正确的信号。当这些神经末梢由于组织张力或脱水导致营养不良或粘连在一起时，它们就很难清楚地传达感觉或位置信息。这些神经末梢专门为你的大脑提供位置和姿势信息（详见第88页），并将其转换为协调性。采用Roll Model按摩球按摩这些组织会改善筋膜环境，你会获得更加协调和优雅的姿势。你将变得和芭蕾舞演员一样魅力十足！

有趣的是，你身体中滑动能力最强的区域也是感觉神经元鲁菲尼终末最丰富的区域。这些鲁菲尼终末是最常见的本体感受器，位于松弛筋膜层内部。如果你想要触摸这个位于浅筋膜和深筋膜之间的过渡层，你只需抓住皮肤及其下面的脂肪层，然后用力提起，直至感觉到脱离下面较硬的深筋膜层，然后再拧或捏那块皮层。做得好！你刚刚移动了所有松弛筋膜层以及它们里面的鲁菲尼终末！

[*]源自：Robert Schleip, *Terra Rosa e-magazine* (December 2012): 12.

当你唤醒这个携带大量鲁菲尼终末的过渡层时，这些鲁菲尼终末会将以下两个特殊信息传递给你的中枢神经系统。

1. 它们会提高受刺激区域的身体意识或本体感觉。
2. 它们会抑制交感神经，使神经系统镇静下来，减少全身的紧张感（详见第9章）。

过去，人们并没有像关注其他身体系统一样关注筋膜组织，但如果这是你第一次阅读这方面的知识，我保证这绝对不会是最后一次。越来越多的人开始研究筋膜，而且在你每次使用Roll Model按摩球时，你都会自发进行研究。它并不是那么难以理解。全身运动、具体定位、深度聆听都能增加你对筋膜的认识。你的软组织框架随着你的身体一起移动，但在某些角度，载体和触诊方法会加强你体内联结系统的感受力。第8章的动作序列会帮助你获得这种本体洞察力。

第5章

更好地了解你的身体：
骨骼和肌肉的具体方位

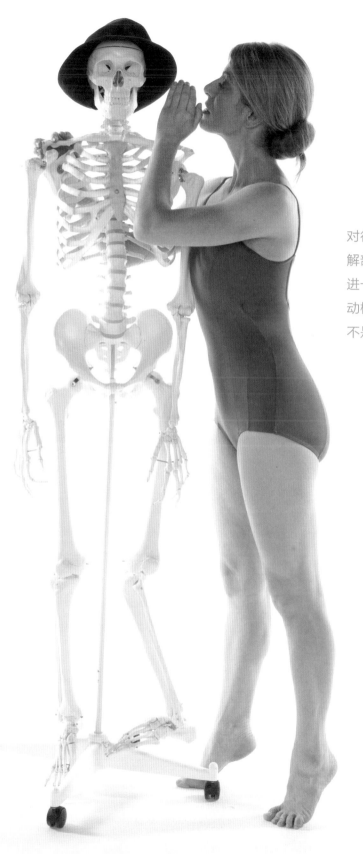

对很多人来说，学习解剖学就是一个耳朵进一个耳朵出，但滚动模式疼痛自疗法却不是这样的。

虽然我个人觉得学习身体各部分的名称是一件很充实又有趣的事情，但这不是缓解疼痛的必要条件。为了消除疼痛，你不需要获取解剖学博士学位或临床医师执照。无论你是熟知解剖学知识还是凭借猫一样的直觉，你生来就具备治疗自己、解决身体僵硬问题的能力。因此，如果你现在就想要开始练习滚动动作，你完全可以跳过这一章，有空再翻回来学习。当你选择探究本章时，它将加深你对 Roll Model 按摩球的作用和机理的理解。

我不厌其烦地解释滚动模式疼痛自疗法的功效并希望和你分享这些信息。我希望你能够了解关于人体的许多神奇奥秘。根据我多年的教学经验和常见问题，我提炼了一些精华，用以阐明这些"魔法球"的潜在力量。它们不是骗人的小玩意儿，而是每个医院、医药箱、汽车和健身袋中都应该常备的自我保健工具。

学习解剖学可以增强你的探索能力，尤其是当你和医生或治疗师讨论你身体组织的问题时，它会给你带来很大的帮助。当医生使用术语来描述治疗方法时，你能够很快理解其中的含义。知识就是力量！

想要了解你的身体解剖结构，你要学会感觉它们。只有感受到它们，你才能获得本体感觉。越是熟悉自己身体休息和运动时的状态，你就越容易解开体内的结节和痉挛。

按摩须知的36个骨性标志

骨性标志是你采用Roll Model按摩球进行自我按摩时识别身体各个部分的路标。通常情况下，这些标志会被衣服、身体姿势或厚厚的浅筋膜遮盖，所以你必须培养对它们敏锐的感觉，这样才能使按摩球落点准确。

亚历山德拉·埃利斯（Alexandra Ellis）得意地展示了她的肩胛骨，其外侧缘、下角和肩胛冈等部位都用红记号笔打上了标记（更多信息见第104页）

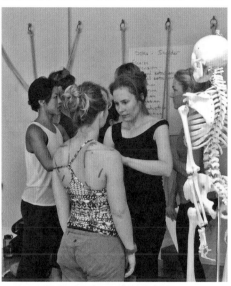

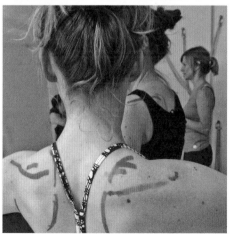

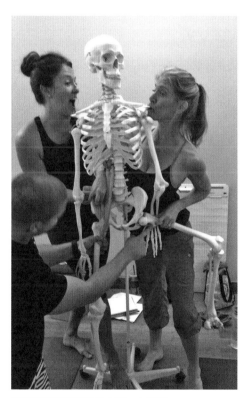

学习解剖学是我课堂上的一大乐趣

　　下面是按摩须知的骨性标志，许多关键的筋膜结构都位于此。请训练自己感知和观察这些部位的能力，因为它们会帮助你建立完整的姿势图像。

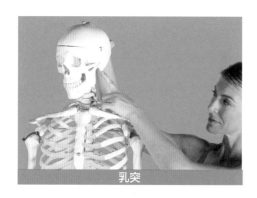

乳突

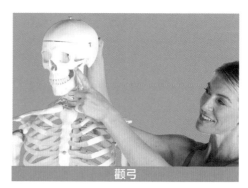

颧弓

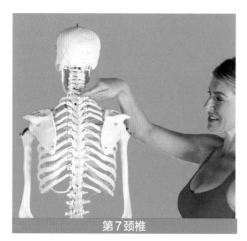

第7颈椎

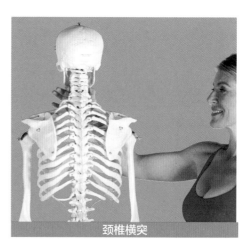

颈椎横突

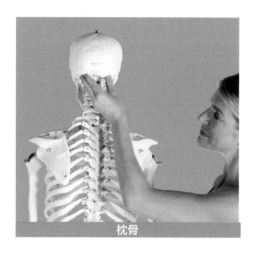

枕骨

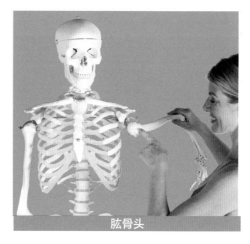

肱骨头

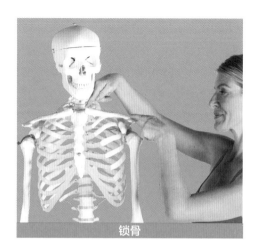

锁骨

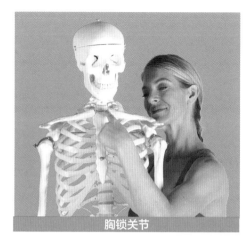

胸锁关节

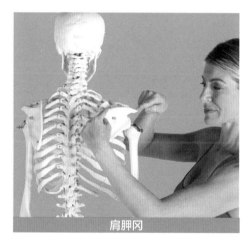

肩胛冈

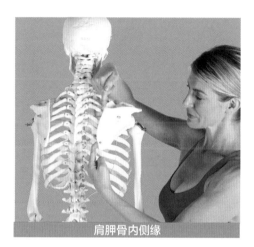

肩胛骨内侧缘

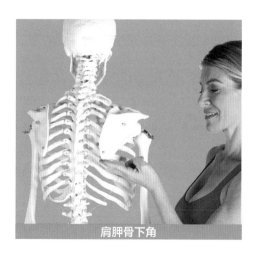

肩胛骨下角

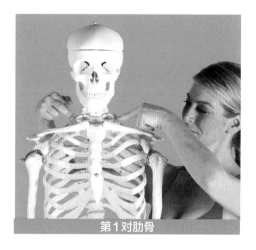

第1对肋骨

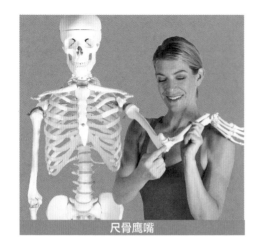

尺骨鹰嘴

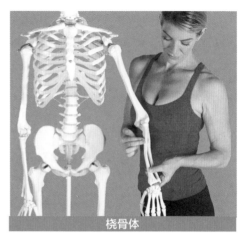

桡骨体

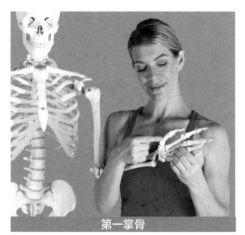

第一掌骨

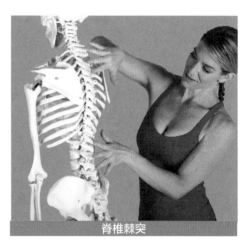

脊椎棘突

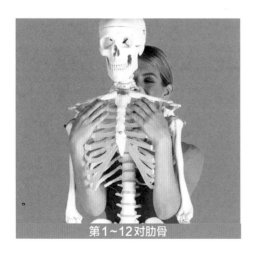

第1~12对肋骨

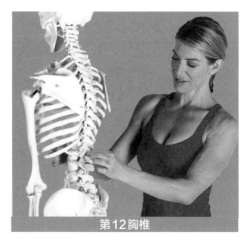

第12胸椎

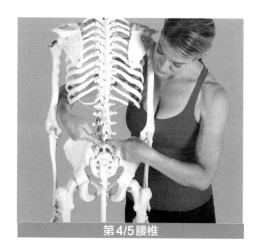

第4/5腰椎

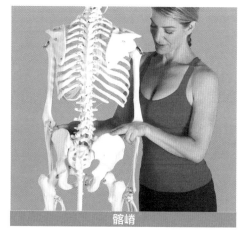

髂嵴

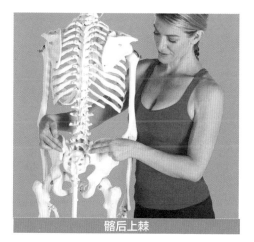

髂后上棘

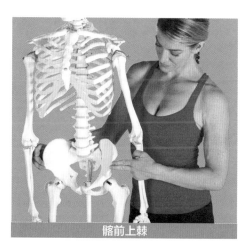

髂前上棘

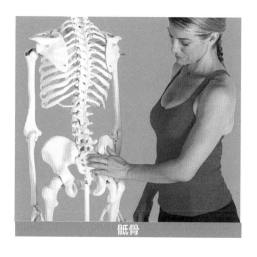

骶骨

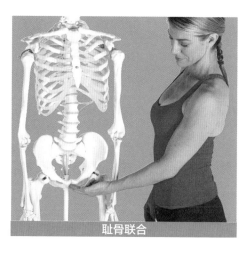

耻骨联合

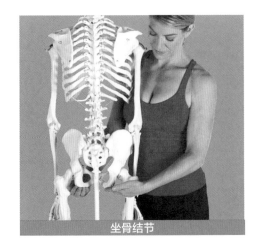

坐骨结节

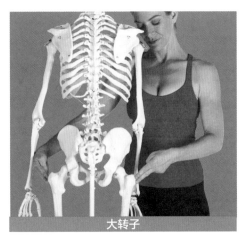

大转子

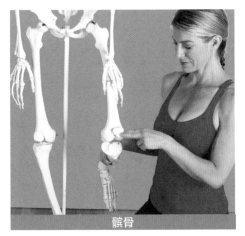

髌骨

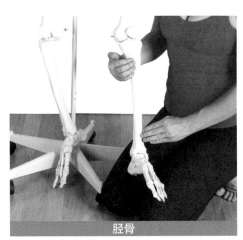

胫骨

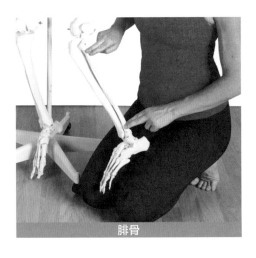

腓骨

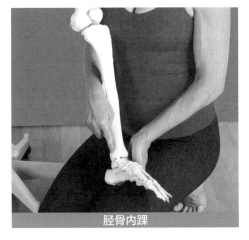

胫骨内踝

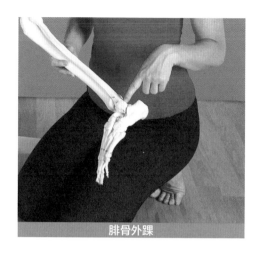

腓骨外踝

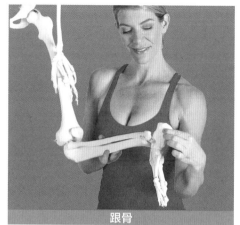

跟骨

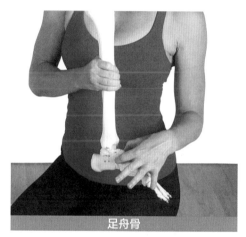

足舟骨

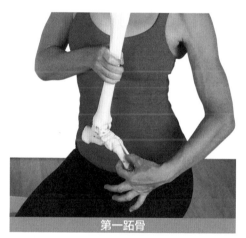

第一跖骨

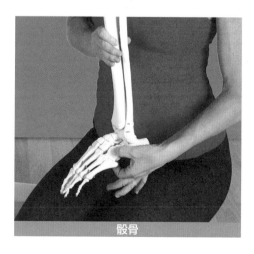

骰骨

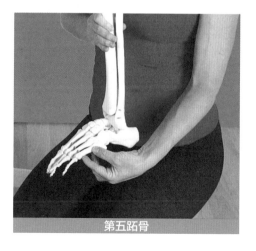

第五跖骨

在Roll Model按摩球课堂上，我会让学生彼此在对方身上画出这些骨性标志，从而让他们学会感受自己和他人的身体结构，同时也能够培养他们发现人与人的不同之处以及对身体两侧进行区分的能力。了解并掌握这些骨性标志对他们来说非常有用。如果你有伙伴一起看本书，你们可以买一些无毒可擦洗的记号笔回来，在对方身上标记，提升观察自己和他人身体结构的能力。你可以把它想象成与疼痛作战时画在身上的伪装。

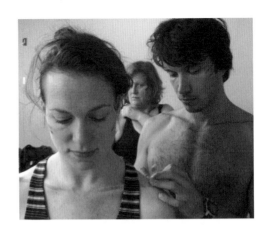

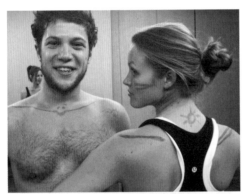

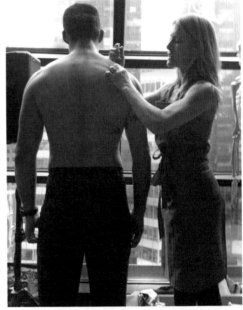

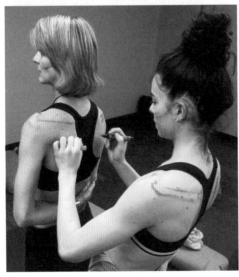

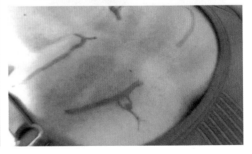

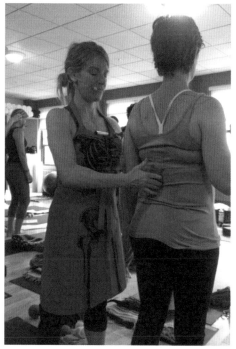

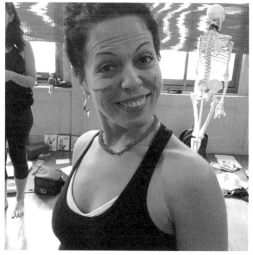

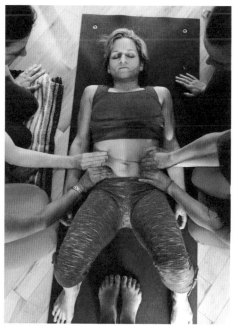

如果你想把骨骼位置的抽象概念转换为具象化、具体化的经验，请遵循以下建议。

1. 感受每一个骨性标志。使用 Roll Model 按摩球"游览"和"感受"所有骨骼位置。注意你容易找到的部位，并探究其周围组织，根据附着的独特软组织来研究这些骨性标志。

2. 通过解剖学书籍或网上的图片来记住这些位置。大声重复它们的名字，然后开始在伙伴、家人、朋友（甚至你的学生，如果你是一位健身专业人士）身上进行研究。试着观察周围的健身人群，找到他们各自骨性标志的区别。培养自己在任何地方都能看到这些结构的能力。

3. 学习联结这些骨性标志的主要肌肉和次要肌肉。这样做会加深你对人体结构的理解。

按摩须知的肌肉

　　人体内总共有几百块已被命名的肌肉（筋膜结构）。你可以通过Roll Model按摩球直接或间接地接触几乎所有肌肉。我在这里先跟你们分享一部分肌肉——它们仅约为肌肉总数的6%。

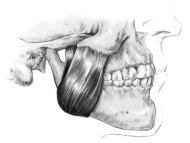

咬肌

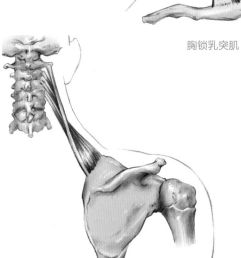

胸锁乳突肌

肩胛提肌

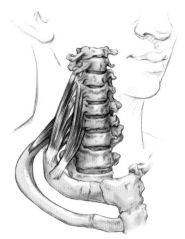

斜角肌

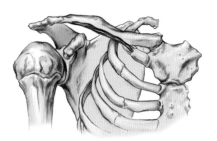

锁骨下肌

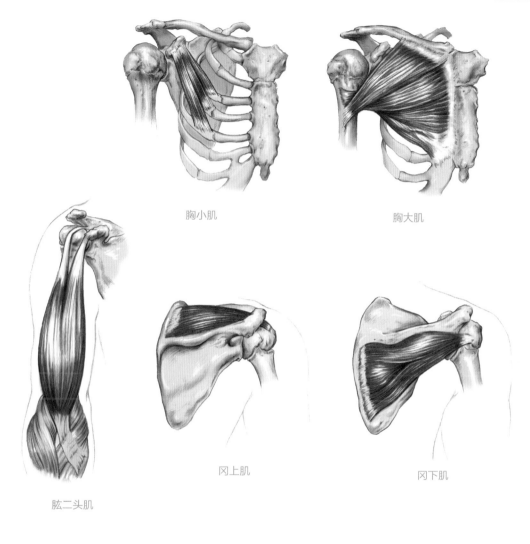

胸小肌　　　　　　　　　　　　　　　　胸大肌

冈上肌　　　　　　　　　　　　　　　　冈下肌

肱二头肌

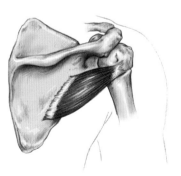

小圆肌

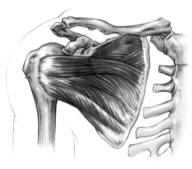

肩胛下肌

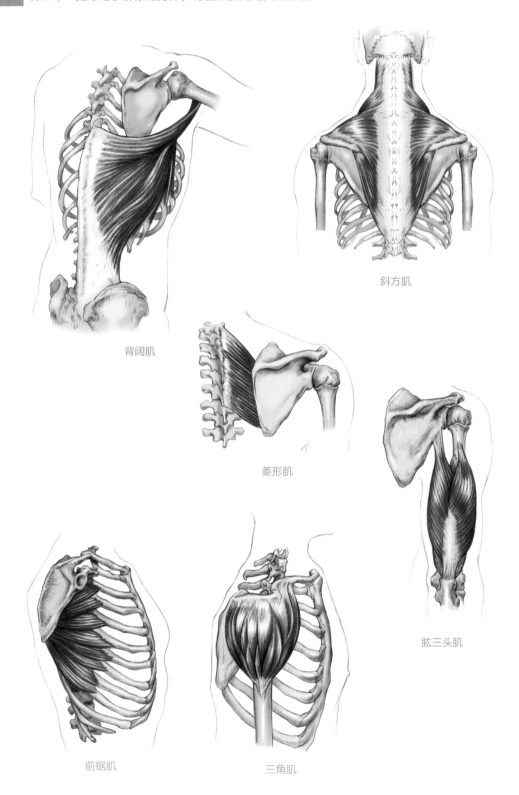

斜方肌

背阔肌

菱形肌

肱三头肌

前锯肌

三角肌

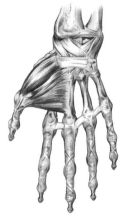

鱼际隆起（肌群）

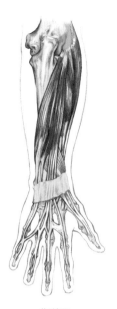

指伸肌

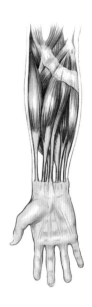

指浅屈肌

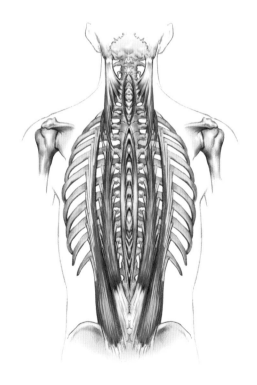

竖脊肌

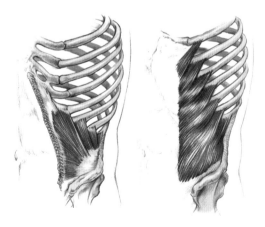

腹内斜肌、腹外斜肌

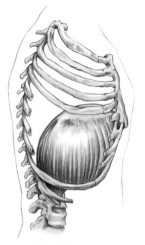

横膈膜（侧视图）

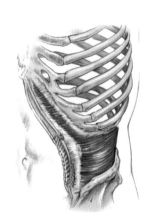

腹横肌

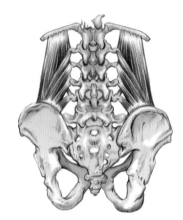

腰方肌

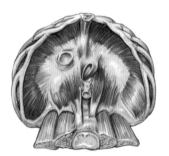

横膈膜（内视图）

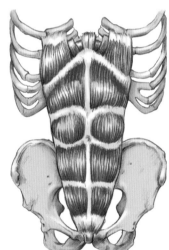

腹直肌

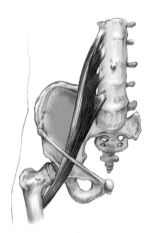

腰大肌

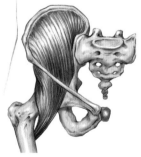

髂肌

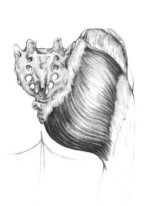

臀大肌、臀中肌、臀小肌

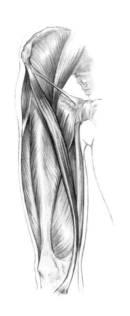

缝匠肌

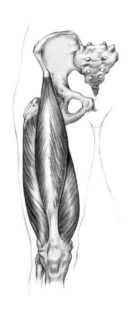

股四头肌

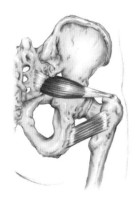

梨状肌和股方肌

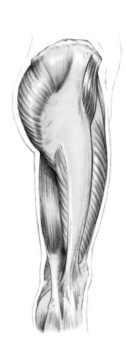

阔筋膜张肌

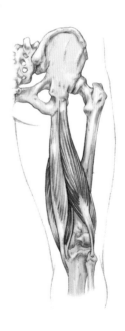

腘绳肌——由股二头肌、
半膜肌、半腱肌组成

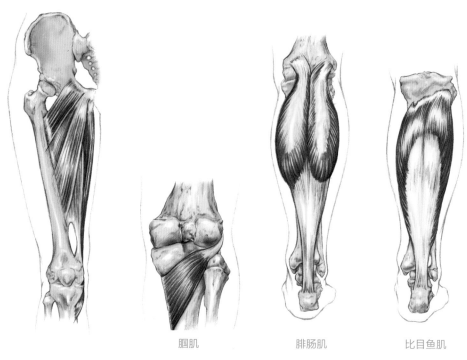

腘肌   腓肠肌   比目鱼肌

内收肌（包括股薄肌）

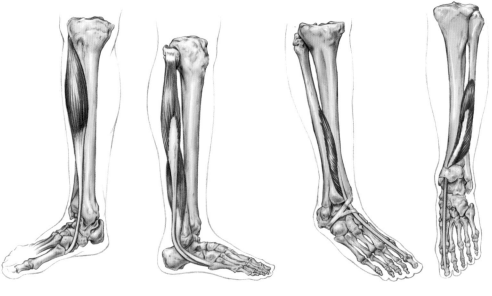

胫骨前肌   腓骨长肌（又名腓侧肌）   踇长伸肌   踇长屈肌

你的这些肌肉或许未曾感到疼痛，但幸运的是，它们与身体其他部位通过筋膜紧密相连。了解这些肌肉至少会帮助你在探究邻近组织时进行定位。通过自我触诊，参考解剖学书籍或网上的图片，或采用 Roll Model 按摩球都可以了解这些主要肌肉。这样做的目的是掌握软组织的结构，从而可以研究组织中的问题并做出长久的改变。

当你研究这些肌筋膜结构时，请注意观察它们纹路的方向。这些线条的角度被称为肌肉拉力线，显示了肌肉如何拉动邻近的结构，特别是关节部位。识别肌肉的拉力线有助于相应地调整动作模式。例如，竖脊肌沿着后背上下生长，按摩球上下滚动时会沿着它们施压，左右滚动时会横切它们施压，你可以弓起和放松背部从而使竖脊肌收缩或放松（详见第6章）。

肌肉拉力线：肌纤维和筋膜相对于肌肉起点和肌肉止点组织结构的运动矢量。

肌肉起点：肌肉收缩过程中运动较少的部分（通常距离人体中线较近）。

肌肉止点：肌肉收缩过程中运动较多的部分（通常距离人体中线较远）。

了解肌肉的"开始"（被称为起点）和"结束"（被称为止点）也非常有用。掌握肌肉的起点和止点会让按摩球定位更为精准，这对治疗伤痛十分有益。它也将提高你对每个肌筋膜结构与相邻结构联结的认识。但事实上，这些肌筋膜组织之间会沿着表面完全相连和附着。每个组织都与环绕它的筋膜保持着紧密的联系（当你认识到肌肉组织会不确定起点和附着到肌肉间和肌肉内的筋膜上的位置时，传统意义上的起点和止点位置似乎早已过时）。这些软组织如信封一般的筋膜外壳会影响它们环绕和渗透的肌筋膜的位置、功能和生理健康。

另外，因为你的身体是一种层叠结构，当你锁定一个特定的肌肉进行按摩球按摩时，你也将滚压到它上层和下层的肌筋膜。

当你能辨别一些肌肉时，会激发出想要探索、触摸和研究身体的每一个角落和缝隙的好奇心。我不知道你的想法是怎样的，但是我选择用按摩球来进行这种探索，而不是借助外科医生的手术刀。

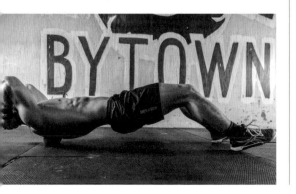

第 6 章

九种基本 Roll Model 按摩球动作

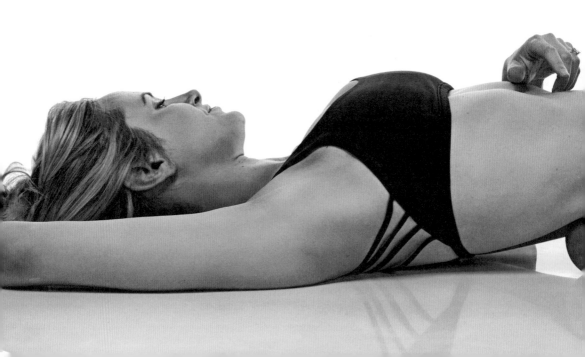

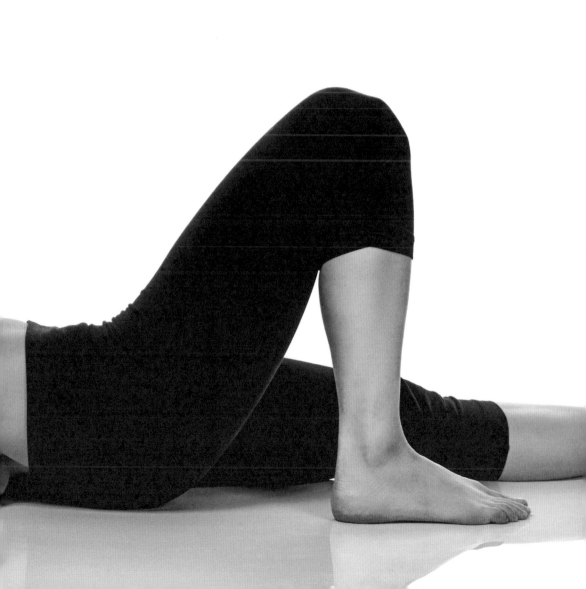

Roll Model按摩球有许多方法和技巧来帮助你打开身体的结节。本章将为你详细介绍九种锻炼身体不同部位的方法。你是最了解自己身体的人，对某个部位非常有效的技巧很可能对另一个部位影响不大。这时，请切换不同的动作和不同大小的按摩球来找到令自己深度减压的关键所在。

这九种动作也能帮助你感受到自己身体的盲点、紧张感和不平衡。你会惊讶地发现，某个动作顺利通过一个结节，而另一个动作则发现同样位置恰好藏着一个僵硬的源点。保持耐心和好奇心，一点点地去修补、去改善，彻底解决自己的身体不适。

这些动作会在第8章详细讲述。请经常查看本章并形成自己对每项技术的理解。沿着自己的僵硬组织，根据身体的需要随时切换动作，这是消除疼痛的最佳途径之一。

持续压球

压球

持续压球指的是使用Roll Model按摩球找到粘连、扳机点或僵硬组织的"震中"（可能不止一个），并向其持续施加压力（压力的方向取决于你施力的途径和角度）。让按摩球像温暖的流沙一样浸入你的组织，形成一个软组织凹陷，保持90~120秒。

身体内部的生理变化：稳定、持续的压力，伴随深呼吸会传递给肌梭（肌肉内的拉力传感器/本体感受器）停止收缩的信号。持续的压力应当施加在你"可忍受的不适"的边缘处，从而帮助肌梭改善它们的收缩习惯。相关的筋膜也会相应地伸长来适应按摩球的压力。

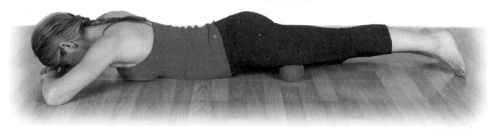

方法：让按摩球像温暖的流沙一样浸入你的组织，形成一个软组织凹陷

擀皮/滚压

滚压

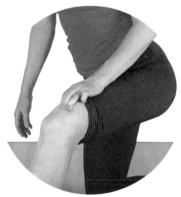
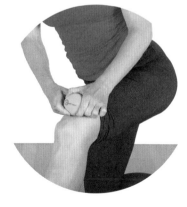

方法：使用按摩球将皮肤及皮下组织从身体拉起、扭起和拧起

滚压，也称为擀皮，是一种筋膜拉伸方法，你需要使用Roll Model按摩球轻轻抓住你的皮肤，连同皮下组织一起从身体拉起、扭起和拧起。这个动作的目的是让皮肤及皮下脂肪层（浅筋膜）脱离深筋膜和肌筋膜。按摩球作用于皮肤和皮下海绵层，使浅筋膜卷曲、折叠和堆积的速度快于深层肌筋膜组织。这就像汽车的橡胶轮胎在泥泞的路面上打滑一样：轮胎抓住泥泞的浅层泥浆，将其从底层干燥、坚实的泥土中刮出。其效果是让这些浅层组织变得更加温暖和柔软，使其有种"蓬松"的感觉，就像抖松一个扁平的枕头让其恢复原样一样。擀皮操作对暴露在外的皮肤最为有效，虽然按摩球的抓力足以克服单层织物的阻力，但是如果穿的衣服比较多，会极大地影响滚压力度。

身体内部的生理变化：按摩球会抓住皮肤及皮下浅筋膜。这种抓力再加上按摩球的摩擦力会形成滚压力，从而使深筋膜上层的浅层脂肪组织活动度超过"正常范围"，这种移动会刺激透明质酸的产生，提高局部组织的含水量。它还可以刺激鲁菲尼终末（浅筋膜和深筋膜间的本体感受器），产生两大效果。

1. 提高滚压部位的本体感觉（身体意识）。
2. 降低交感神经系统的兴奋性，让副交感神经系统（想要了解更多神经系统知识，请参见第309页）兴奋起来。换句话说，擀皮/滚压可以起到镇静作用。

> 透明质酸：由全身筋膜组织产生的润滑液。这种液体促进软组织在各层之间的滑动。

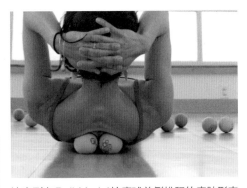

注意到在Roll Model按摩球前侧堆积的皮肤形态了吗？这就是按摩球表面的抓力所产生的滚压作用，使皮肤及其浅筋膜移位

纵向滚压

方法：沿着肌肉将按摩球从一端滚到另一端，就像用护发素梳理打结的头发一样。按摩球会像橡胶耙一样顺着肌筋膜滚动

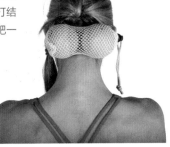
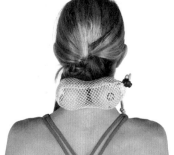

纵向滚压是指沿着肌肉的纹理滚动Roll Model按摩球（单块肌肉中的所有纤维/细胞都沿着同一方向排列，就像一盒崭新的意大利面）。想要更好地纵向滚压肌肉，掌握肌肉的起点和止点尤为重要，这样按摩球才能顺着拉力线滚动。举个例子，如果你想要纵向滚压竖脊肌（背部从上到下附着在脊柱上的肌肉群），你可以沿着脊柱上下滚动按摩球。如果你想要纵向滚压胫骨前肌（胫骨前面的肌肉），你可以沿着胫骨上下滚动按摩球。第106~113页，讲述了按摩须知的肌肉以及它们各自的拉力线。

身体内部的生理变化：按摩球会沿着肌筋膜从一端滚到另一端，就像梳理打结的头发一样。这会重新建立肌肉的静息长度（详见下一页"纵向滚压和横向滚压的优劣"）。

横向滚压

横向滚压

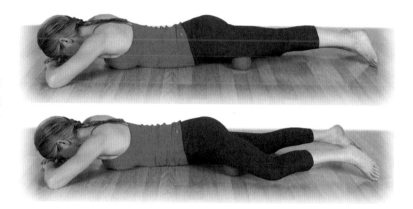

方法：将按摩球滚过肌纤维，就像撬开黏在一起的意大利面一样

横向滚压指的是沿着肌肉纹理的垂直方向或横跨肌肉移动、滚动或拖动Roll Model按摩球。也可以沿着不同的倾斜角度越过肌肉拉力线进行横向滚压。横向滚压肌肉的重中之重仍旧是掌握肌肉的起点和止点，这样按摩球才能对肌筋膜进行滚压式滚动。举个例子，如果你想要横向滚压股四头肌，你就得越过大腿将球从一边滚到另一边。如果你想要横向滚压腰方肌，你就要越过腰部将球从一边滚到另一边。参考第106~113页的关于按摩须知的肌肉以及它们各自的拉力线。

身体内部的生理变化：横向滚压是解决筋膜僵硬的最有效方式之一，它可以梳理卡住或脱水的粘连，刺激纤维原细胞在横向滚压的方向产生胶原蛋白，从而重塑健康筋膜的卷曲波形。

纵向滚压和横向滚压的优劣

很多肌肉疼痛主要是因为它们总是处于过度拉伸的状态（也称为闭锁延长）。举个例子，当你斜靠在办公桌前或弓着背发信息时，你的颈部肌肉会布满结节和扳机点，因为它们需要长时间保持收缩状态来支撑你沉重而低垂的头部，就像钓鱼竿上挂着金枪鱼一样。颈长肌的内部就会形成许多扳机点，散布在肌肉组织中作为局部超收缩带来阻止你的头部过度向前移动。头部每向前移动1厘米，支撑头部的肌肉就会增加2千克的压力。最终会导致颈部肌肉的疲劳和疼痛。

纵向滚压只会进一步拉长"已经被拉伸到极限"的肌筋膜。在肌肉被闭锁延长的情况下，你需要采用横向滚压动作来缩短肌筋膜。

相反，许多肌肉产生疼痛则是因为受伤、过度使用或不良姿势而被锁紧。在肌肉被闭锁缩短的情况下，通过纵向滚压可以重新恢复肌筋膜的柔韧性。它可以扩大邻近软组织联结处和关节的活动范围。

例如，在办公室中，人们经常处于久坐状态，这会导致我们的髋屈肌被闭锁缩短，而臀部伸肌肌群却被闭锁延长。使用 Roll Model 按摩球沿着髋屈肌纹理纵向滚压肌筋膜可使其恢复健康状态。横向滚压这些缩短的髋屈肌不一定会解决它们的僵硬问题，但其相对的臀部伸肌却会从中受益，因为它们处于闭锁延长状态。[*]

即使你不确定肌肉是闭锁延长还是闭锁缩短，也不要放弃练习。这些只是一些使用指导，而不是强制规定。由于体内大部分肌筋膜都是相互关联的，你的滚压动作（无论你选择哪个）总会帮助到一些状态不好的肌肉组织。

[*]详情请查阅托马斯·W. 梅尔斯（Thomas W. Myers）撰写的《解剖列车》一书。

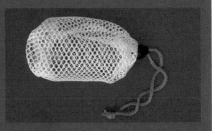

这个空的网袋代表正常的肌筋膜，你们可以注意到上面每个"小格"都是菱形

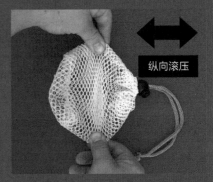

网袋被固定成闭锁缩短的形状，纵向滚压肌肉会使过紧的肌筋膜重新恢复原状

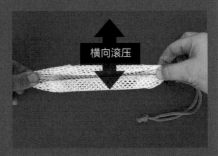

网袋被固定成闭锁延长的形状，横向滚压会使过紧的肌筋膜重新恢复原状

总之一句话，就是要纵向滚压那些闭锁缩短的肌肉，横向滚压那些闭锁延长的肌肉。

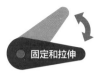

固定和拉伸

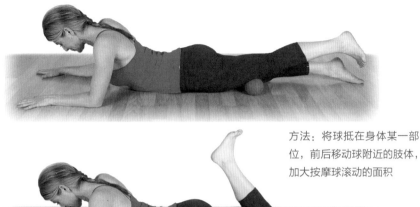

方法：将球抵在身体某一部位，前后移动球附近的肢体，加大按摩球滚动的面积

在练习固定和拉伸动作时，请在肌肉上面找到一处感到脆弱、僵硬、充满结节或像吉他弦一样绷紧的位置，然后把球抵在此处。通过身体压力将目标部位、按摩球和地板、墙壁或其他用于滚动的表面形成一个"按摩球三明治"，然后向任意方向移动靠近固定按摩球位置的四肢。换句话说，就是保证球位于压痛点处（像铰链一样）的同时移动"上游关节"或"下游关节"。只有把球固定在压痛点，活动附近的关节才能撬开和放松球下面的肌筋膜纤维。

身体内部的生理变化：这种动作对消除扳机点和建立身体意识特别有效。

1. 将压力汇聚到肌肉某一点，再结合其余部位肌肉（肌腹）的伸展，会使筋膜恢复到弹性状态，肌纤维重新获得完整的收缩能力。随着时间的推移，这种练习动作会使扳机点消失，训练肌肉恢复到最佳长度和功能。

2. 固定和拉伸动作可以帮助你识别僵硬部位（固定在球的下方）与周围组织（移动和拉伸的部位）的直接关系。你也可以关注到其他筋膜附着点的类似感觉。

掌握了这些知识，你就可以沿着动点和定点之间的拉力线消除肌肉僵硬。这将使你更加了解运动模式或非运动模式是如何确定这些部位之间的运动平衡的。在移动时，你会拉伸身体部位，使其靠近或远离固定点。这将使筋膜联结组织和肌纤维变得更柔软、更水润、更敏感，同时也更放松。

当练习固定和拉伸动作时，你会体会到从大片筋膜"波浪"里抽出独立纤维"线"的感受。这种意识确实能提高你的本体感觉，也会让你意识到人体是一个相互关联的有机体。

收缩/放松

收缩/放松（本体感觉神经肌肉促进技术）

收缩/放松，亦称本体感觉神经肌肉促进技术（Proprioceptive Neuromuscular Facilitation，PNF），指的是当按摩球被固定在或在活动中经过某一组织区域时，积极收缩该部位的肌肉。换句话说，就是你要收紧球所接触的肌肉组织，保持7~30秒，然后放松。

身体内部的生理变化：该动作可以收缩和放松高尔基腱器官（Golgi Tendon Organ，GTO）——位于肌腱和筋膜联结处的本体感觉牵张感受器（肌肉、肌腱、腱膜，详情参见第90页）。当目标组织收缩时，高尔基腱器官会被激活，并通过反射弧快速传递给脊髓。当目标组织放松时，整个肌肉及其相关的结缔组织会得到放松。肌肉和内外部的筋膜变得更加柔软，按摩球还可以按摩到更深层位置，以消除扳机点（收缩/放松和本体感觉神经肌肉促进技术这两个术语可以通用）。

方法：把球固定在某一肌肉紧张点，接着收缩该部位，然后放松。收缩/放松是减少肌肉硬化的最快方法

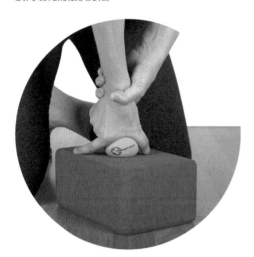
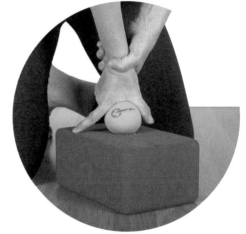

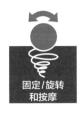

固定／旋转
和按摩

固定／旋转和按摩

固定／旋转和按摩结合了多种技术动作，是一种快速调动最多组织的终极修复方法。将球置于目标部位，重心抵靠在球上，然后用一只手把球旋转揉进目标组织更深处。当它抵达后，你可以朝不同方向按摩邻近部位，并可以清晰地感受到筋膜之间的联系。或者，你也可以将球固定在某一部位，然后用身体转动球，达到同样的深入效果，之后再按摩邻近部位。为了取得最佳效果，请尽可能集中更多组织在一个部位旋转，然后进行按摩，增加旋转的张力，然后继续进行按摩。练习90~120秒后，再反向旋转按摩。

身体内部的生理变化：将球旋入身体组织内部会极大地增加搓皮／滚压效果，通过固定和旋转，可以找到与软组织活动性和关节活动性相关的僵硬区域。当我们进行固定和拉伸时，我们会清楚地识别出筋膜及其邻近部位之间的关系。我们的目标是一次性地对尽可能多的筋膜进行按摩，这将放松筋膜，促进体液流动，让身体温暖起来。与其他动作相比，固定／旋转和按摩更有助于将组织中的垃圾排出体外。

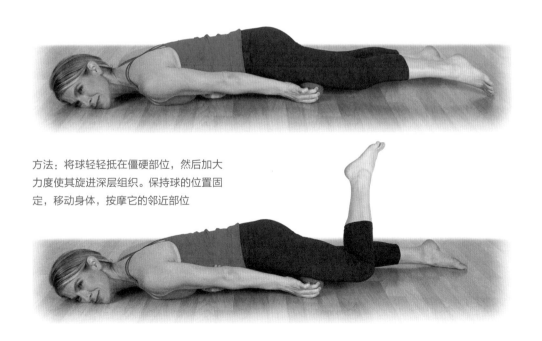

方法：将球轻轻抵在僵硬部位，然后加大力度使其旋进深层组织。保持球的位置固定，移动身体，按摩它的邻近部位

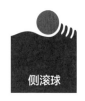

侧滚球

侧滚球充分利用了人体的联结结构，特别有助于提升深筋膜层间的滑动能力。这是促进大面积浅筋膜在深筋膜上活动性的最为有效的一个动作。它利用一个按摩球（或相互靠近的按摩球）来滚压组织，产生类似"滚轴"的作用，使整片肌筋膜产生大规模的移动。这个动作可以帮助你找到一个肌肉相互汇合的筋膜区。练习时，按摩球会像耙犁一样朝一个方向拖动大面积的组织，如同使用扫雪机清除积雪。

与纵向滚压和横向滚压不同的是，在练习侧滚球时，要尽可能多地将组织集中到一处，然后整体朝一个方向滚压。为了达到最佳效果，只朝一个方向滚压，随后轻轻将球复位，继续朝同一方向重复滚压数次。有时，你可以向一个方向侧滚压，随后转换到其他部位或转换为其他动作；或者你也可以从不同接触方向侧滚压同一部位。

这个动作特别适合那些较宽、较平的部位，如斜方肌、背阔肌、臀大肌和股四头肌。与擀皮动作不同的是，侧滚球主要作用于深筋膜层而不是浅筋膜层。侧滚球旨在挖掘深筋膜层间的联结，并使其松动。当然，在侧滚球时，该部位上层的浅筋膜和组织也会从中受益。

身体内部的生理变化：单向深层滚压动作可以增强按摩部位组织间的内部肌筋膜活力。这会加快组织的水合作用，使组织感到温暖和放松。侧滚球作为一种对大面积组织的最高效灌流手段之一，它会使你的组织变得格外柔软——我将其称为"像动物一样柔软"。

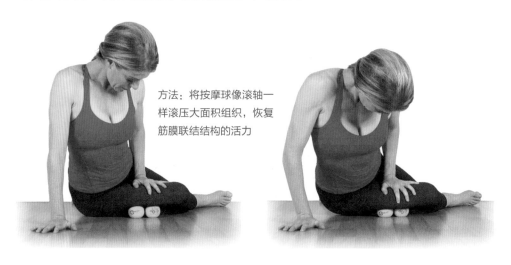

方法：将按摩球像滚轴一样滚压大面积组织，恢复筋膜联结结构的活力

叠滚球

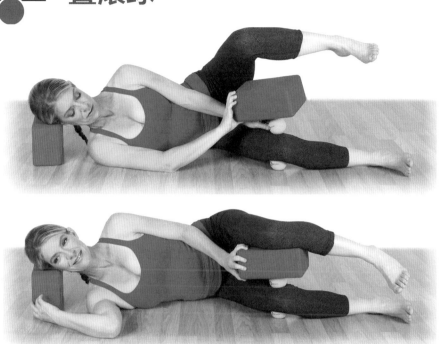

方法：把球叠起来，可解开粘连在一起的软组织，就像一把橡胶老虎钳，这是从"骨子里"消除僵硬的最佳方式

叠滚球指的是向目标部位施加挤压力量。它就像用一把巨型橡胶老虎钳或"C"形夹具夹起大块的肌筋膜，将组织从骨头联结处拉伸、撬开和分离。叠滚球对四肢、头部和面部最为有效。该动作需要使用多个球才能完成，有时用大小相同的球，有时则需要大小不同的球。在目标组织下面放上一个球，然后在对侧组织部位再放上一个球，之后由两侧同时施压，达到压缩球间组织的效果。有时，你可能需要使用手、手臂、腿或类似书本、瑜伽砖这样的物体来帮助你施加堆叠的压力。

一旦学会了叠滚球动作，你就可以把它与其他动作结合起来，比如固定和拉伸或收缩/放松。当我按摩肌肉联结处的深筋膜时，我的身体感到最放松。上图所示的是四联按摩动作（见186页），一个球紧贴在大腿的外侧股四头肌和外侧腘绳肌之间的区域（股外侧肌和股二头肌），而另一个球则紧贴在股四头肌最内侧和大腿内侧之间联结处（股内侧肌和股薄肌）。

身体内部的生理变化：叠滚球动作会向单个球难以触及的大面积连续肌筋膜组织施加压力。这种"双效"方法可以将压力直接运用到深筋膜的筋膜附着物上。你甚至可以感觉到自己身上的肌筋膜正脱离骨头。双向方法可以迅速解决所有相关组织的僵硬问题，这是一种从内到外消除僵硬的最佳方式。

第 7 章

重回正确的呼吸模式

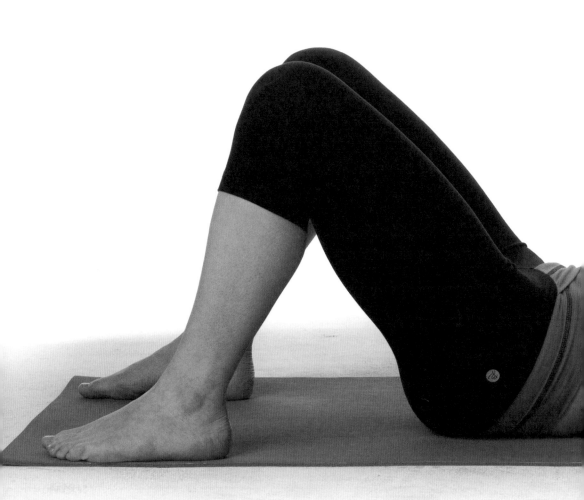

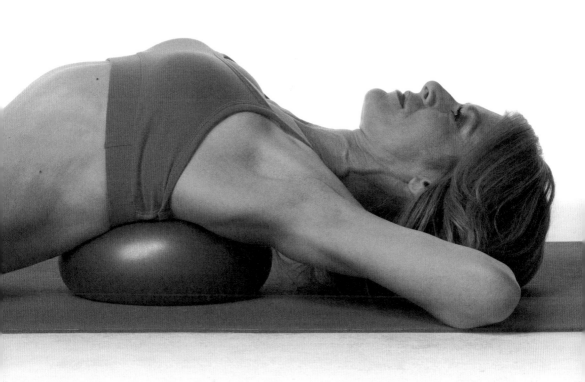

❚❚ 大多数人呼吸只是为了生存。**❚❚**

——艾丝特·高克蕾（Esther Gokhale），
《八个步骤消除背部疼痛》（*8 Steps to a Pain-Free Back*）作者

呼吸是一种原始的生命本能，它的节律是反映你身体健康状况的晴雨表。如果你想用巧妙的方式呼吸，最好了解一些与呼吸有关的肌肉、筋膜组织、骨骼、关节和神经方面的知识。本章将深入、详细地介绍呼吸相关的知识。你会发现呼吸对滚动模式疼痛自疗法的练习至关重要。

　　你的呼吸需要动用许多肌肉，尤其是躯干肌。这些肌肉的深层附着在构成胸腔、脊柱和骨盆的骨头内层表面。躯干部分的任何肌肉都可以称作呼吸肌，因为这些组织会为了促进呼吸而保持稳定或激活状态。如果你的肌肉从内到外或从外到内都紧张、僵硬，那么你在生理和心理上都会产生焦虑感。如果想要解开或重塑这些组织，请使用 Roll Model 按摩球来实施"非外科"的"手术"。

　　将呼吸肌想象成西装的内衬，你可以重新裁剪，让它更适合你。打个比方，就好比你从服装设计师那里买了一套现成的劣质西服，缺点是内衬跟外层面料不贴合，走线粗糙，穿上不合身。但是如果你买一套量身定制的西装，走线精准，活动方便，从头到脚都帅气！现在，你终于有机会按照自己的意愿来定制这套西装了！

横膈膜呼吸法

横膈膜是呼吸系统的核心。虽然横膈膜肌肉不像环绕其四周的核心肌肉或位于其上方的心脏那样广为人知，但毋庸置疑，它是人体中最重要的肌肉之一。如果它停止工作，生命将随之结束。它的结构是一种圆顶形的结构，将心肺与其他器官分开。它的附着物联结在胸腔最下面6对肋骨内侧和腰椎前侧。当它收缩时（吸气），它就像活塞一样向下运动，将含氧空气吸入肺部。当它放松时（呼气），活塞恢复原状，将富含二氧化碳的空气排出。

大多数人只有在打嗝的时候才会注意到横膈膜，这是由肌肉痉挛引起的。平常我们很难感受到横膈膜在工作，因为它位置隐蔽，感觉神经元数量稀少。想要感知到它，最简单的方法就是注意它周围结构的运动。吸气时，横膈膜收缩，落在下层的软组织和内层包裹的内脏表面。内脏周围的肌筋膜会与横膈膜表面的筋膜相互联结在一起（吉尔·赫德利曾将横膈膜戏称为"腹袋"上面的"绒线帽"）。健康的腹部会像气球一样向周围膨胀（这和你用力挤压腹部或鼓起腹部使内脏凸出的方式不同）。当我们呼气时，横膈膜会放松并上升归位，从而减轻腹部鼓胀的压力，恢复柔软。这种腹部运动是各层组织相互连通的最好证据。简单来说就是：腹部随吸气上升，随呼气下降。

它跟其他肌肉的不同之处在于，它受躯体神经和自主神经的双重支配，这意味着你可以有意识地或无意识地控制它（这主要取决于你是否想要控制它）。这也使横膈膜成为用意识改变运动模式的重要途径。为了参与神经系统和思维控制，瑜伽和其他一些运动发展出了一些与呼吸技巧相结合的练习策略。这些呼吸练习可以极大地锻炼我们的横膈膜，以及所有与呼吸运动相关的肌肉，包括所有"核心"肌肉（腹横肌、腹斜肌和腹直肌）、背部肌肉（背阔肌、竖脊肌、多裂肌和腰方肌等）、肋间肌、胸肌、菱形肌、斜方肌等所有躯干肌肉组织！通过重复收缩和放松来有意识地调动横膈膜会刺激它内部的肌梭和高尔基腱器官（详见第4章），改变它的结构和活动性。这种持续的控制无疑会改变你的意识，影响你的警惕性或镇静状态。深呼吸还能提高你的肺活量和血液中的化学成分含量。每一个因素都会影响到你的神经系统的意志调节作用。

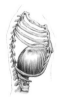   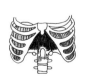 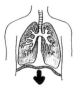 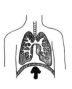

横膈膜　　横膈膜（内视图）　　胸膈　　与肋骨和腰椎联结　　吸气时下沉　　呼气时上提
（侧视图）

图片由哈利约特·哈尔萨（Harijot Khalsa）和伊斯梅尔·平特尼奥（Ismael Pinteno）提供

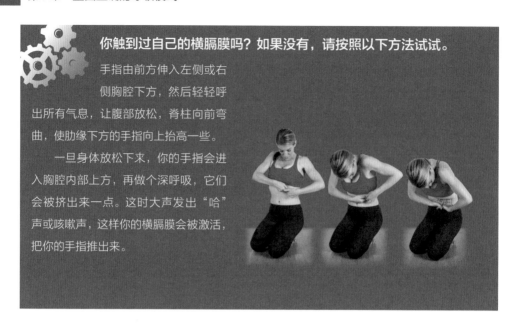

你触到过自己的横膈膜吗？ 如果没有，请按照以下方法试试。

手指由前方伸入左侧或右侧胸腔下方，然后轻轻呼出所有气息，让腹部放松，脊柱向前弯曲，使肋缘下方的手指向上抬高一些。

一旦身体放松下来，你的手指会进入胸腔内部上方，再做个深呼吸，它们会被挤出来一点。这时大声发出"哈"声或咳嗽声，这样你的横膈膜会被激活，把你的手指推出来。

应激反应

如果你的躯干和呼吸肌由于紧张变得僵硬、阻滞，你会很难进行深呼吸来冷静和放松神经系统。僵硬的身体让你感到紧张和压力，处于一种交感支配的状态或急性应激反应机制中。在呼吸组织上滚动按摩球的目的是帮助它们正常发挥功能。这些梳理和重置呼吸组织的措施都可以帮助它们消除应力，如同一种天然松弛剂。你会进入由神经系统副交感神经支配的下行调节状态。它类似于服用镇静剂，但不会产生副作用（参见第9章）。

你越是处于焦虑状态，身体就会越虚弱。浅表而快速的呼吸会产生恐惧反应和更高水平的皮质醇。随着时间的推移，笼罩在恐惧、创伤、疲惫和压力状态下的生活会在各个方面影响你的表现。大多数疾病都可归因于被压力削弱的免疫系统。治疗的关键在于让身体多处于由副交感神经领域支配的放松休息状态，而深层腹式呼吸则可以制造这种放松状态。在这样的"安静时刻"，身体会释放生长激素并渗透到受伤的组织中，帮助它们修复，使身体恢复平衡。深呼吸是一种使身体恢复副交感神经支配状态的传统秘方。

交感神经：自主神经系统的一部分，可以让身体做好觉醒、行动和防御的准备。它具有分解代谢作用，这意味着它可以利用身体的能量来激活和供给身体。你可以通过浅表的锁骨呼吸来刺激它。

副交感神经：支配休息、消化和再生的自主神经系统的一部分。它具有合成代谢作用，这意味着它可以增强体力和修复身体。你可以通过深层腹式呼吸来刺激它。

三种呼吸方式

除了膈肌，还有很多肌肉参与呼吸作用。这些辅助呼吸的肌肉簇集在身体的三个不同区域。每种呼吸方式都会以不同的方式影响神经系统，进而影响你肌肉的静息张力。

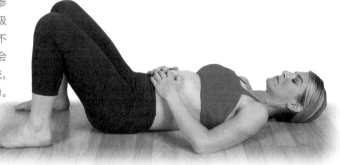

1. 腹式呼吸，也称肚式呼吸，主要使用膈肌和环绕在腰部的腹横肌。腹横肌通过名为胸腰椎筋膜的结缔组织平面与下部腰椎相连，而在体前则与一个叫腹肌腱膜（环绕腹直肌和肌鞘的深筋膜）的相似结缔组织平面相连。腹式呼吸是最令人舒适的副交感神经主导的呼吸方式。想想婴儿睡觉的时候，肚子会一胀一缩，这就是腹式呼吸。对于滚动模式疼痛自疗法来说，这也是最为理想的呼吸方式，因为它有助于副交感神经系统引导放松按摩球所滚动的目标肌筋膜。

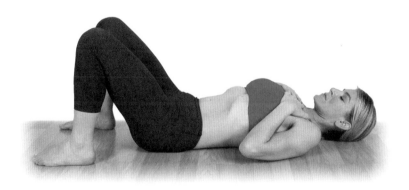

2. 胸式呼吸，也称胸部／胸腔呼吸，主要由横膈膜、肋间肌、胸大肌和胸小肌以及菱形肌参与完成。它可以用来增加肺囊的氧饱和度和总容积。当我们使用胸式呼吸时，为了稳定腰部骨骼，腹横肌会处于紧张状态，同时限制横膈膜向下收缩。胸式呼吸常被人们诟病，因为它不能像腹式呼吸那样使人放松，但它是一个非常重要的方法，因为使用到大量功能器官；另外如果不进行胸式呼吸，联结肋骨和胸椎的几十个关节会因为缺少使用而变得僵硬。但如果过度使用或只进行单一胸式呼吸，它确实会带来负面作用，因为它会开始触发身体的急性应激反应。

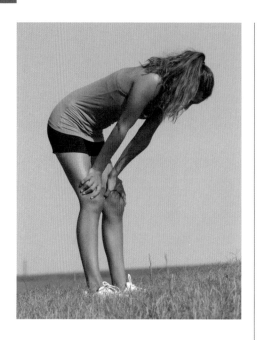

> ▮▮ 习惯性的胸式呼吸不仅反映了身体和精神上的问题，还是这些问题的根源。它会温和而缓慢地过度刺激交感神经系统，使心率和血压过高，损害消化和排泄功能以及导致手脚潮湿、冰冷。▮▮
>
> ——大卫·库尔特（David Coulter），
> 《哈他瑜伽解剖学》
> （The Anatomy of Hatha Yoga）作者

3. 锁骨呼吸，也称应力呼吸，横膈膜不参与呼吸，而是使用更深层的胸小肌、上斜方肌、肩胛提肌、胸锁乳突肌、斜角肌、锁骨下肌。这是一种身体处于紧急状态时的惊吓式呼吸方法。举个例子，当你听到枪声时，你的肩膀会立刻耸起来，气息会冲进肺部的最高点。另一个例子是跑步运动员在冲过赛程终点后，他们弓背耸肩，双手挂着大腿，头部下垂，用力吸气。

哮喘患者特别熟悉这种呼吸方式，因此他们颈肩部位的肌肉经常处于紧张状态。而由于过多使用计算机和电子设备，我们大多数人的这些肌肉则会因姿态不良产生特氟龙式的僵硬和失衡。其原因是身体一直在模仿呼吸肌受压力最大时的呼吸模式。你可以在日常工作中经常使用Roll Model按摩球来缓解这些紧张的肌肉。我保证它会让你工作得更加专注，效率更高，就像按下你身体内部的复位按钮一样（如果你的呼吸如前所述，请日常练习"序列14：颈部按摩"以及"序列10：胸腔清洁和呼吸"）。

如果能够尽量多地采用腹式呼吸，并将其与胸式呼吸巧妙地结合起来，我们都将从中获益匪浅。在滚动按摩球时，胸腹式呼吸会巧妙地让身体放松下来。但为了达到这种平衡的呼吸状态，你必须先疏通那些阻碍横膈膜和肋间肌充分发挥作用的组织。

胸腹式呼吸入门

先试着用这些动作来了解你的呼吸，然后再使用更小、更硬的按摩球来深入滚动身体。

1. 双手置于腹部的腹式呼吸：双手放松，置于肚脐附近。吸气时鼓起肚子，使腹部和双手抬高。呼气时，双手和腹部下落。重复呼吸10次，放松并消除"下坠感"。进入步骤2。

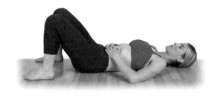

2. Coregeous球腹式呼吸：将Coregeous球直接置于肚脐下方，然后趴在上面进行腹式呼吸，保持3分钟。吸气时，腹部膨胀，将球压住。呼气时，腹部内收，球体陷入腹部。

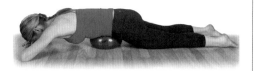

3. 双手置于胸部的胸式呼吸：躺着、坐着或站着的时候，将双手置于胸腔两侧，拇指向后，手指尽量张开，紧紧夹在肋骨周围，形成一个肋骨"手指笼子"。双手保持力度，呼吸8次，感受肋间肌试图分开肋骨和手指的动作。

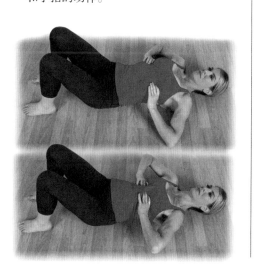

4. 俯卧Coregeous球胸式呼吸：将Coregeous球置于胸骨位置，趴在上面练习胸式呼吸，保持3分钟。吸气时，胸腔膨胀，压住球。呼气时，胸腔收缩，变得平且薄。

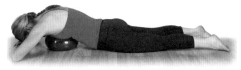

5. 仰卧Coregeous球胸式呼吸：将Coregeous球置于身后肋骨下方，躯干悬垂。如果你很难拱起背部，可以将枕头、毯子、双手或书垫在头下方保持放松。用力吸气，扩张胸腔。感受胸腔和背部在吸气时同时扩张、呼气时同时收缩的状态。练习此动作3分钟。

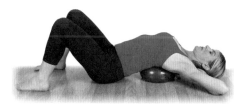

这些简单的动作可以帮助你了解自己的呼吸模式，发现不同的按摩球呼吸技巧。

免疫反应与肠道按摩

感冒时，躺在Coregeous球上深呼吸看上去好像有点不雅，但用这个又大又软的按摩球来按摩身体或许比喝鸡汤更有效。

肠道部位是身体淋巴组织最多的区域。淋巴系统（一种流体结缔组织）内储存了大量的抗病细胞。淋巴管是一条奇怪的单行道；除了通过运动、体式、按摩或肌肉收缩等挤压方式，管内液体无法向上运动。淋巴管周围肌肉的运动有助于将这些抗病细胞推进血液，从而抵御感染。

腹腔淋巴含有大量的免疫细胞。它里面的白细胞对肠道细菌环境高度敏感，是淋巴系统里的超级英雄。帮助肠道淋巴向更粗的血管移动不是一件容易的事。你可以通过倒立或剧烈的腹部收缩运动，或是使用Coregeous球进行自我按摩来实现。

在2012届国际筋膜研究大会上，丽莎·霍奇（Lisa Hodge）分享了她在大鼠试验中[*]取得的突破性研究成果。她将肺癌细胞注入老鼠体内，之后对其进行7天的腹部按摩，每次4分钟，每轮中间会休息一会。她发现，接受腹部按摩的老鼠肺部肿瘤变小，肺炎感染率更低。

趴在Coregeous球上进行巧妙的深层腹式呼吸，再配合一些运动，就跟霍奇博士在老鼠身上试验的按摩动作很相似。她认为这样可以放松肌筋膜，使横膈膜牵引和放松，有助于消除淋巴管中的堵塞。运动可以促进白细胞的循环，从而使动物体内产生巨大的变化。

幸运的是，淋巴管遍布我们全身，无论按摩球滚到哪里，免疫力都会被激发而增强。下次你觉得不舒服时，请试试按摩腹部。

[*]源自：Lisa M. Hodge, PhD, "Osteopathic lymphatic pump techniques to enhance immunity and treat pneumonia," *International Journal of Osteopathic Medicine* 15, no.1 (2012): 13–21.

按摩球呼吸方法

在练习滚动模式疼痛自疗法全序列过程中，请按照以下方式呼吸。一旦熟悉了这些动作，你就可以变换各种呼吸方法，并发现它们之间的不同效果。

1. 腹式呼吸：吸气时腹部扩张，呼气时收缩。腹式呼吸是最为放松的一种呼吸模式，是深层放松的前提。

2. 胸式呼吸：吸气时胸腔鼓起像一个有骨架的气球，呼气时胸腔收缩。胸式呼吸没有腹式呼吸放松，因为它会阻碍横膈膜充分运动，但它有助于唤醒肋间肌，激活你的肋骨。

3. 胸腹式呼吸：吸气时腹部扩张，然后将气体移至胸腔。呼气时，让这些部位都放松和收缩。这可以最大限度地调动所有呼吸肌，并且逐渐增加肺活量。

4. 收缩/放松呼吸：你可以在前面三种呼吸模式中任意使用该方法。在练习该呼吸方法时，将空气充分吸进腹部或胸腔中，或者两者同时，然后屏住呼吸5~10秒。当你屏住呼吸时，请绷紧呼吸肌，然后呼气，放松所有呼吸肌。一旦感到恢复正常，你就可以开始进行下一轮呼吸。收缩/放松呼吸不可用力过猛，避免眼睛充血或脸部涨红；只需使用足够的力量来屏住呼吸。这种呼吸方式会在极短时间内提高你的呼吸肌群的柔韧性。

无论你使用哪种方法，都要注意你的呼吸。你对呼吸的关注会扩大 Roll Model 按摩球带来的放松效果。我经常跟学生讲："呼吸就是你身体的通关密语。如果你在按摩身体盲点的时候无法感知自己的呼吸，就需要调整它。"呼吸训练就是心智训练。你的身体提供了这么好的一个免费工具来帮助你面对看似无法克服的情绪和身体压力。随时进行深呼吸，让它来激励你吧。

练习胸腹式呼吸时，将一只手放在腹部，另一只放在胸部。首先，感受自己的腹部鼓起，就像一个巨大的软组织气球，然后胸腔鼓起，就像一个有骨架的气球，之后排空这两个部位的空气。你的双手会随着每次的吸气和呼气起伏

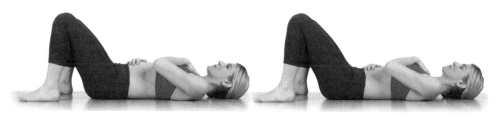

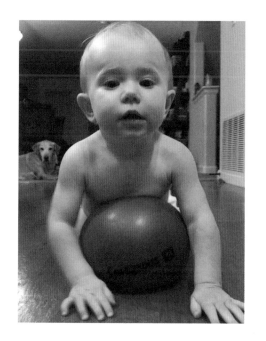

婴儿的呼吸：婴儿的体内没有堆积多年的压力和坏习惯，因此他们的呼吸自然而放松，符合身体的需求。随着我们慢慢长大，我们会使用自己的方式去呼吸。这个小宝宝在看到妈妈使用Coregeous球重置呼吸模式后，自己也爬了上去。

第8章

重塑身体的动作序列

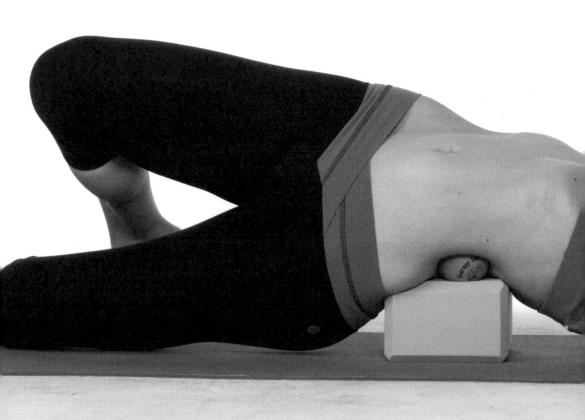

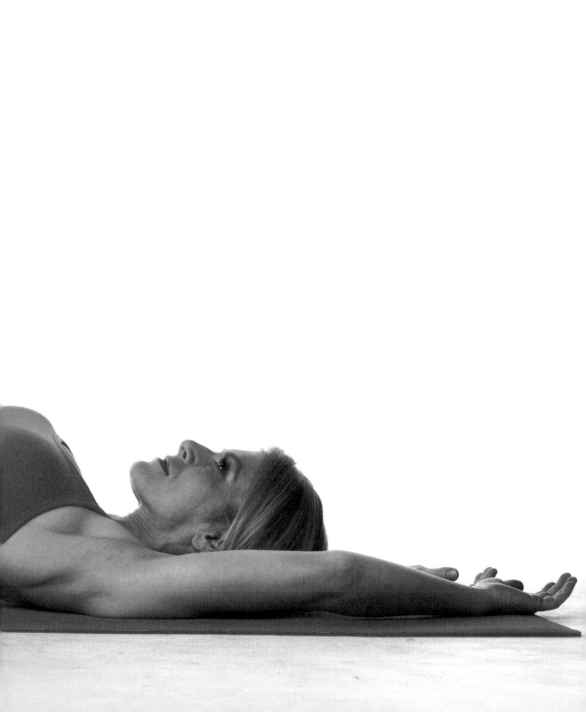

现在，你已经来到了本书的核心部分——"球上生活"动作组合，它已经帮助成千上万的人们消除疼痛和最大限度地发挥运动潜力，进入最佳状态。

你可以用按摩球按摩疼痛相关部位，但也别忘记探索其他区域。你一定会对产生的效果感到惊讶！因为人体的筋膜联结系统是整体互通的（见第4章），一个部位的不平衡可能会导致其他部位彼此粘连。举个例子，如果你背部疼痛，只是练习背部动作不一定能够彻底解决这个问题。你还应注意腹部和臀部肌肉，它们常常是背部疼痛的根源；而且这些邻近的身体部位经常会被背部疼痛造成的软组织紧张干扰。

欢迎进入你的身体密室。下面是你的钥匙，现在是唤醒你身体的时候了。

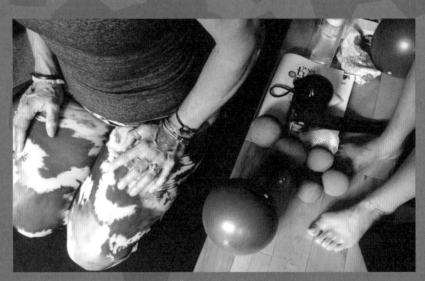

你的新运动药箱里装满了"橡胶药丸"

什么是Roll Model按摩球序列以及如何使用它们

Roll Model按摩球序列是精心设计的针对身体不同部位的深层组织实施自我按摩的动作组合。每一个序列作用于特定的肌肉、结缔组织和关节，它将压迫、摩擦、渗透、运动、循环、放松和贯穿全身的肌肉和筋膜。这些球会以一种不可思议的方式来模仿专业按摩师的手法。

这些序列已经经过了世界各地成千上万名学员的亲身测试，他们在课堂上、私人培训课程中或是通过DVD和在线视频进行练习。它们可能不会覆盖到所有的身体部位，但本书会跟你分享一系列奇妙的序列，让你的身体感到更加舒适、惬意，运动状态前所未有地好。当你熟悉了这些序列时，请将它们跟第6章中讲述的九种基本Roll Model按摩球动作结合起来。你需要将这些动作融会贯通，这样才能找到抚慰自己身体的最佳动作。如果你对骨性标志和肌肉的理解（详见第5章）更加深入，你的自我保健水平就会再上一个台阶。

当你开始练习这套序列时，一定要在训练前后做好检查和复查。这些测试会告诉你练习是否有用。你会对眼前的结果感到惊讶（详情查看第143页）！

请将这些序列想象成你的新运动药箱，里面装满"橡胶药丸"，只会带来有益的作用。根据滚动部位和自身的感觉来选择不同大小的球，从而获取合适的压力、抓力或穿透力。请记住要每天保持常规练习，或者增加时间来缓解出现的特殊疼痛。

> 我的背部和膝盖都不好。当腰部感到疼痛时，我就会拿出我的Roll Model按摩球练习。就在前几天，我帮家人把车推进车道的时候腰就开始剧烈疼痛。一忙完，我就取出按摩球，并在疼痛部位来回滚动，后来就不疼了。这种感觉就像我正沿着脊椎把疼痛——推开。第二天我的腰也不疼。Roll Model按摩球是我的止痛药，我很高兴自己能够遇见它们。
>
> ——杰丝琳·摩尔（Jeslene Moore），
> 加利福尼亚州瓦列霍市

每个序列要花10~20分钟才能完成。如果你有时间，请完整做完这个序列；如果你时间不够，可以从一个序列里选择几个动作或从不同序列中挑选几个动作练习。你每天花在练习上的时间要逐渐累加，这样，滚动模式疼痛自疗法会发现和消除以前隐藏的疼痛。你会重塑自己的身体，使之成为一个柔软的堡垒，疼痛无法袭击它。

下面是你可以使用Roll Model按摩球滚动的身体部位简明清单。

核心肌群/躯干整体
滚压动作

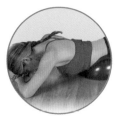

序列1：
整体滚压热身

肩部到手指序列

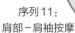

序列11：
肩部-肩袖按摩

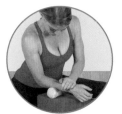

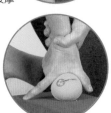

序列12：
肩部-肘部按摩

序列13：前臂、手指、
手和手腕按摩

下半身序列

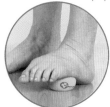

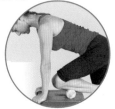

序列2：
脚，拯救你的脚掌

序列3：
脚踝和小腿按摩

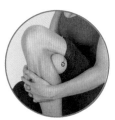

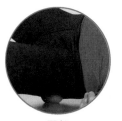

膝部及其邻近部位
序列4：膝部按摩
序列5：大腿按摩

臀部
序列6：臀部按摩
序列7：骨盆按摩
特别主题：盆底按摩

颈部和头部序列

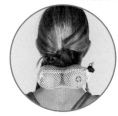

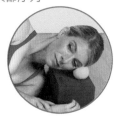

序列14：
颈部按摩

序列15：
头部、面部和下颌按摩

自由探索序列

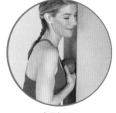

序列16：
身体前部按摩

脊柱序列

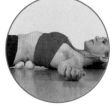

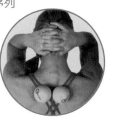

序列8：
腰部按摩

上背部
序列9：上背部放松
序列10：胸腔清洁
和呼吸

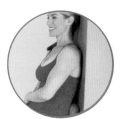

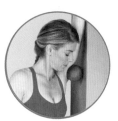

序列17：
身体后部按摩

序列18：
身体侧面按摩

你的运动药箱：序列工具

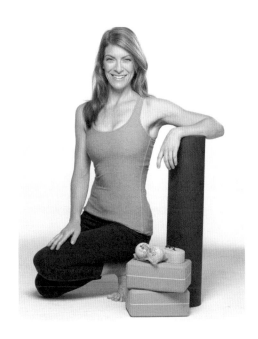

你只需要一套Roll Model按摩球外加一些额外的工具就可以练习这套序列。如果没有这些，也可以很容易地找到替换工具，我会在下面给出一些替换建议。在大多数体育用品商店或网店里都能找到这些工具，你还可以上网购买Roll Model按摩球和拉伸带。

Roll Model按摩球

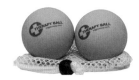

Original Yoga Tune Up按摩球

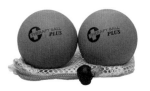

PLUS按摩球

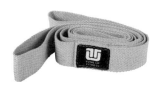

拉伸带
替换品：长带子或围巾

你可以使用网球或其他球拍类运动用球来代替Roll Model按摩球，使用卷起来的软毛毯或超软的儿童球来代替Coregeous按摩球。

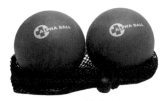

ALPHA按摩球

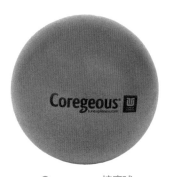

Coregeous按摩球

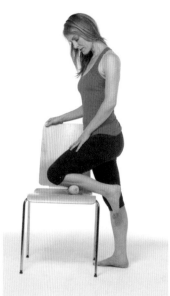

矮凳或椅子

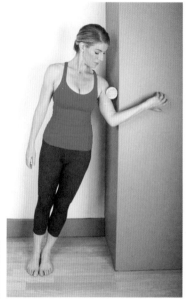

墙角或门口

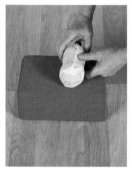

一块或两块瑜伽砖
替换品：书或硬枕头

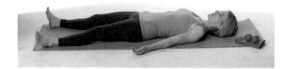

瑜伽垫（如果你家的地毯会让皮肤瘙痒）

　　在练习的时候，你会自然地为每个序列找到最佳姿势，也会顺其自然地发现和创造消除自己身上独特疼痛的新方法，你可能会引入一些新工具或摒弃上述的一些工具。

如果压力无法忍受，可以迅速做出以下调整。

1. 把球放到墙上（床或沙发上）。
2. 使用更大的球滚动疼痛部位，或使用两个球来代替一个球。
3. 把球移到相应部位的更高处、更低处、左边或右边。
4. 在表面浅层擀皮/滚压。
5. 收缩/放松直至你实现改变或停止改变。

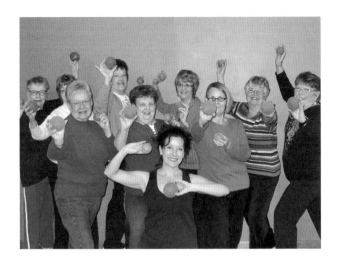

" 这张照片是在我工作室里的老年瑜伽班拍摄的——也许是有史以来年龄最大的Roll Model按摩球粉丝群！每位女士都拥有自己的球或者好几组球，她们经常向我表达感谢，告诉我瑜伽调整动作和按摩球如何帮她们消除了身上的疼痛，让她们能够更加积极快乐地去做自己想做的事！她们把按摩球推荐给她们的医生、按摩师、朋友、园艺俱乐部等你能想到的所有人。她们太爱Roll Model按摩球了！**"**

——凯茜·法维尔（Cathy Favello），威斯康星州沃托马市

检查/复查

在完成本章任一序列后，你可能感受到身体发生了一些变化。无论你使用按摩球前的目的是什么，不管是缓解疼痛、提高运动效果、放松，还是提高本体感觉，滚动按摩球都会带来某种变化。在临床领域，这种前后变化被称为检测/复测，我更喜欢称它们为检查/复查。从根本上来说，检查/复查需要执行以下操作。

1. 在滚动练习之前，要将一些意识带进目标区域，然后再从以下方面进行复查。
   - 疼痛。
   - 活动范围。
   - 压力水平。
   - 呼吸。
   - 意识。
2. 练习结束以后，还要再复查一下上述内容。有时你可以只检查一项，有时则需要检查好几项。

我已经在这一章中为每套序列提供了一种简单的检查方法。请在练习前和练习后感受一下身体的变化。当你开始体验这个过程的时候，可以随意引入适合自己的伸展检查或动作，然后在练习结束后复查一下这种模式是否有用。

　　例如，在练习颈部和头部序列前，你可以通过向各个方向移动颈部的方式来进行检查。

1. 侧弯。

2. 前倾（前屈，图中没有）。

3. 后弯（后伸，图中没有）。

4. 转动。

5. 前倾转动（环转）。

　　然后完成练习序列，结束后复查其中一项或多项。

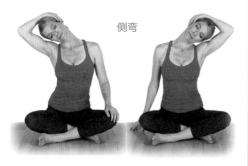

侧弯

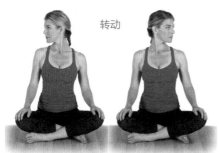

转动

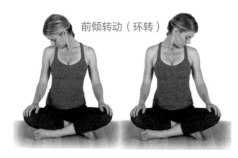

前倾转动（环转）

　　检查/复查的目的是让你有机会看到变化和改善。如果你熟悉自己关节的每一个运动方向，你将能够设计出一些非常具有实操性的检查程序。运动力学方面的教材*或网络信息会告诉你关节移动的方向，这便于提高练习效果。这些大幅度的关节运动会牵扯到周围的组织。有时这些动作会让你感到很舒适，有时它们也会直接导致疼痛和不适。在别扭的方向上移动身体会让你感到更难受，但它也有可能成为你某个组织发炎或功能失调的征兆。如果你不能用本书中介绍的方法来解决问题，最好咨询一下专业人士。

　　举个例子，在2006年的时候，我的一块旋转肌肉（冈下肌）撕裂了。我向某些特定方向移动肩膀的时候会感到刺痛，但其他方向就不会。在康复过程中，我知晓了导致我受伤的因素以及哪些运动和软组织因为受伤而受到牵连。我的物理治疗师肖恩·汉普顿（Sean Hampton）和我一起定期检查每项运动的幅度，通过他的指导以及我的自我治疗和力量锻炼，受伤的肌肉终于痊愈。

*目前我最喜欢的运动学书籍：*The Skeletal System and Muscle Function*, 2nd Edition, by Joseph E. Muscolino (Elsevier, 2010).

下面是我编写的教师培训手册第一册当中的肩部检查/复查动作。

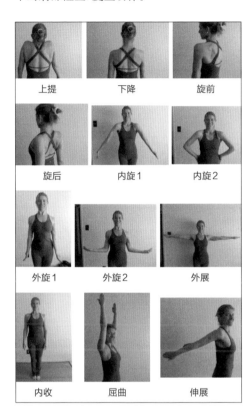

这是肩部检查/复查动作的不完整列表，可以体会一下要点。在练习肩部滚动动作之前使用其中一种或多种方式进行检查，在完成练习后使用其中一种或多种方式进行复查。

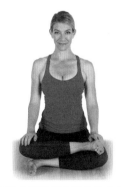

双鸽式是臀部序列的检查/复查动作

检查/复查选项

根据以下内容来创建自己的检查/复查动作。

1. 活动与要滚压组织直接相关的关节。开始练习前应从各个方向检查该关节的活动范围，练习完成后，再进行复查。例如，在练习颈部和下颌序列前，先张开或闭上下颌，然后张开下颌左右活动，最后用下颌画圈的动作来进行检查。

2. 创建与要滚压组织直接相关的关节静态拉伸动作。设计不同的拉伸动作，并在每个方向保持5~10次呼吸的时长（每次练习选择一种，然后在复查的时候重复一次）。例如，在臀部序列中，我建议用双鸽式作为检查动作（见第201页）。通过这个大幅度的臀部拉伸动作，你肯定能感受到滚动练习前后的变化。

3. 收缩你要练习的肌筋膜，练习后再收缩一次。例如，在同样的臀部序列中，你可以收缩臀部用于检查，再收缩一次用于复查。你会发现自己力度增大了，或者感受到更多的臀部肌筋膜参与了收缩过程。

4. 观察练习前后的呼吸变化。

5. 留心练习前后的心情变化。

6. 注意练习前后身体对温度感受的变化。

7. 观察练习前后疼痛是否消失。

本书不能为人体的每一种疼痛提供完整的诊断。我会给你一系列的观察和尝试方法，但它不能解决所有可能出现的疼痛问题。如果你的练习并没有帮你缓解疼痛，请咨询专业人士。

核心肌群/躯干整体滚压动作

整体滚压动作可能是短时间内最大化激发自主本体感受器的最好方式。这就好像一下照亮整个城市而不只是其中一条街道。在使用更小的按摩球来按摩特定部位前，这个动作可以像热身动作一样，使身体迅速升温，预先润滑组织。

整体滚压动作使用Coregeous球作为唤醒身体的主要工具。你可能会发现，背部和体侧区域会更喜欢ALPHA球。请交替练习下

1. 持续压球

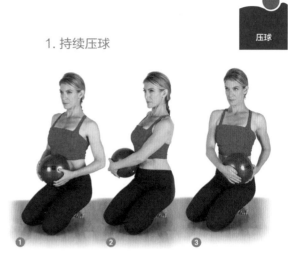

压球

面4种Roll Model按摩球动作（详见第6章），以达到最佳效果。这些动作源自呼吸，可以通过放松妨碍呼吸的软、硬躯干组织层来帮助你重置呼吸肌肉。

2. 收缩/放松

收缩/放松

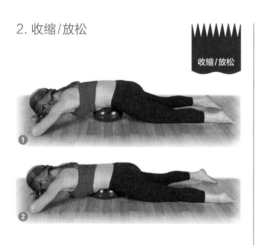

3. 侧滚球

侧滚球

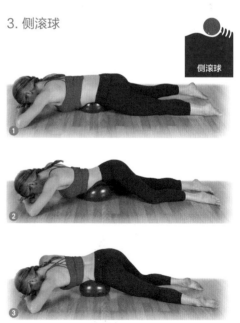

4. 固定/旋转和按摩

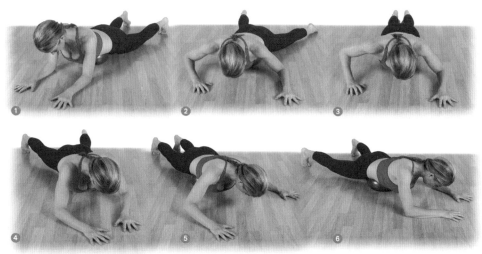

这里的每一个动作，都能使Coregeous球激活皮肤及其下层浅筋膜。这些弹性表层在深筋膜上向各个方向移动，产生最大的滑动效果。想要获得最佳的整体滚压效果，你可以将粗糙的按摩球贴在皮肤上滚动（最好是裸露的皮肤）。按摩球会贴合你的身型，并让你的身体和骨骼陷入其中。当你在内层组织上方捏、扭、揉和重塑外层组织时，会产生大量的热量和良好的流动性。你还能滚压到那些因为僵硬、时间、瘢痕、粘连和疏忽而黏结到一起的组织。偶尔你还能发现粘连组织结节、瘢痕残留或不良运动模式。有时你还会遇到深筋膜接缝或是分区，一般称之为隔膜，它们是一个肌筋膜组织和另一个肌筋膜组织的"分割线"。隔膜比肌筋膜更厚、更硬，其作用是维护联结结构的完整性，但同时隔片也要保持柔软。

Coregeous球能够大面积滚压组织层，它的尺寸和延展性可以支持大幅度的运动而不损伤精细的联结结构。

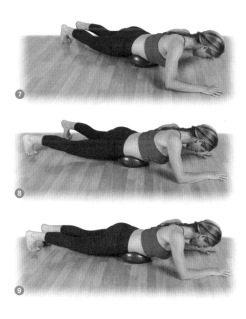

使用Coregeous球整体滚压身体，预热整个躯干组织，然后使用小球来更精确地重塑软组织。

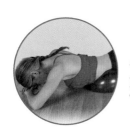

序列1：
整体滚压热身

身体地图

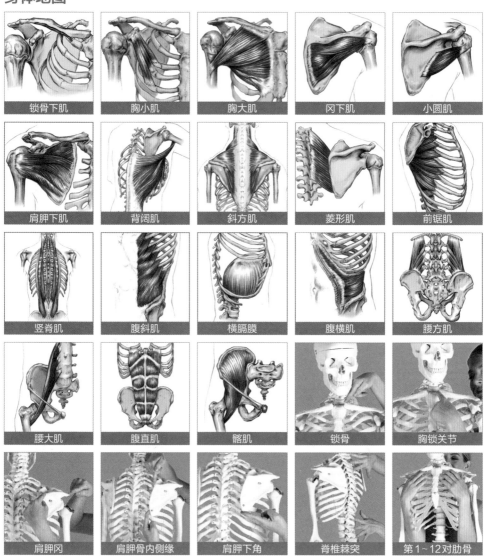

锁骨下肌	胸小肌	胸大肌	冈下肌	小圆肌
肩胛下肌	背阔肌	斜方肌	菱形肌	前锯肌
竖脊肌	腹斜肌	横膈膜	腹横肌	腰方肌
腰大肌	腹直肌	髂肌	锁骨	胸锁关节
肩胛冈	肩胛骨内侧缘	肩胛下角	脊椎棘突	第1~12对肋骨

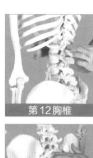
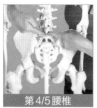
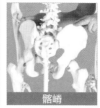
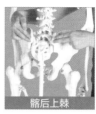
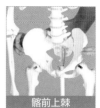

第12胸椎　　第4/5腰椎　　髂嵴　　髂后上棘　　髂前上棘

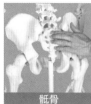
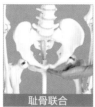

骶骨　　耻骨联合

按摩球基本停靠位置

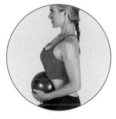

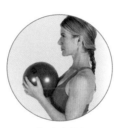
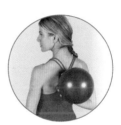

腹部　　　　　胸腔（前）　　　　胸腔（后）

检查：胸腹式呼吸

- 把一只手放在腹部，另一只手放在胸部，进行胸腹式呼吸。（一旦你在呼吸时能够感知并掌控这些区域的变化，就不再需要把手放在身上，可以将手臂放在身体两侧。）

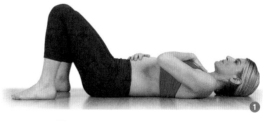

- （1）感受腹部的扩张，（2）然后胸腔像一个巨大的软组织气球一样，由躯干的底部向顶部扩大，随后将两个区域的空气慢慢排空。伴随每次吸气和呼气，手臂上下起伏。

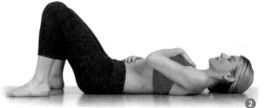

- 完整呼吸5~10次。

滚动序列
腹部滚压

动作1：腹式呼吸持续压球

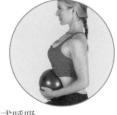

将Coregeous球置于肚脐部位，然后面部朝下，趴在球上。进行5~10次腹式呼吸。

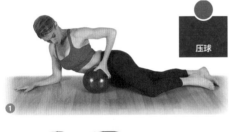

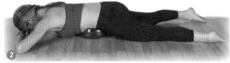

动作2：收缩/放松腹式呼吸

- （1）吸气时让球顶住腹部，收紧腹部的同时屏住呼吸5~10秒，（2）呼气，让球陷入腹部。
- 进行5~10次腹式呼吸。

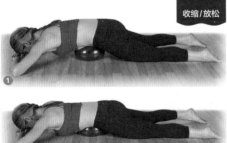

动作3：横向滚压腹直肌

- 将球压在腹部区域，移动身体，让球从一侧滚到另一侧。然后继续腹式呼吸，停在过分僵硬的部位，进行收缩/放松呼吸。
- 肚脐部位下压球，然后横向滚压下腹部和骨盆。
- 来回滚压10~20次，用轻快的节奏缓慢探索。

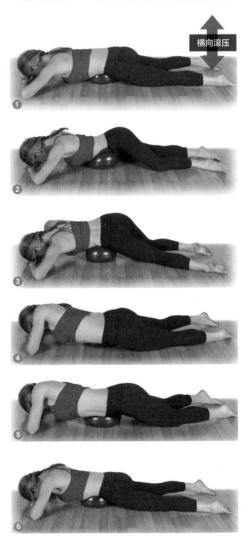

动作4：纵向滚压腹直肌

- 将球放在耻骨联合和胸骨剑突（胸骨最低处）之间，沿腹直肌上下滚动。保持腹式呼吸，停在过分僵硬的部位，进行收缩/放松呼吸。
- 重复8~10次。

动作5：核心肌群爬行

- （1）将球放在下腹部，（2~3）交替地将两侧膝盖向上滑动，就像一个爬行的婴儿，节奏可快可慢。
- 每侧重复爬行5~10次。

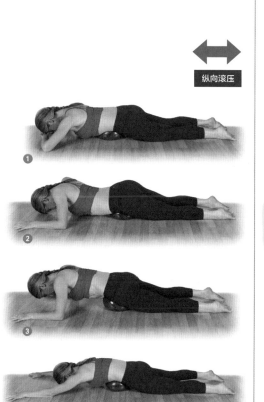

纵向滚压

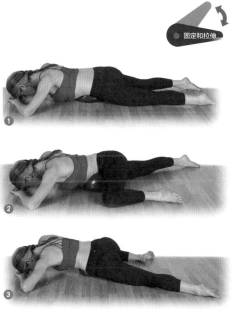

固定和拉伸

动作6：固定/旋转和按摩

- （1）把Coregeous球放在腹部中间，固定在裸露的皮肤处（如果可以）。

- （2~4）尽可能地将身体的重心向右侧（或左侧）移动，保持球的位置不变。

- （5~7）你的身体应慢慢绕着球转动。你需要将球保持在固定的位置，从而产生最大的扭转力和滚压力。

- （8~9）缓慢转动身体的同时保持深层腹式呼吸。你会感到身体升温，有一种快乐的挤压感。

固定/旋转和按摩

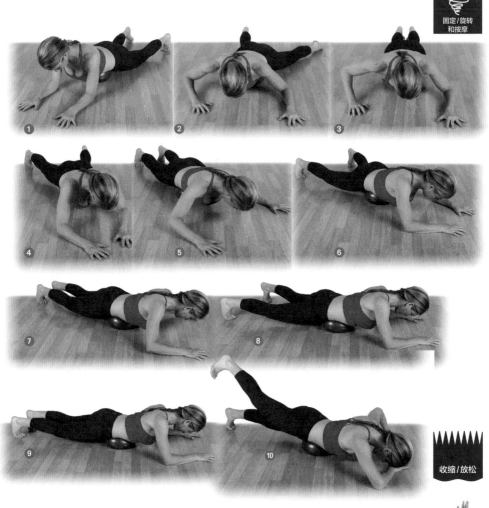

收缩/放松

- （10~12）当你无法再让皮肤进一步扭转时，可以试着通过拉伸腿、躯干、肩部、手臂来继续移动。

- 当你移动了不同的身体部位后，再多拉伸一点，或者朝相反的方向旋转。

胸腔修复*

动作1: 收缩/放松胸式
呼吸

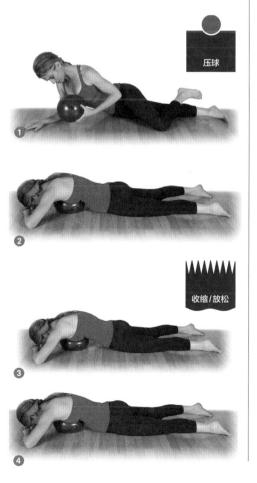

- （1~2）将Coregeous
  球置于胸骨部位，面部
  朝下，趴在球上。进行5~10次的胸式呼吸。
- （3~4）根据球的压力来判断你的肺活量。
  增加5~10次收缩/放松呼吸：吸气到胸腔，
  屏住呼吸5~10秒，然后呼气，可以感受到
  胸部塌陷在球上。

*想要了解更多胸部按摩知识，请参阅发表于Science
Daily官网的文章"通过挤压改变乳腺癌细胞的发展"。

压球

收缩/放松

动作2: 横向滚压胸肌

- 将球在躯干两侧来回滚动，使球滚过胸骨
  和胸腔，到达胸廓边缘。
- 全程保持胸式呼吸，偶尔在特别僵硬的部
  位停下来进行收缩/放松呼吸。

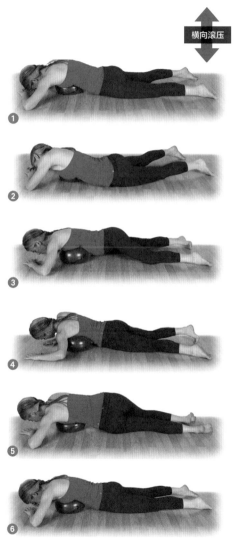

横向滚压

动作3：纵向滚压胸肌

- 在胸部和乳房能够承受的前提下，将球沿着胸骨和胸腔上下移动。
- 继续胸式呼吸，并在特别僵硬的部位停下来进行收缩/放松呼吸。

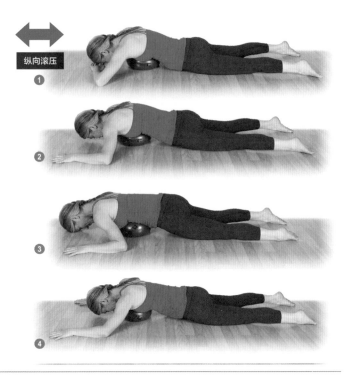

动作4：固定/旋转和按摩胸部复位

- （1）将Coregeous球置于胸骨中间，并试图将其固定在裸露的皮肤处（条件允许的话）。
- （2~3）尽可能将身体倾斜到右侧（或左侧），并将球保持在原先的位置。

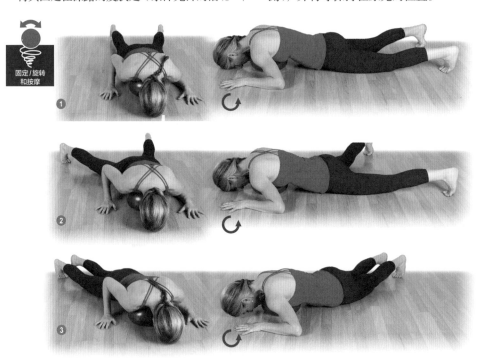

- （4）你的身体应该绕着球旋转，同时球的位置不能发生变化，这样才能产生最大的扭转力和滚压力。
- （5~6）慢慢地转动你的身体，同时保持深层腹式呼吸。你会感到身体慢慢变热，有一种快乐的挤压感。
- （7~8）当你无法再让皮肤进一步扭转时，请试着拉伸肩部、上背部和颈部等部位。
- 在你按摩了不同的身体部位后，请试着多做一点，或者做反方向动作。

上背部滚压

动作1：整体滚压

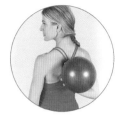

- （1~2）将Coregeous球置于上背部，双手交错支撑住头部和颈部。进行胸式呼吸5~10次。
- （3~4）保持胸式呼吸，背部沿着球上下滑动，使背部的中部和两侧变暖。

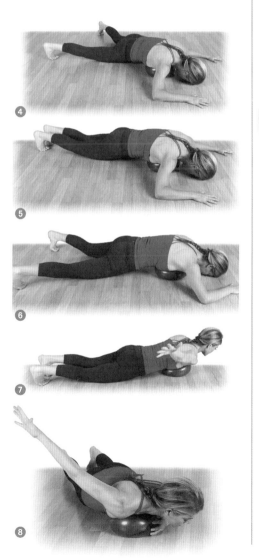

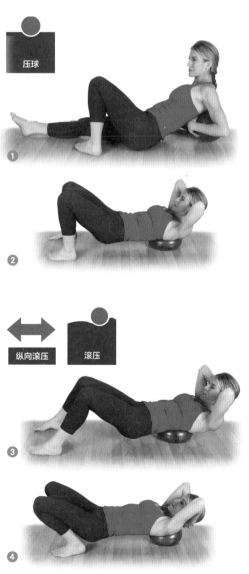

- (5~7)保持胸式呼吸，将球在上背部两侧来回滚动。请务必滚压到上背部的所有区域。

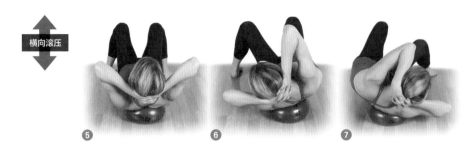

动作2：脊柱伸展

- 使用Coregeous球让整个脊柱后弯，并使用胸式呼吸吸气，慢慢将骨盆和头骨靠向地面。
- 保持这个姿势不变，进行腹式呼吸、胸式呼吸或胸腹式呼吸5~10次。

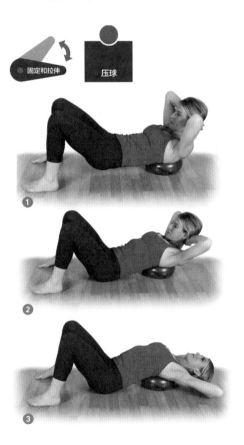

动作3：固定/旋转和按摩

- (1)将球固定在上背部，此处皮肤最好裸露。手指交叉抱住头部，臀部和腹部激活、抬高，使球对上背部的压力最大化。
- (2~13)双脚缓慢地分开、并拢（向左或向右），从而"扭曲"上背部的皮肤/筋膜/肌筋膜，让球更好地抓住它们。
- (14~15)当身体这些组织被紧紧缠绕住后，可以在保持深呼吸的同时，通过向各个方向伸展手臂、肩膀、背部来按摩它们。
- 根据需要重复旋转，然后朝相反方向旋转。

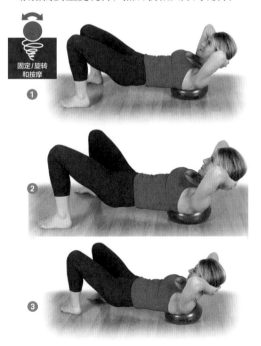

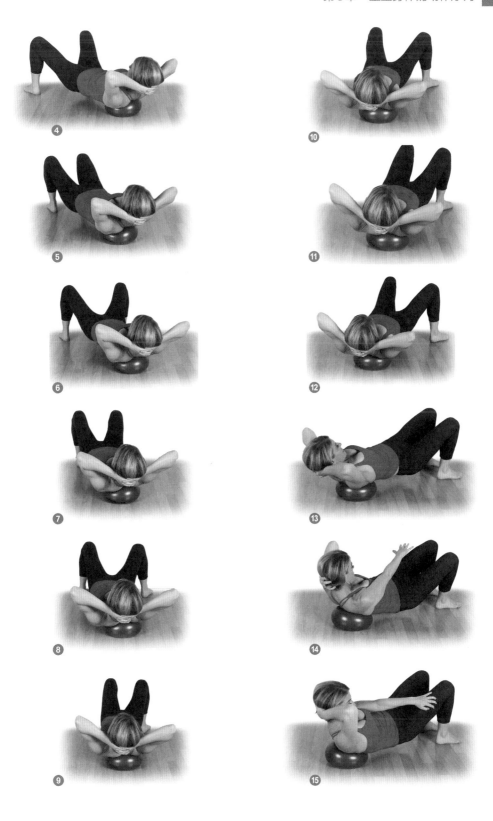

复查：胸腹式呼吸

- 把一只手放在腹部，另一只手放在胸部，进行胸腹式呼吸。
- （1）先感觉到腹部扩张，（2）然后胸腔像一个巨大的软组织气球一样扩张，最后将这两个部位的空气排空。
- 手会随着每一次的扩张和收缩上下起伏。
- 重复5~10次完整的呼吸。

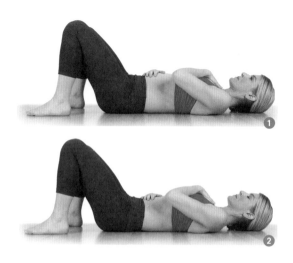

反馈

1. 你能做更充分的呼吸吗？
2. 你的背部能和地板接触得更多吗？
3. 完成句子：我感觉＿＿＿＿＿＿＿＿。

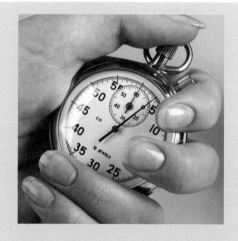

每个动作需要做多久？

　　对于有些动作，我已经给出了大概的持续时间或重复次数："5~10次呼吸"或"前后滚动5~10次"。练习的时间其实并不固定，需要根据每个人的具体情况而定，如练习按摩球的原因、疼痛的持续时间以及时间安排等。你可能会发现，有些疼痛点会在几秒或几分钟后就消失，而另一些则需要坚持几周的练习才能消除。我最喜欢凯利·斯塔雷特博士的"时间公式"：

　　"一直练习，直至发生改变，或者不再发生改变。"

　　换句话说，你才是最终的决策者，练习的时间完全由你自己决定。

下半身序列

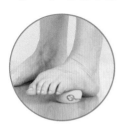

序列2：
脚，拯救你的脚掌

身体地图

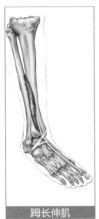

跗长伸肌

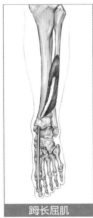

跗长屈肌

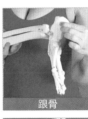

跟骨

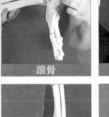

足舟骨

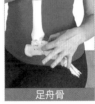

第一跖骨

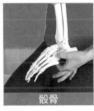

骰骨

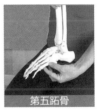

第五跖骨

按摩球基本停靠位置

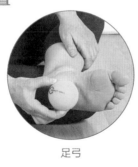

足弓

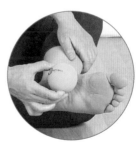

内足弓

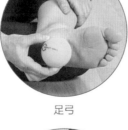

外足弓

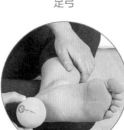

脚跟

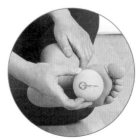

脚掌

检查：前弯

- （1）笔直站立（见第64页）。
- （2）稳定核心，限制旋转，以骨盆为轴前屈，大腿微屈。
- （3）根据腘绳肌的柔韧性，双手压紧地面、椅子或墙壁，试着保持脊柱挺直（不得拱背，不幸的是，我的脊柱拱起来了，我应该把我的手放在椅子上）。
- （4）蹬直膝关节，感受大腿、膝关节或小腿的伸展。
- 保持2~3次胸腹式呼吸。请注意是否一侧的大腿比另一侧的感到紧绷。然后回到笔直站立的姿势。

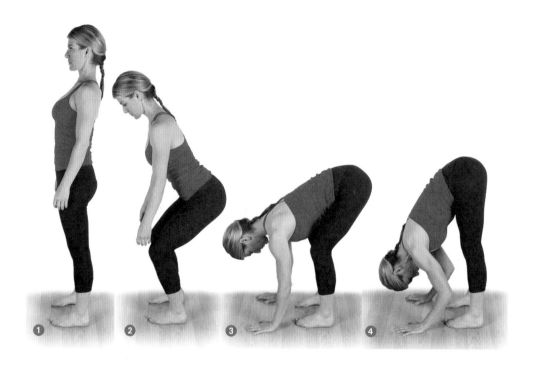

滚动序列

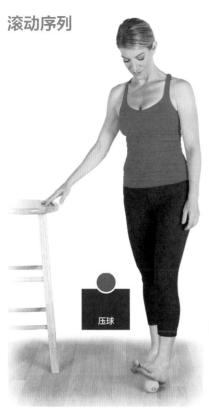

压球

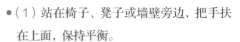

足弓滚压

动作1：

- （1）站在椅子、凳子或墙壁旁边，把手扶在上面，保持平衡。
- （2）左足弓放在球上，使其停留在足弓中心。脚跟放在地面上。
- 腹式呼吸5~10次，并用脚覆盖按摩球。

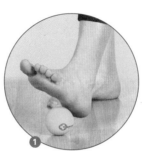

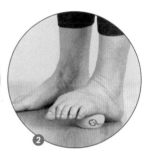

动作2：

通过左右转动脚踝（内翻和外翻），横向滚压足弓和跖腱膜10次。试着前后滚压按摩球。

横向滚压

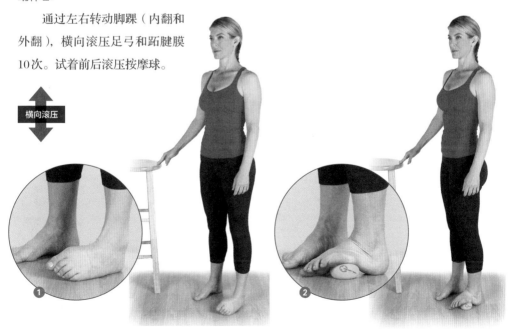

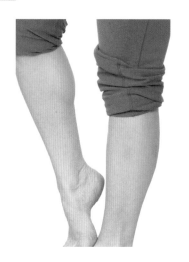

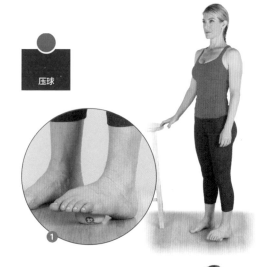

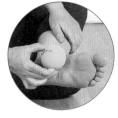

内足弓滚压

- （1）将球裹进左足弓内部，固定在脚底的最高点，即第一跖骨和足舟骨的交界处。
- （2）用力挤压按摩球。
- （3）将脚向左移，这样球就会抓住皮肤，对内足弓产生很大的滚压力。
- 将球恢复原状，重复上述动作2~5次。

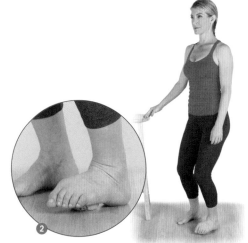

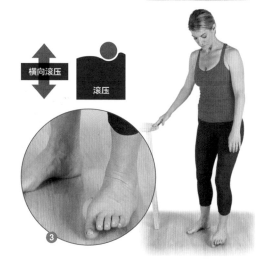

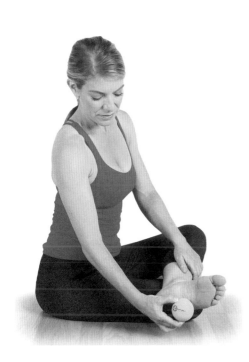

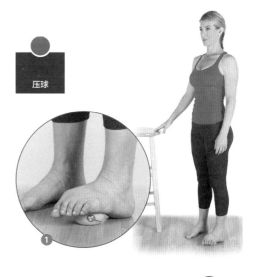

外足弓滚压

- （1）将球移至左足弓外部，并将其固定住。你的目标骨性标志是第五跖骨和骰骨。
- （2）用力挤压按摩球。
- （3）将脚向右移，使球抓住皮肤，对外足弓产生很大的滚压力。
- 将球恢复原状，重复上述动作2~5次。

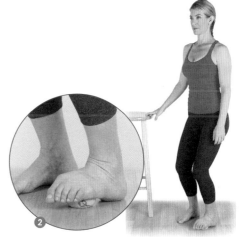

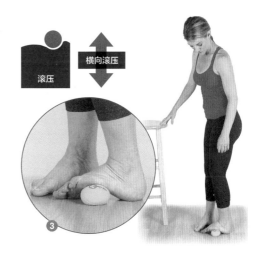

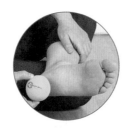

治疗高跟鞋脚

　　把球向后滚到脚跟，脚趾固定在地板上。将体重压向球，然后用力将球从一侧滚到另一侧，就好像你想把粘在脚底的口香糖刮掉一样，大约持续30秒。

横向滚压

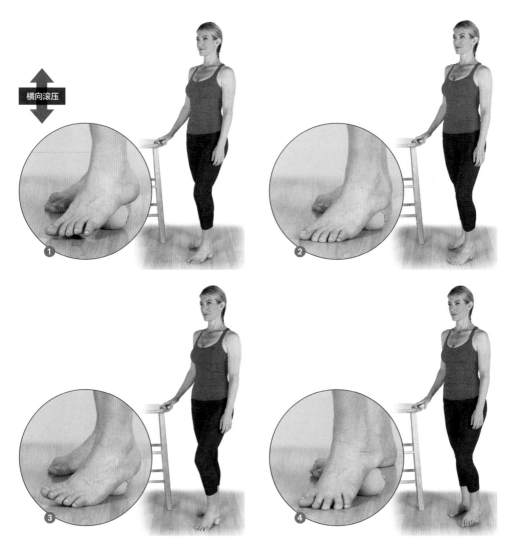

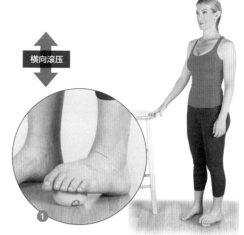

横向滚压

脚趾运动

动作1：

（1）将Roll Model按摩球滚入脚掌——横足弓所在位置。横向滚压脚掌10次，你可以（2）内翻和（3）外翻脚踝，从而使脚上的长骨相互分开。

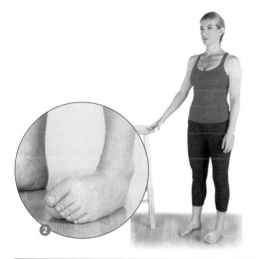

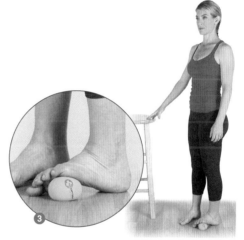

动作2：

● （1）将Roll Model按摩球滚入脚掌，（2）用脚趾裹住球，形成一个"脚拳"，（3）分开5根脚趾，离开球身。重复5次。

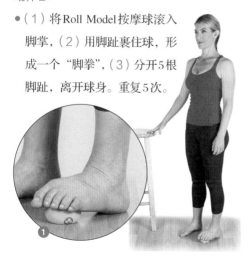

压球

收缩／放松

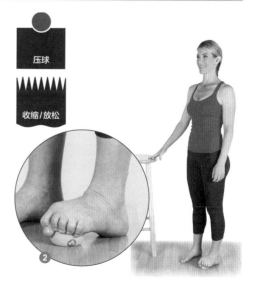

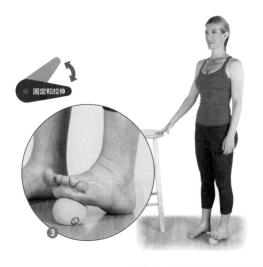

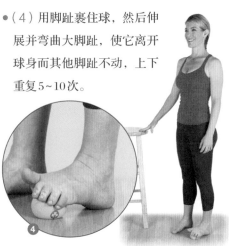

（4）用脚趾裹住球，然后伸展并弯曲大脚趾，使它离开球身而其他脚趾不动，上下重复5~10次。

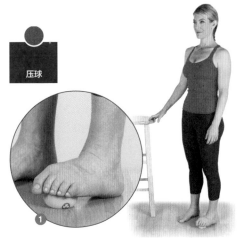

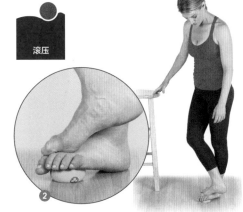

动作3：

（1）将左脚固定在球的顶端，（2）右脚放在左脚上方。（3）用右脚脚掌扭曲左脚脚背皮肤，制造很大的滚压力，就好像你正试图脱掉自己的长筒袜一样。保持这个动作直至你的左脚脚背感受到一丝丝舒适的暖意。

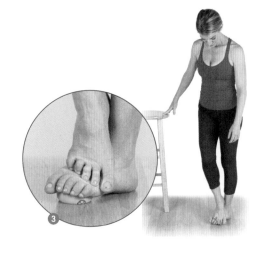

动作4：

　　将球重新放回脚掌，然后沿着脚的长轴来回滚动几次。

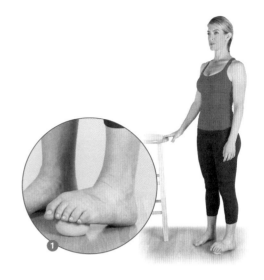

纵向滚压

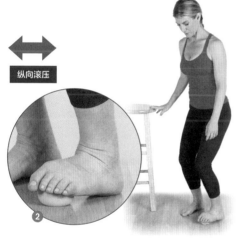

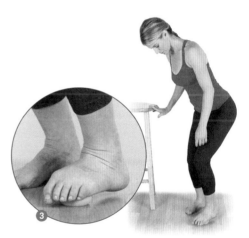

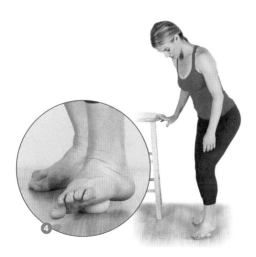

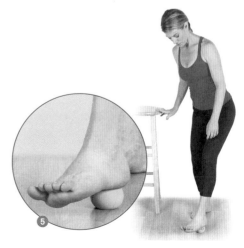

在用一只脚完成序列后，请复查以下动作。

复查：前弯

- （1）笔直站立（见第64页）。
- （2）稳定核心，限制旋转，以骨盆为轴前屈，大腿微屈。

- （3）根据腘绳肌的柔韧性，双手压紧地面、椅子或墙壁，试着保持脊柱挺直（不得拱背，不幸的是，我的脊柱拱起来了，我应该把我的手放在椅子上）。（4）然后蹬直膝关节，感受大腿、膝关节或小腿的伸展。
- 保持2~3次胸腹式呼吸。请注意滚压过的那侧大腿是不是没有另一侧的紧绷。
- 然后回到笔直站立的姿势。
- 换另一只脚练习该序列。

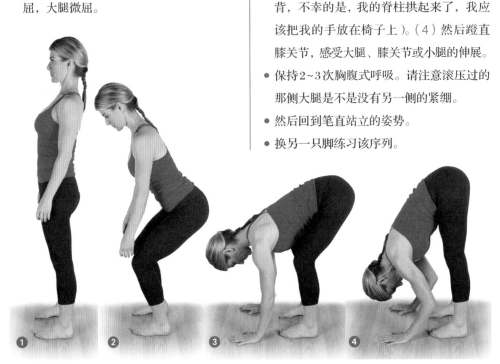

在另一只脚也完成该序列后，再次进行复查。

双腿后侧是不是感觉没那么僵硬了？这种复查有助于了解你的身体筋膜相互联系的原理。小腿、大腿、臀部和背部的肌肉都跟脚底的筋膜组织相互关联。它们基本上共用一个"背侧联结系统"。当你滚压足部的局部区域时，它上游所有的相关组织都会受益。

反馈

1. 你感到自己的脚变宽了吗？还是变平了？抑或是更拱了？

2. 你的姿势是不是发生了变化？

3. 完成句子：我感觉_____。

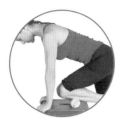

序列3：
脚踝和小腿按摩

工具
Roll Model 按摩球：Original
YTU球、PLUS球或装在网袋中
的ALPHA球
垫子
拉伸带或弹力带
瑜伽砖或凳子

身体地图

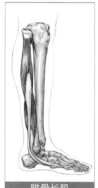

腓骨长肌

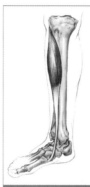

胫骨前肌

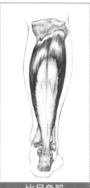

比目鱼肌

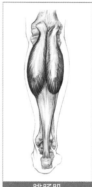

腓肠肌

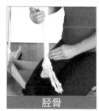

胫骨

腓骨

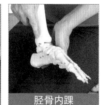

胫骨内踝

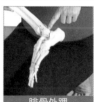

腓骨外踝

按摩球基本停靠位置

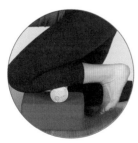

胫部

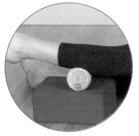

小腿

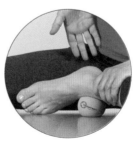

脚踝

检查：拉伸带正坐

- （1）在脚踝附近系上一条拉伸带或弹力绳，（2）然后将它拉紧，类似于织布绷带（不要系紧或扣紧）。（3~4）脚部背屈，从而使脚底尽可能拉伸，然后坐在脚跟上，在舒适的前提下尽可能地拉伸。（如果你的脚和脚踝无法支撑这种压力，那么你可以身体前倾，双手放在地板上，从而减轻压力。如果你有蹈囊炎，脚趾被压得很疼，则可以在脚下放一条柔软的毛巾。如果你的膝部不喜欢这个姿势，则可以在坐下前，膝部后面放一条卷好的毛巾或毯子。）

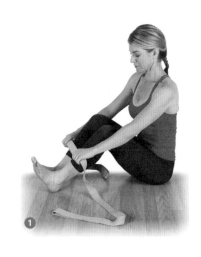

- （5）胸腹式呼吸5~10次。
- （6~7）脚部跖屈，使脚尖和脚踝都得到拉伸。如果胫骨内侧（内踝）分开，请将拉伸带再系紧一些。
- 胸腹式呼吸5~10次。

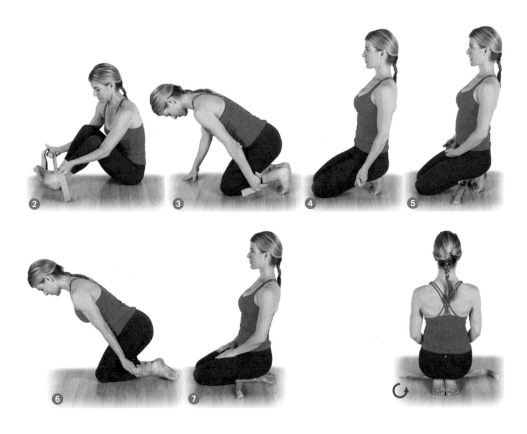

滚动序列

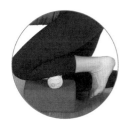

搓皮

动作1：

（1）将一对装在网袋中的按摩球放在瑜伽砖上，将瑜伽砖放在垫子上或其他防滑表面。（2）将左胫部固定在两个球的中间。（3~4）在膝盖下方到脚踝上方之间上下滚动胫部，纵向滚压胫骨前肌和腓骨肌/腓骨长肌。

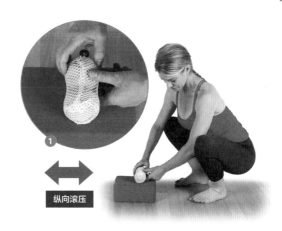

纵向滚压

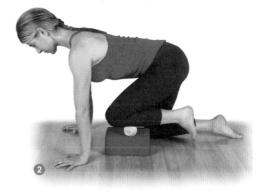

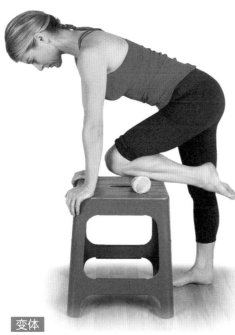

变体

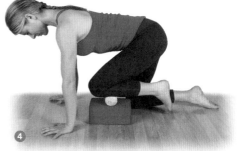

动作2~3:

- （1）把胫骨上半部固定在球间。（2~3）通过脚绷直和弯曲（跖屈和背屈）来固定和拉伸胫部。（4~6）用脚踝转圈。

- 将球滚到胫骨的下半部并重复这些动作。

 固定和拉伸　 收缩/放松

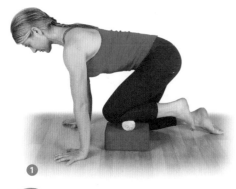

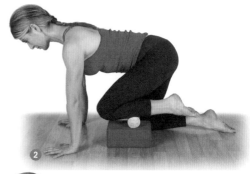

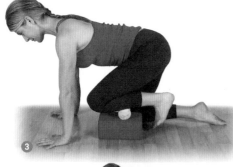

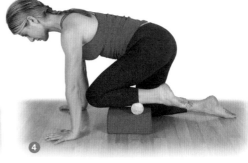

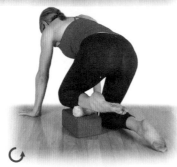

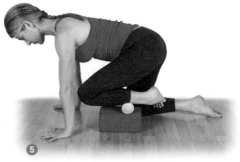

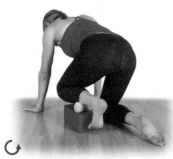

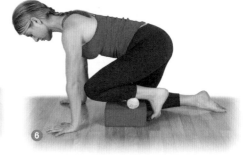

动作4:"旋转球"

(1)在胫部选择一个点进行重点滚压。(2)转移重心,将右腿压在左腿上面。(3~6)扭动下半身,让一对小球压进软组织深处。注意,要时不时停下来活动左脚踝。之后在胫部选择另一个点并重复上述动作。

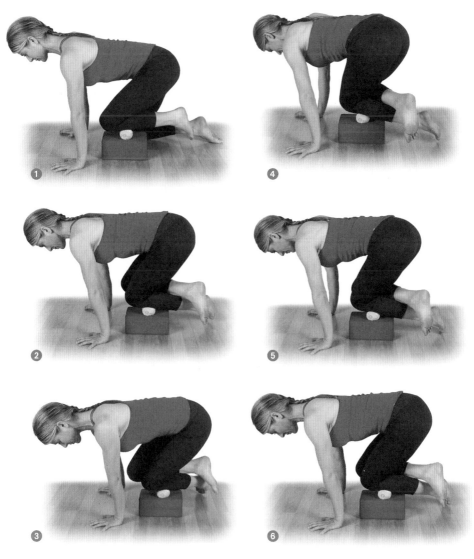

动作5：侧滚球

（1）按摩球依旧放在网袋中，但要让一个球位于小腿和脚的交界处（距小腿关节，即踝关节）。（2）把球压向此处，然后重心左移。球会将这个部位的组织向外踝滚压。（3）保持这里的软、硬组织均处于紧张状态，同时交替绷直和弯曲左脚。

换另一条腿重复动作1~5。

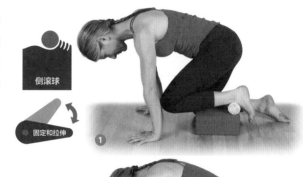

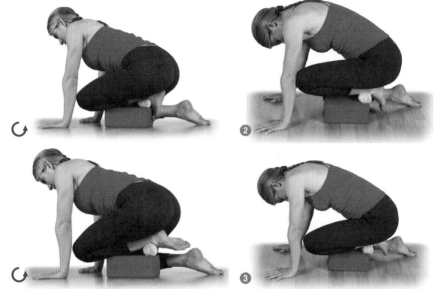

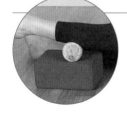

小腿按摩

动作1：

（1）将装在袋中的球放在瑜伽砖上面，身体平躺在地板上。将左小腿大块肌肉置于球上，（2）将右小腿放在左胫骨上面。胸腹式呼吸5~10次。

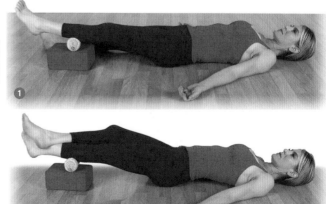

动作2：

　　将球放在小腿下方，左右滚动，横向滚压较厚的组织层。加大力度（如果可以），将更多重量集中到球上，同时将骨盆抬离地面3~5厘米。然后继续滚动小腿。

横向滚压

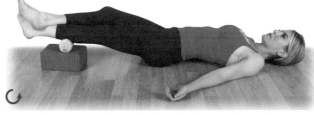

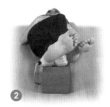

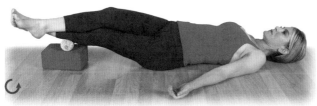

纵向滚压

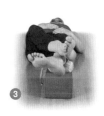

动作3：

　　通过屈曲和伸直膝关节来纵向滚压小腿。球会沿着小腿长轴从小腿底部到膝关节下方上下滚动。

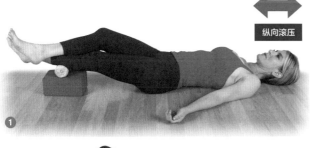

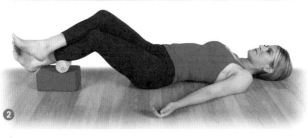

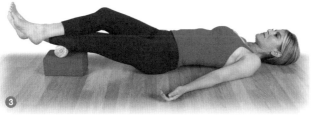

动作4：

（1~2）将球固定在小腿后侧的任何地方，然后弯曲和绷直左脚。

（3~5）在弯曲和绷直的同时，请试着旋转脚踝，或者用脚画圈。

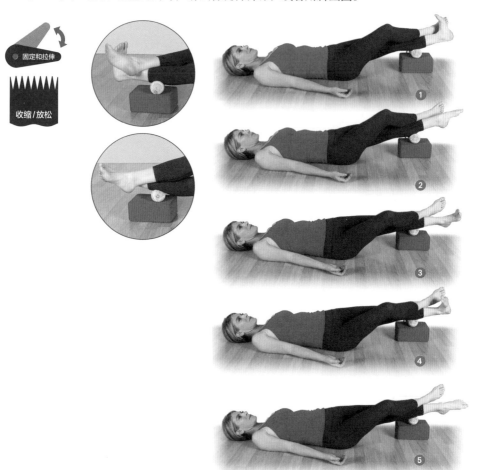

福利动作：小腿叠滚球

将任意尺寸的球放在小腿两侧来滚压这个筋膜密集的区域。绷直、弯曲和旋转你的脚，然后把球上移或下移进行练习。可以使用瑜伽砖辅助练习。

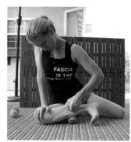
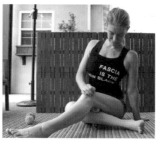
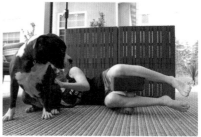

韧带复位

动作1：

（1）在左脚的外踝（脚踝侧面的骨突起，腓骨末端）前面固定一个球，（2）将左脚斜放，这样球就可以抓住腓骨并向跟腱滚压。（3）用单手或双手保持这种压力。

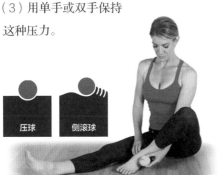

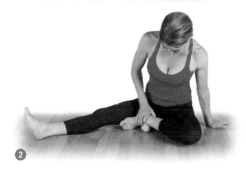

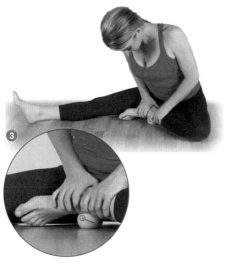

动作2：

（1）保持动作1的压球和侧滚球力度，（2）绷直和屈曲左脚。（3）用右手托住跟骨，使其压向地面，从而活动距下关节。

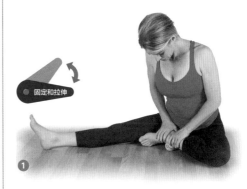

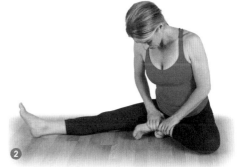

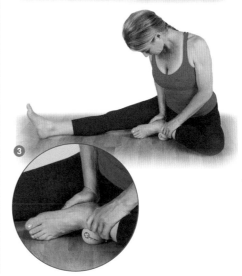

动作3：

（1~3）保持相同的姿势，使用右手将球牢牢旋入组织。继续用左手向脚踝和球施压。（4~5）试着用右手转动跟骨，并将它旋转到各个方向。反方向练习该动作。

固定/旋转
和按摩

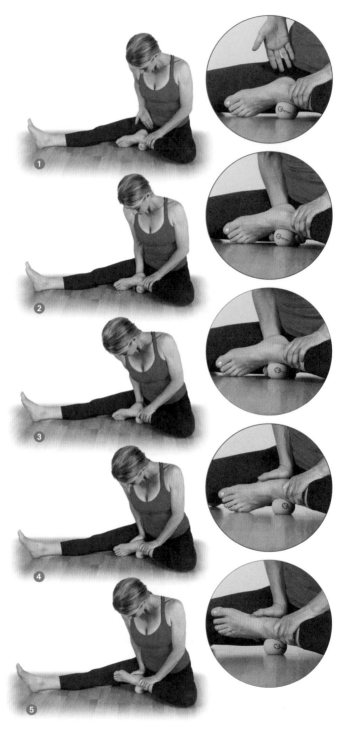

动作4：

● 将两个球分别固定在脚踝内外两侧，试着用球的压力夹住踝关节，然后尽可能大幅度地活动这只脚。

　　换另一只脚重复动作1~4。

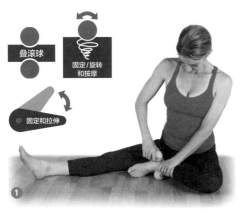

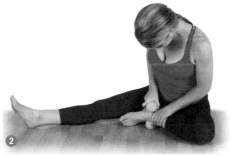

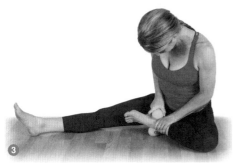

复查：拉伸带正坐

　　重新用拉伸带绕住脚踝，脚部背屈（脚掌上抬），进行2次胸腹式呼吸，然后脚部跖屈（脚掌后绷），再进行2次胸腹式呼吸。注意你脚踝的活动范围和舒适程度的变化。

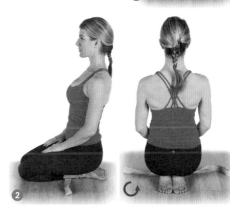

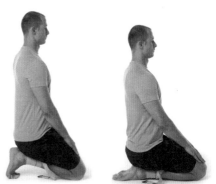

反馈

1. 现在你走路时感觉如何？

2. 试试并感受踮着脚尖走路。

3. 完成句子：我感觉_____。

膝部及其邻近部位

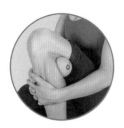

序列4：膝部按摩

身体地图

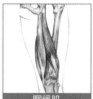

腘绳肌

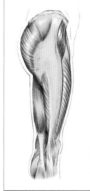

髂胫束

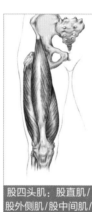

股四头肌：股直肌/
股外侧肌/股中间肌/
股内侧肌

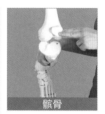

髌骨

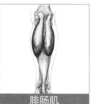

腓肠肌

腘肌

按摩球基本停靠位置

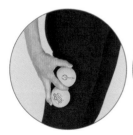

髂胫束和股外侧肌

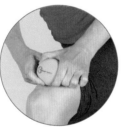

髌上囊

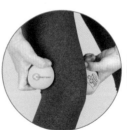

股内侧肌和股外侧肌

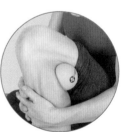

腘绳肌腱

检查：婴儿式

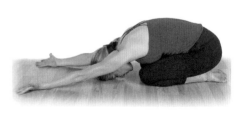

- 面部朝下，趴在地板上，膝部弯曲，身体在膝部和髋部折叠。掌心向上，双手往前伸，越过头顶。请注意臀部与脚跟之间的距离。如果你的臀部接触不到脚跟也没有关系，这种拉伸动作只是检查膝部活动范围的一种方法。
- 胸腹式呼吸5~10次。

滚动序列

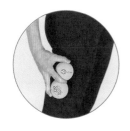

髂胫束按摩

动作1：

- （1）身体右侧卧，头部枕在瑜伽砖或枕头上。将2个球从网袋里取出，放在右大腿下面，左腿在身后，先做剪式移动，从而减小球上的压力。然后深呼吸，双腿压住球。（你也可以站着完成这个序列，身体靠在墙上，按压装在网袋中的2个按摩球。）

- （2~4）慢慢地前后滑动右大腿，让球滚过髂胫束和股外侧肌。

- （5~6）如果可以忍受，力度可以再稍微加大，将左大腿压在右大腿上，继续横向滚压。

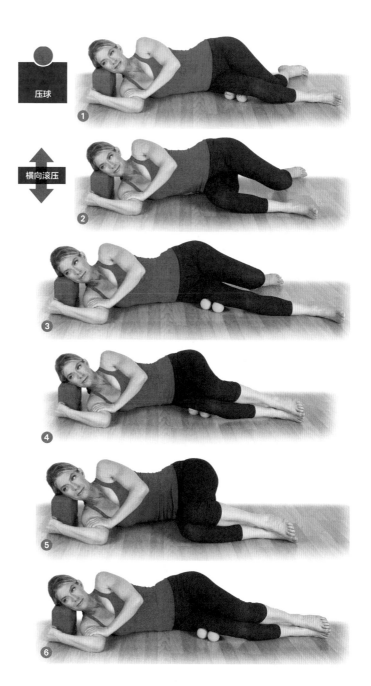

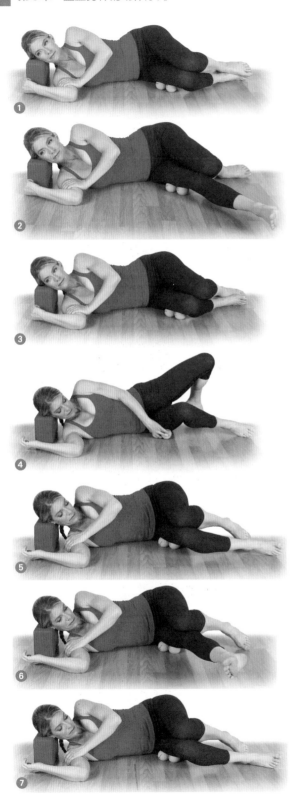

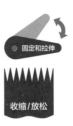

固定和拉伸

收缩/放松

动作2：

（1~3）保持同样姿势，右膝弯曲、伸直几次。（4~7）将球置于右大腿下方更靠近髋部的位置，继续固定和拉伸。

（下图1~2）你还可以去掉一个球或坐起来练习，从而使重量更加集中。然后固定和拉伸大腿外侧2~3个不同点。

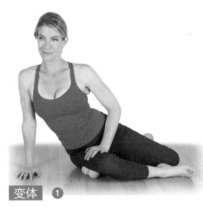

变体　❶

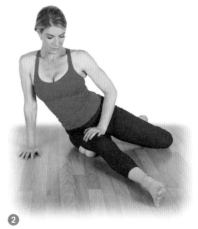

❷

动作3：

呈坐姿，将重心压在球上。将球固定在右大腿外侧，左手张开，将股四头肌群整体慢慢推向腘绳肌。这就好像你正在按摩大腿骨（股骨）上面的所有肌筋膜，并将其从大腿骨上撬开一样。

换另一条腿重复动作1~3。

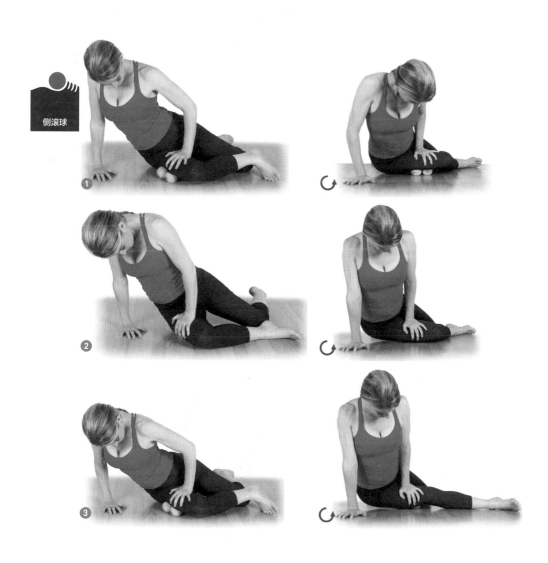

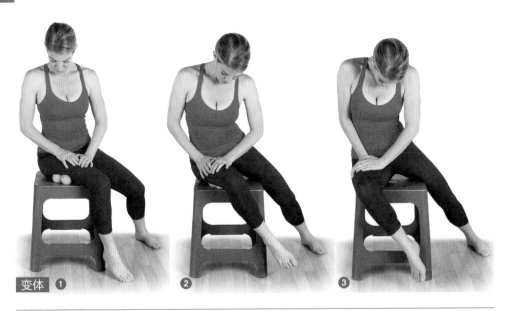

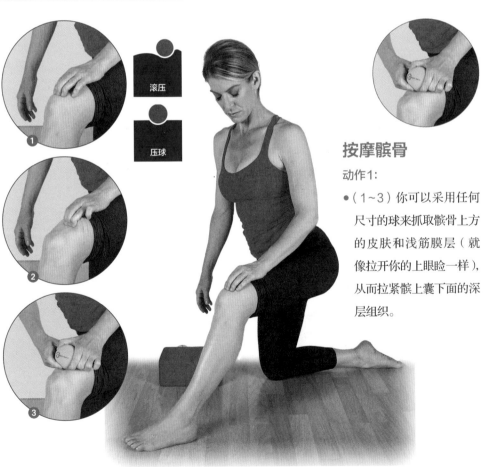

按摩髌骨

动作1:

- (1~3) 你可以采用任何尺寸的球来抓取髌骨上方的皮肤和浅筋膜层(就像拉开你的上眼睑一样),从而拉紧髌上囊下面的深层组织。

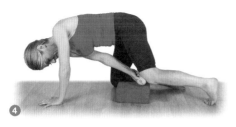

- （4~5）将球放在瑜伽砖或小凳上面，然后用膝部压住。
- （6~8）小腿缓慢左右移动，横向滚压髌骨上方的肌腱。

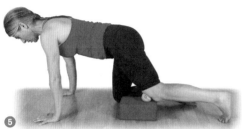

横向滚压

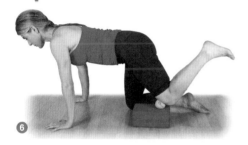

动作2:

- 将球保持在原位，（1）伸展膝部，慢慢地收缩股四头肌，（2）然后弯曲膝部，拉伸同一区域。

  换另一条腿重复动作1和2。

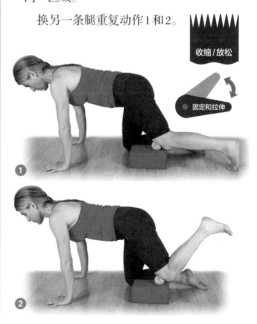

收缩/放松

固定和拉伸

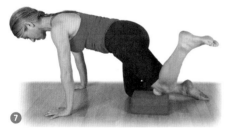

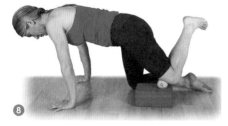

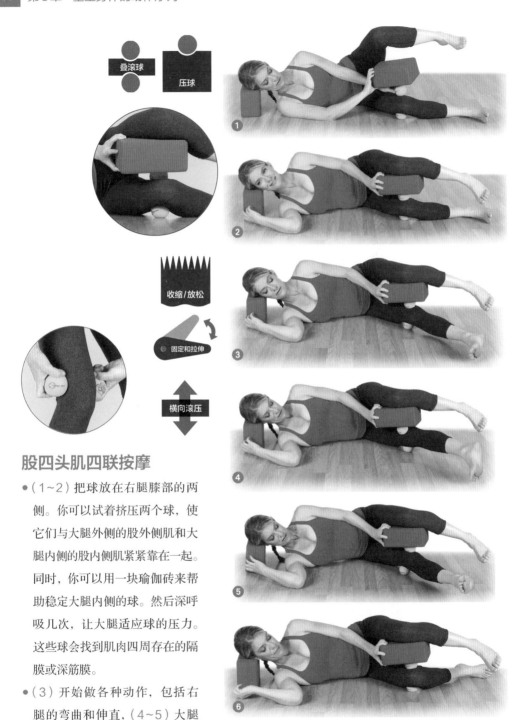

叠滚球

压球

收缩/放松

固定和拉伸

横向滚压

股四头肌四联按摩

- （1~2）把球放在右腿膝部的两侧。你可以试着挤压两个球，使它们与大腿外侧的股外侧肌和大腿内侧的股内侧肌紧紧靠在一起。同时，你可以用一块瑜伽砖来帮助稳定大腿内侧的球。然后深呼吸几次，让大腿适应球的压力。这些球会找到肌肉四周存在的隔膜或深筋膜。

- （3）开始做各种动作，包括右腿的弯曲和伸直，（4~5）大腿根部内外旋转，（6）将右腿前后摆动。

　　换另一条腿重复该动作。

膝部后侧（腘窝）按摩

动作1：

　　（1~2）将球放在左腿腘窝靠外侧部位。如果可以忍受，请用手来施加压力，这样会使你的小腿肌肉膨出。停下，呼吸几次，再进行下面的动作。

- （3~6）将左脚和左踝前后、左右滑动。

- （7）左脚交替背屈和跖屈。

- （8）通过不断挤压和放开球来收缩和放松左小腿肌肉和腘绳肌。

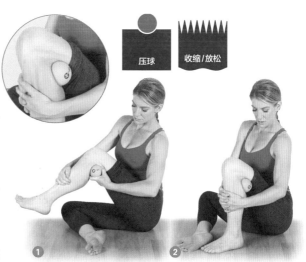

压球　　收缩/放松

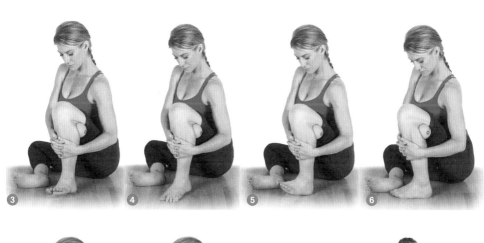

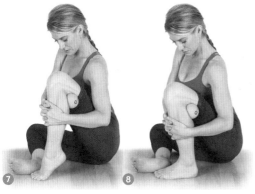

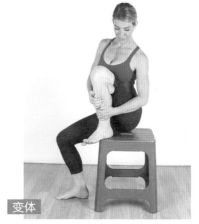

变体

动作2：

- （1～2）用左手抓住球并将其旋进组织，尽可能多地抓住多余的皮肤和结缔组织，然后最大范围活动左脚和左踝。

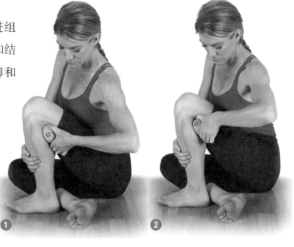

- （3～5）重复动作1和2，通过按摩球来"啃咬"你的膝盖后窝。

    换另一条腿重复动作1和2。

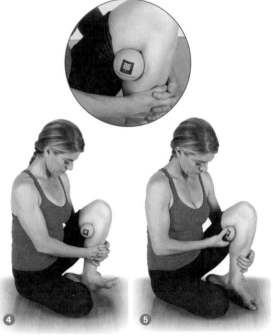

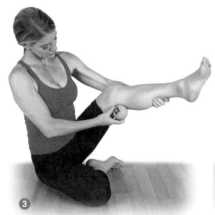

按摩球婴儿式

　　（1）如果膝部可以承受，你可以在每个腘窝放一个球，然后把球
向脚方向滚动大约2.5厘米。（2）将臀部放在脚跟上，将球压向小腿。
球会夹在你的小腿和大腿之间。（3～4）深呼吸，然后左右移动重心，
进行横向滚压。

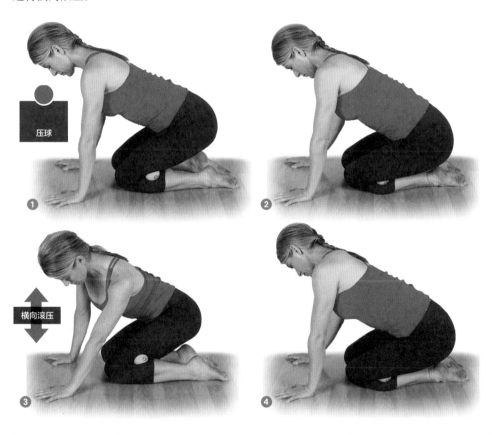

复查：婴儿式

- 面部朝下，趴在地板上，膝部和髋部折叠，检查膝部的活动范围。请注意臀部与脚跟之间的距离。现在你的臀部离脚跟更近了吗？膝部是不是没那么紧绷了？
- 胸腹式呼吸5～10次。

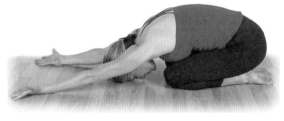

反馈

1. 试着收缩一下股四头肌，是不是感觉它们更有力了？
2. 再试着蹲一下，看看有什么感觉。
3. 完成句子：我感觉＿＿＿＿＿＿＿＿。

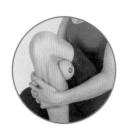

序列5：
大腿按摩

工具
Roll Model 按摩球：Original YTU球、
PLUS球或装在网袋中的ALPHA球
垫子
瑜伽砖
小凳子或小椅子

身体地图

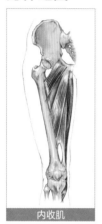

内收肌

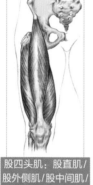

股四头肌：股直肌/
股外侧肌/股中间肌/
股内侧肌

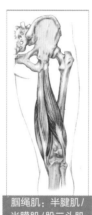

腘绳肌：半腱肌/
半膜肌/股二头肌

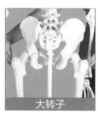

大转子

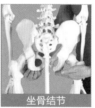

坐骨结节

按摩球基本停靠位置

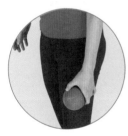

股四头肌

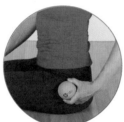

大转子

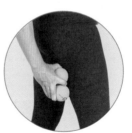

腘绳肌

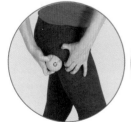

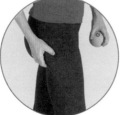

臀大肌与髂胫束交界处

检查：瑜伽砖（或小凳子）扭转

- （1~2）双脚分开5~8厘米，上身前屈，脊柱保持中立位（除脊柱自然曲线以外没有其他弯曲）。根据自身灵活性选择使用瑜伽砖或小凳子来支撑双手。

- （3）将瑜伽砖或小凳子移到右侧，这样便于使头和脚转向相反方向。（4）扭转臀部和大腿，当大腿和臀部无法再继续扭转时停止，这时你的右腿位于左腿前侧。

- 胸腹式呼吸5~10次。

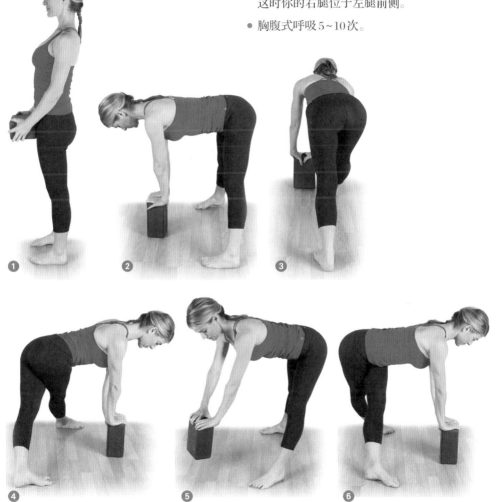

- （5~6）然后向相反方向扭转，使左腿扭转至右腿前侧。

滚动序列
腘绳肌按摩

动作1：

（1~2）坐在椅子或凳子上，将一个球放在左侧坐骨（坐骨结节）下面，并将其按入腘绳肌处。随后做几次深呼吸来适应球的压力。（3~4）通过左右移动左膝来横向滚压腘绳肌。

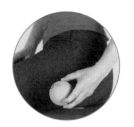

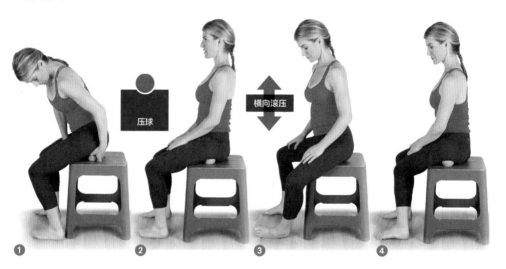

压球

横向滚压

① ② ③ ④

动作2：

左右摇晃左膝，并加入收缩/放松滚压动作，唤醒大腿内侧和臀部外侧肌肉。这样会改变你的左脚在地板上的位置。要将大腿放在新的位置，增加收缩和放松的力度，同时让球向上挤压你的内外侧腘绳肌。

收缩/放松

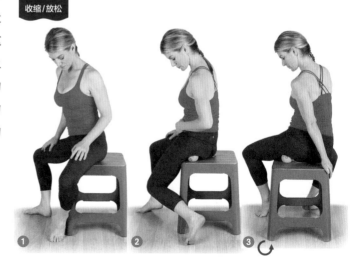

① ② ③

动作3：

（1~2）将左脚踝放在右大腿上。（3~6）上半身向左转，左手撑于椅子或凳子上，试着将球按入臀大肌与腘绳肌、髂胫束的交界处。

固定和拉伸

侧滚球

滚压

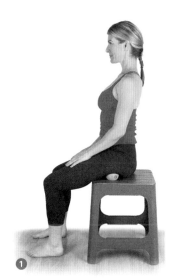

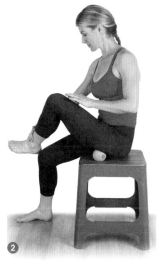

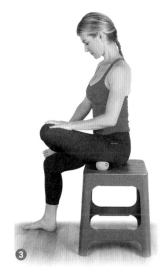

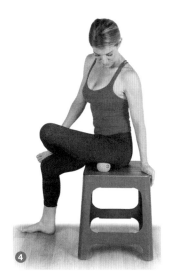

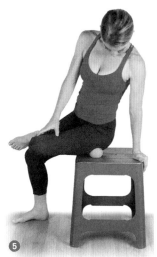

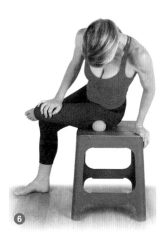

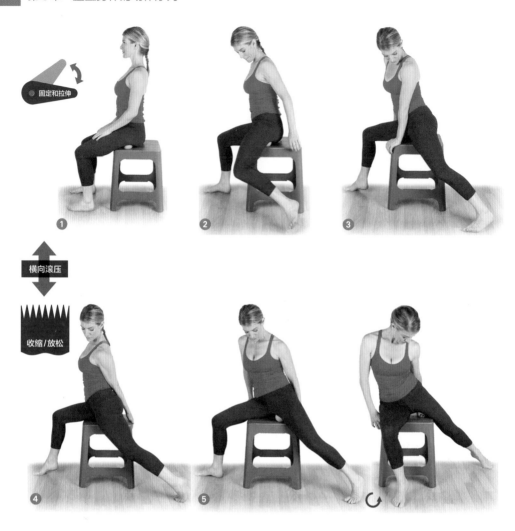

固定和拉伸

横向滚压

收缩/放松

动作4:

（1~4）左腿向后伸，类似于跑步前的弓步拉伸。把球推入左大腿内侧的肌腱。（5~6）前后移动左大腿，交替收缩和放松大腿内侧肌肉。

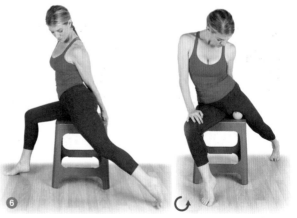

动作5：

（1~2）将球置于左边腘绳肌的任意位置。（3）用左手固定球，然后围着球扭转身体和臀部，使组织受到最大程度的挤压，直至你不能继续扭转。（4）尽可能多地活动左大腿，让组织再多扭转一些，多用一些力，然后再换另一个方向解开组织。

换另一条腿重复动作1~5。

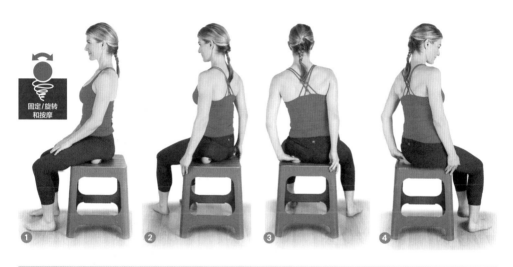

内收肌四联按摩

（1）身体右侧卧，头枕瑜伽砖或枕头，将一个ALPHA球放在右大腿下面。（2）再将一对PLUS球放在两腿之间，呈叠滚球姿势。（3~4）练习一会儿后可以停下来休息，同时胸腹式深呼吸1~2分钟。

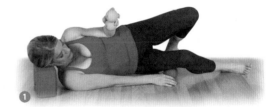

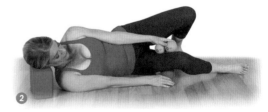

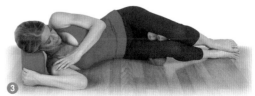

当你感到组织变得柔软了，可以进行下列练习。

- （5）试着弯曲和伸直右腿的膝部。

横向滚压　收缩/放松　固定和拉伸

- （6）收缩和放松与球接触的所有组织。

- （7~8）两条腿不断移动和交叉。

- （9）右脚不断抬起和放下。

- 将球沿着大腿上下移动几厘米，重复上述所有动作。

  换另一侧重复上述动作。

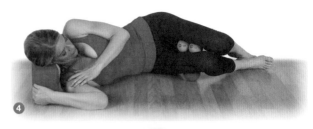

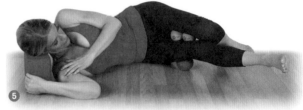

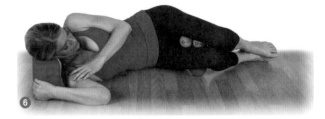

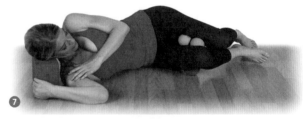

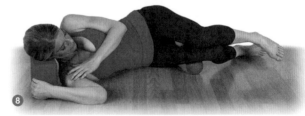

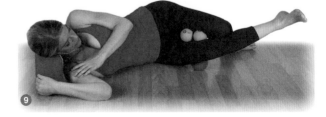

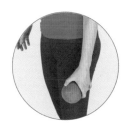

股四头肌按摩

动作1：

- （1~2）面部朝下，趴在地板上，将一个任意尺寸的球夹在地板和左侧股四头肌之间。保持腹式呼吸1分钟。
- （3）交替收缩和放松股四头肌。换2~3个不同的区域来进行收缩/放松。直至感到组织变得更加柔软了。（4~6）以极缓的速度横向滚压左大腿。练习时伴随深呼吸。

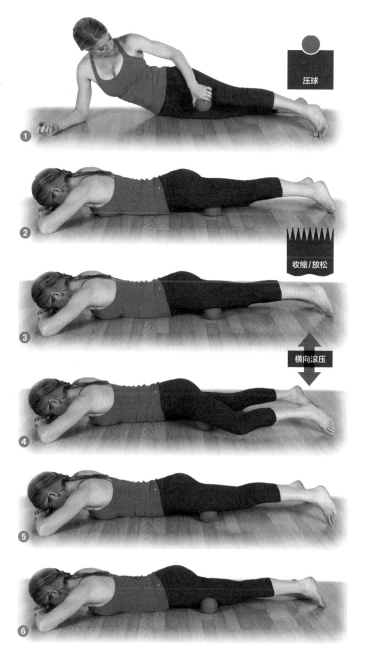

压球

收缩/放松

横向滚压

动作2：

　　慢慢将身体向前拉，同时用按摩球横向滚压左大腿。球会在大腿前侧蜿蜒滑动，这样会纵向滚压、横向滚压以及碾压股直肌和股中间肌。当球靠近膝部时，改变方向，把球重新滚向大腿根部。

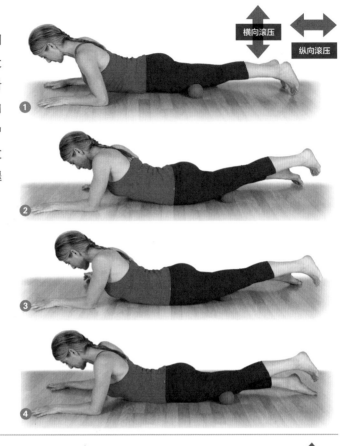

动作3：

　　（1~2）继续横向滚压，（3）并通过屈曲和伸直膝关节进行固定和拉伸。积极左右滚压大腿，摇晃小腿。

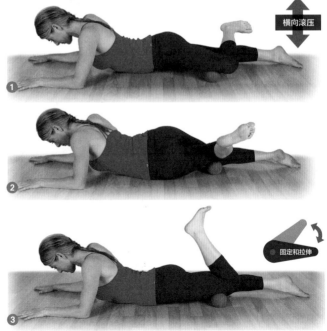

动作4：

（1）用手将球旋进左大腿深处（尽量将皮肤裸露在外）。（2~3）试着用臀部或膝部使球在股四头肌组织之间滑动，接着在左大腿其他2~3个不同位置进行练习。

换另一条腿重复动作1~4（若想节约时间，可两条腿同时练习）。

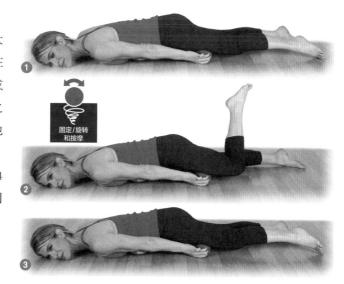

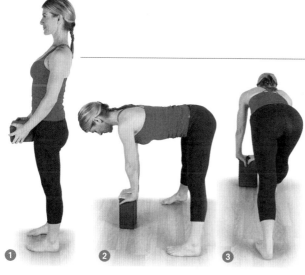

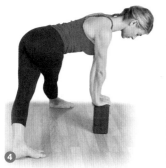

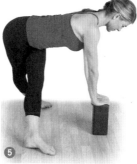

复查：瑜伽砖（或小凳子）扭转

- （1~3）重复进行扭转拉伸，是不是感觉双腿的活动范围比以前大了一些。
- （4~5）每侧复查5~10次呼吸的时间。

反馈

1. 拉伸复查的时候，你是否感到扭转时身体与之前不同了？
2. 感觉到你的姿势有变化吗？
3. 完成句子：我感觉_____。

臀部

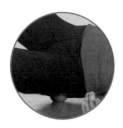

序列6：
臀部按摩

工具
· Roll Model按摩球：Original YTU球、PLUS球或ALPHA球
· 垫子
· 瑜伽砖或枕头

身体地图

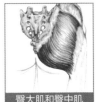

臀大肌和臀中肌

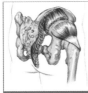

臀小肌

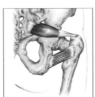

梨状肌和股方肌

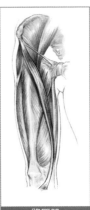

缝匠肌

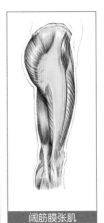

阔筋膜张肌

髂前上棘

大转子

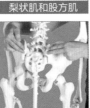

髂后上棘

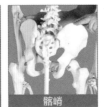

骶骨

髂嵴

按摩球基本停靠位置

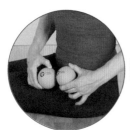

阔筋膜张肌

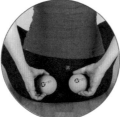

臀肌

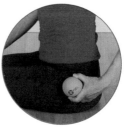

大转子

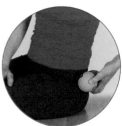

臀中肌

检查：双鸽式

- 坐在地板上，双腿交叠，右脚踝放在左膝上，右膝放在左脚踝上。脚背保持背屈（也就是不要让脚踝呈镰刀状或跖屈）。
- 如果这个姿势会迫使你的脊柱偏离中立位，可在臀部下方放一块瑜伽砖或小凳子。你也可以一次只检查一个髋关节而不是同时检查两侧。
- 保持这个姿势并进行5~10次胸腹式呼吸，然后双腿交换位置练习。

注意：我髋关节的活动范围比较大，因此做这个动作不费力。你们不用做到跟我一样（图片中的姿势），请仔细感受每次练习时活动范围的变化，还有练习前、后的变化。

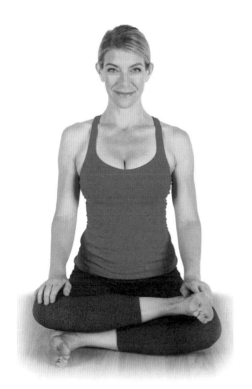
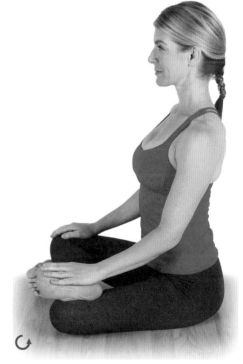

滚动序列
梨状肌按摩

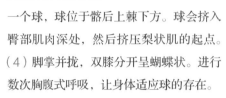

动作1:

- (1~3) 身体平躺，两侧臀部下方各放一个球，球位于髂后上棘下方。球会挤入臀部肌肉深处，然后挤压梨状肌的起点。

  (4) 脚掌并拢，双膝分开呈蝴蝶状。进行数次胸腹式呼吸，让身体适应球的存在。

- (5~6) 收紧臀部肌肉几秒，然后放松，以此练习收缩/放松动作，重复5~8次。

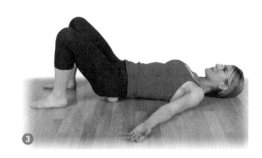

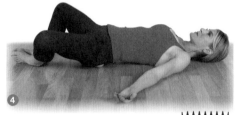

压球

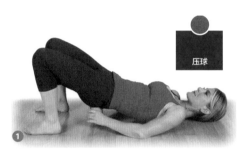

收缩/放松

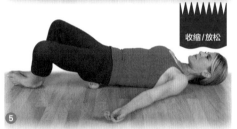

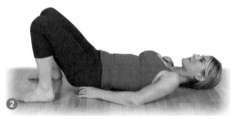

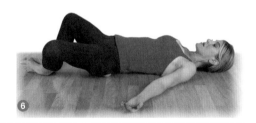

动作2:

把右侧的球移开，右脚底着地，身体重心向左侧倾斜，集中到左侧臀部和球上面，然后纵向滚压梨状肌。为了完成这个动作，请注意梨状肌的拉力线——从骶骨一直延伸到大转子的臀部"线条"。这个动作可以同时横向滚压梨状肌外层的所有肌肉。

纵向滚压　横向滚压

*如果感到力度过大，可以把球放在墙上，然后站着用身体从侧面挤压它。

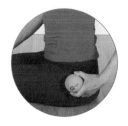

动作3：

　　（1~2）将球固定在左侧大转子（大腿骨上侧的骨性突起物）处。（3~6）转动骨盆和臀部，从而使球能够绕着大转子转圈，滚压此处肌腱和与其相联结的其他软组织。先朝一个方向转圈，然后换另一个方向。

　　换另一侧重复动作1~3。

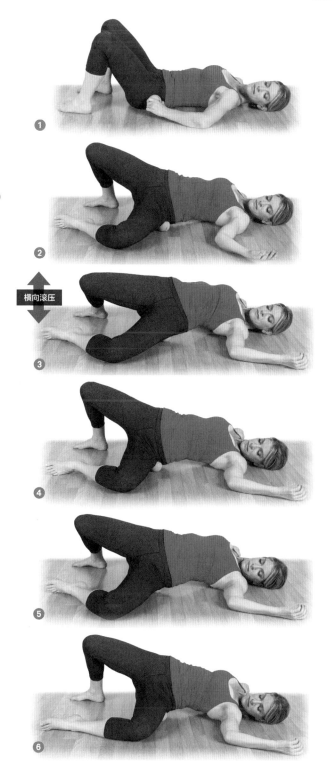

横向滚压

臀中肌按摩

动作1：

- （1~3）将两个球并排放在臀中肌上缘，然后身体左侧卧，呼吸几次，让球按压深层组织。

压球

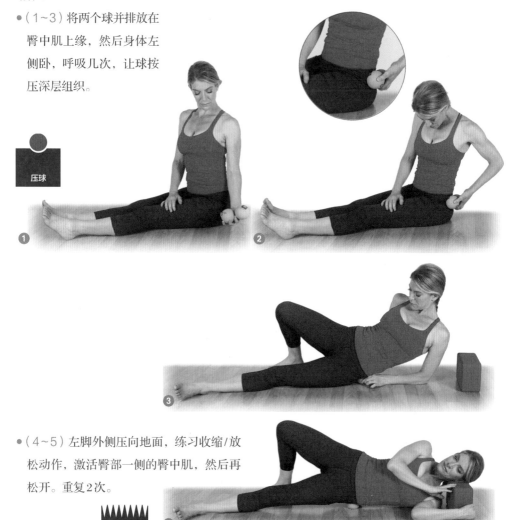

- （4~5）左脚外侧压向地面，练习收缩/放松动作，激活臀部一侧的臀中肌，然后再松开。重复2次。

收缩/放松

- 试着纵向滚压臀中肌，左踝伸展和屈曲，使球接收到来自垂直方向往复运动的力量（无图）。

动作2:

- （1~2）通过收缩、伸展骨盆（前后倾斜）来横向滚压肌肉。

- 在收缩骨盆前，可通过将一个球或两个球旋入臀部上方来加强滚压效果（无图）。

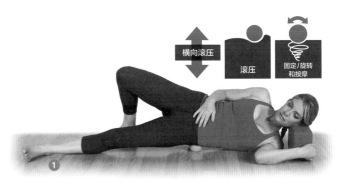

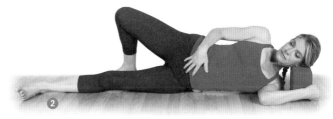

动作3:

- （1~3）练习固定和拉伸，通过左腿大幅度上下活动来拉伸活动组织。

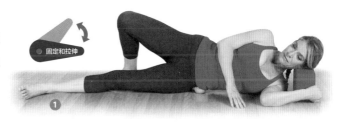

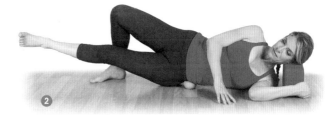

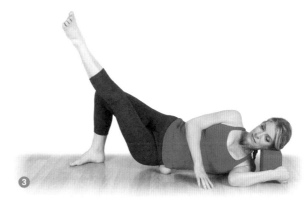

- （4~8）左腿模拟骑自行车上下蹬踏的动作，腿要离地几厘米。先朝一个方向蹬几次，然后换另一个方向。

  换另一侧重复动作1~3。

 滚压 收缩/放松

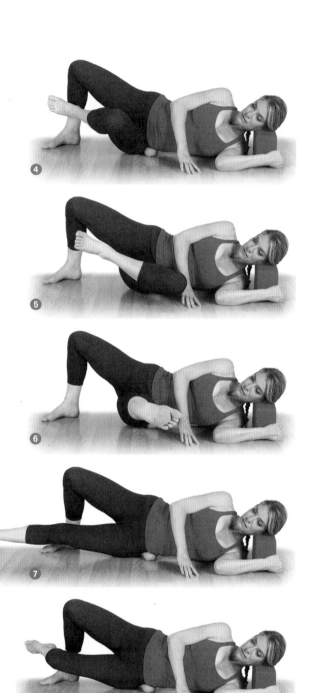

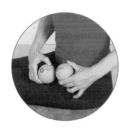

阔筋膜张肌按摩

动作1：

- （1）将两个球垂直放在左侧阔筋膜张肌部位，即大腿前侧的裤兜处。它正好在髂前上棘的下方和侧面，非常好找。

- （2~3）右脚放在左大腿前面，将球固定住。深呼吸几次，让球挤入组织内部。

- （4~5）通过伸直和弯曲左脚来使球在左侧阔筋膜张肌处上下滚动，从而产生纵向滚压的效果，这个动作的幅度很小。

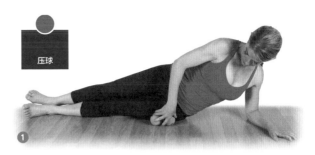

压球

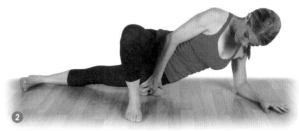

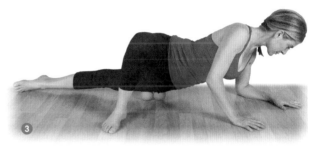

纵向滚压

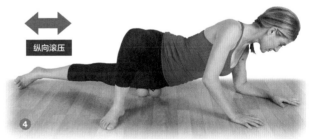

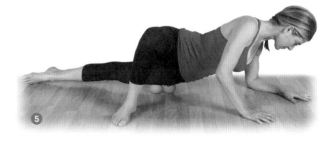

动作 2：

　　旋转躯干和大腿，使球在
这块小小的肌筋膜组织上产生
横向滚压的摩擦力。重复该动
作 5~8 次。

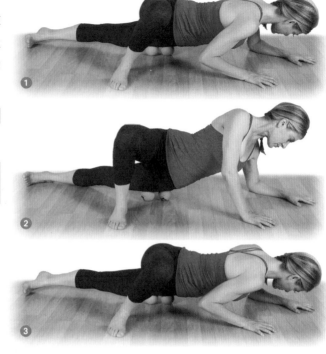

动作 3：

　　通过屈曲和伸展膝关节来
固定和拉伸阔筋膜张肌。

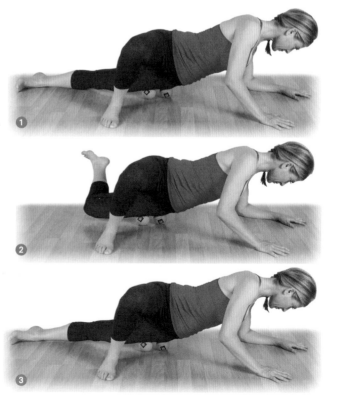

动作4：

（1~3）把球向下移至左大腿中部，即髂胫束处。保持膝部屈曲，如果可以忍受压力，把右大腿放在左大腿上方（如果不可以，请让右腿位于左腿后面）。（4~5）左大腿前后移动，让球横向滚压髂胫束和股外侧肌（本书中第180页起的"序列4：膝部按摩"中有详细的髂胫束滚压教程）。

换另一侧重复动作1~4。

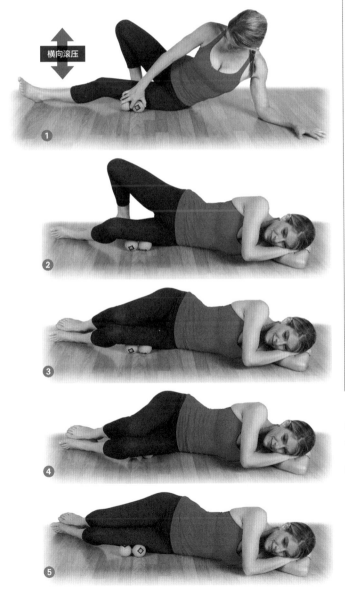

横向滚压

复查：双鸽式

重新调整你的伸展姿势，注意观察你的髋关节活动范围是不是变大了，你是不是更容易使脊柱保持中立位。

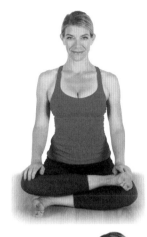

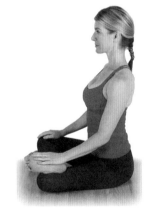

反馈

1. 你臀部某侧是变紧了还是变松了？
2. 试着走两步，看看在走的时候臀部会不会有灼热感。
3. 完成句子：我感觉_____。

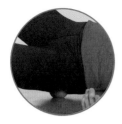

序列7：
骨盆按摩

工具
Roll Model 按摩球：ALPHA 球或
Coregeous 球
垫子

身体地图

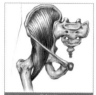

髂肌

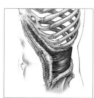
腹横肌

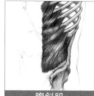
腹斜肌

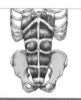
腹直肌

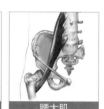
腰大肌

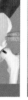
髂前上棘

耻骨联合

按摩球基本停靠位置

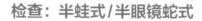

髂肌（骨盆前面）

检查：半蛙式/半眼镜蛇式

- 面部朝下，趴在地板上，收紧腹部和臀部肌肉。
- 左膝弯曲，伸到体侧，类似于爬行的姿势。右脚背屈，如下图所示。
- 臀部和核心保持收紧，慢慢将脊柱向上、向前拉，从而伸展和拉长右髋前侧肌肉。
- 胸腹式呼吸5~10次，将注意力集中在右侧骨盆前的髂肌和腰大肌上。

  换另一侧重复上述动作。

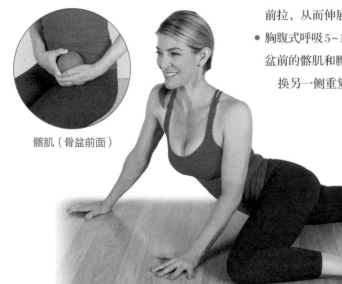

滚动序列

动作1：

- （1~3）将一个ALPHA球或
  Coregeous球放在骨盆的左前
  侧，然后慢慢让身体下沉，直
  至面部朝下趴到地板上（注
  意右侧"警告"）。如果感觉
  力度太大，可以将身体重心
  向右侧倾斜。休息2~3分钟，
  并进行深呼吸，让球慢慢陷
  入这个经常被忽略的区域。

- （4）试着模拟将左膝拉向胸
  腔的动作来收缩/放松这个部
  位，但并不需要真正完成这
  个大幅度动作。在旁观者看
  来，这一步没有任何关节运
  动，只是收紧组织而已。随
  后放松和下沉。重复该动作
  5~8次。

警告：如果你患有腹股沟疝或处在孕期，
请不要练习这个序列。如果你最近做过腹
部手术，也要经过医生允许才能练习。在
练习这个序列前要先用按摩球全面滚压腹
部。不要一开始就全身发力，也不要太急。
　　要在身体觉得舒适的情况下逐渐施
加更大的压力。

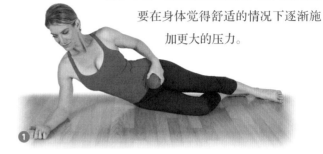

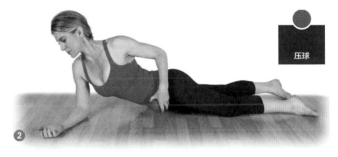

压球

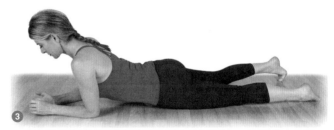

收缩/放松

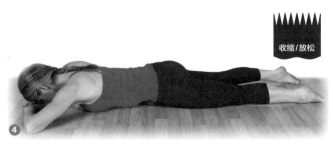

动作2：

- （1~3）通过弯曲和伸直膝部来练习固定和拉伸。

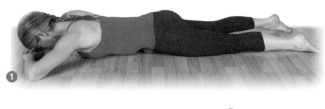

①

固定和拉伸

②

③

- （4~5）腿部伸直，左腿抬离地板几次。

④

⑤

- （6~8）膝部弯曲，左右摆动左小腿，滚动髋关节，同时横向滚压髂肌。

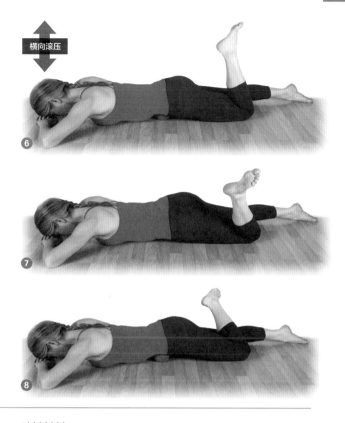

动作3：

- （1~2）左膝弯曲，沿着地板用"蛙式"向左腋窝滑动，（3）然后滑回原位。重复几次。

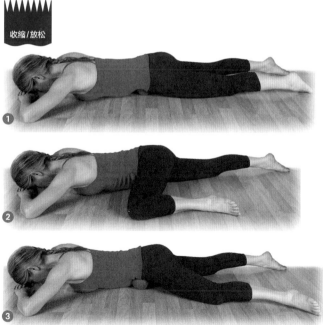

- （4~5）如果可以承受更大力度，用手肘支撑上半身，这会使体重更多地集中到球和髂肌上,（6~8）然后蛙式爬行几次。

　　换另一侧重复动作1~3。

固定和拉伸

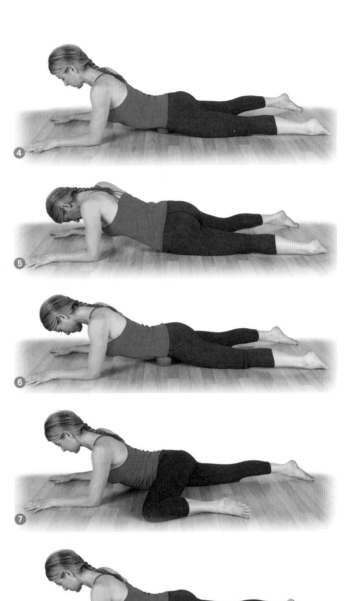

复查：半蛙式/半眼镜蛇式

- 调整伸展姿势，看看骨盆前部软组织的阻力是否有变化。
- 注意呼吸是否有变化。

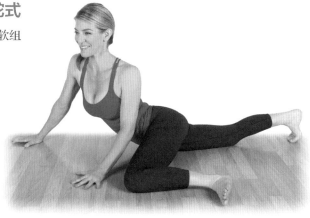

反馈

1. 刚开始把球放在骨盆前面的感觉是怎样的？
2. 你注意到自己的呼吸在整个序列中发生的变化了吗？
3. 完成句子：我感觉_____。

特别主题：盆底按摩

我们身体的每一部分几乎都可以用Roll Model按摩球进行滚压。一些部位更偏爱（也更适合）或大或小、或软或硬的球，但大多数部位只需要使用一种Roll Model按摩球即可。我曾跟大家分享一个"秘密滚动部位"——骨盆底部。我的灵感来自我的朋友——骨盆生物力学专家凯蒂·鲍曼。我开始用球滚动我的会阴部位（穿着衣服练习），它是位于肛门与生殖器之间的筋膜组织，然后发现这居然可以提升我的臀部收缩能力、与髋部连接的能力以及保持身体直立的能力。

我鼓励所有的瑜伽调整老师进行创新和探索，他们当中有一些人也开始研究盆底部位。渥太华首席瑜伽调整教练托德·拉维克多（Todd Lavictoire）在饱受腰疾痛苦（理疗医师确认是骶髂关节问题）之后开始尝试练习盆底动作。他的骶髂关节问题使他的骨盆底开始变形，布满了扳机点。托德用球滚压他那有功能障碍的骨盆，不适症状因而得到极大缓解。然后他开始在健身房、瑜伽馆以及CrossFit训练箱里跟大家分享他的滚动经验。

关注我们的盆底

很多书曾经写过这个主题，但我还是想跟大家分享一些我们进行滚动的主要原因。盆底的私密性使许多人并不了解它的肌肉、骨骼和结构，你是否自己护理过盆腔？了解它的僵硬状况，你或许就能挣脱在不知不觉中陷入的痛苦。

美国有超过1/3的妇女患有盆底疾病。美国国立卫生研究院（National Institutes of Health）指出，具有盆腔脏器脱垂、疼痛和尿失禁的人数预计在未来几十年内会不断增加。这些肌筋膜的紧张状态会影响骨盆、肠道、膀胱及性器官。这些紧张关系并不是孤立的，而是跟邻近组织相互关联的，与臀部、背部和腹部肌筋膜功能失调等症状互为因果。几十年来的不良站姿或坐姿（见第3章）使骨盆承担了很多病痛。

如何滚压盆底：快速入门

在第5章中，我们曾经学过以下3个骨性标志，而盆底的肌肉像一块油布一样固定在这3个点上面，它们依附在下面这些部位。

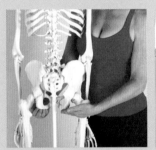
坐骨结节

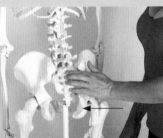
骶骨

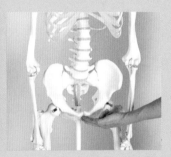
耻骨联合

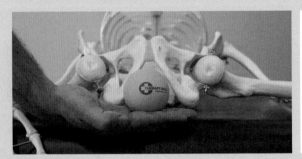

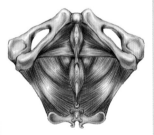
用柔软的 Roll Model 按摩球来恢复你的盆底吧

1. 最初几次用按摩球按摩盆底时，若想达到最佳的效果，要先用Coregeous球全面滚压按摩腹肌和腰肌3~5分钟，然后练习"序列6：臀部按摩"（从200页开始）等动作来按摩臀肌3~5分钟。这将有助于放松与整个盆底相联结的肌筋膜。

2. 坐在椅子、小凳子或地板上，试着用Coregeous球转圈式按压整个区域，隔着衣服找到每个骨性标志。

3. 用一个柔软的、已磨合好的Original Yoga Tune Up按摩球来按摩坐骨结节周围的软组织。

4. 用压球方式将球放在骨盆中央，保持深呼吸。球应该放在最硬的肌腱带上，这根肌腱带穿过大部分盆底肌肉，称为会阴，它位于女性阴道口和肛门括约肌之间，男性则是位于睾丸和肛门括约肌之间。

5. 用收缩/放松动作来激活球周围的盆底组织。骨盆组织可以挤压和释放球（这有些类似于凯格尔健肌法）。

6. 一旦你慢慢能够接受球的压力，你可以试着左右移动，或沿着骨盆底部这块肌肉组织按压。时间为3~10分钟，或者根据自己的舒适程度而定。

7. 当盆底肌肉被这些柔软的球抚触时（隔着衣服），它们会成为你体内最好的"居民"。

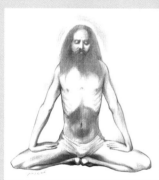 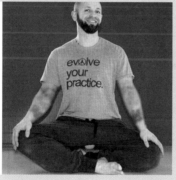

在一块公元前2500年的石碑上，雕刻着一位瑜伽修行者，他双脚后转，脚跟推入会阴处。当然我不赞成这个极端的姿势，你可以用小巧的按摩球来代替

盆底自我保健注意事项

- 正如本书所介绍的任何动作一样，如果你不确定如何以及在何处放置你的Roll Model按摩球，请寻求专业帮助。盆底的结构非常脆弱，因此我会提醒你小心、慎重地练习，保护好我们的身体。

- 不要直接把球放在以下部位。

1. 尾骨。

2. 睾丸。

3. 肛门、阴道，或尿道括约肌处。

脊柱序列

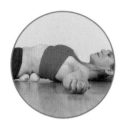

序列8：
腰部按摩

工具
Roll Model按摩球：Original YTU
球、PLUS球或ALPHA球
垫子
拉伸带
瑜伽砖或墙壁（减轻压力）

身体地图

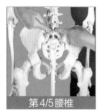
第4/5腰椎

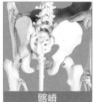
髂嵴

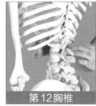
第12胸椎

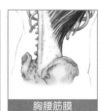
胸腰筋膜

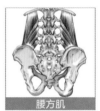
腰方肌

按摩球基本停靠位置

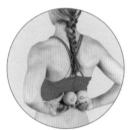

第12胸椎

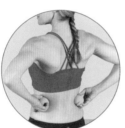
腰方肌

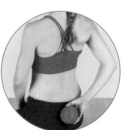
骶骨

检查：拉伸带腿部伸展三部曲

- （1）身体平躺，用拉伸带绕在右脚足弓上。

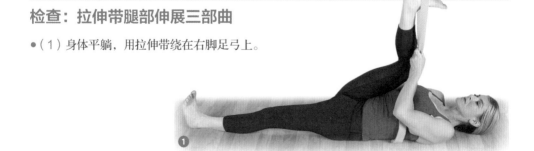
❶

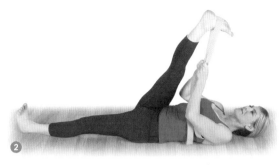

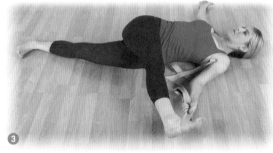

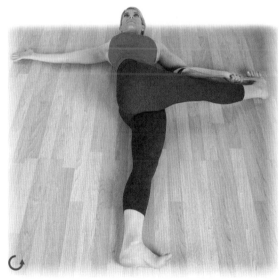

- （2）尝试蹬直右腿。身体保持紧张状态，从而稳定姿势。
- （3）右腿跨过身体，转动腰部，使右脚落在身体左侧（如果你的身体足够灵活，就不需要使用拉伸带；用你的左手直接握住右脚即可）。左脚保持不动。脊柱和左腿在一条直线上（姿势良好）——如果你的身体不是很灵活，可能需要松开一点拉伸带，以避免脊柱弯曲。
- 当你的右脚和右大腿达到了最大限度的拉伸，可将右侧髋部和臀部向下倾斜（压低），使其与左侧髋部和臀部保持同一高度。这时应该会感觉到右侧臀部、大腿和腰部得到了大幅度拉伸。
- 旋转脊柱，回到地板上，将右肩压向地板。
- 保持5~10次胸腹式呼吸。
    换另一侧重复上述动作。

滚动序列

腰部热身

动作1:

- （1~2）身体平躺，将一对Roll Model按摩球横着放在腰部脊柱两侧，球可以装在网袋中，也可以取出来。双膝弯曲，脚放在地板上，前臂撑在地板上，使脊柱呈"C"形曲线。

- （3~5）用球像擀面杖一样上下滚压腰部，碾压胸腰筋膜。如果没有装在网袋中的两个球开始分开，请将它们重新并拢到一起。上下滚压2分钟。

装在袋中的按摩球

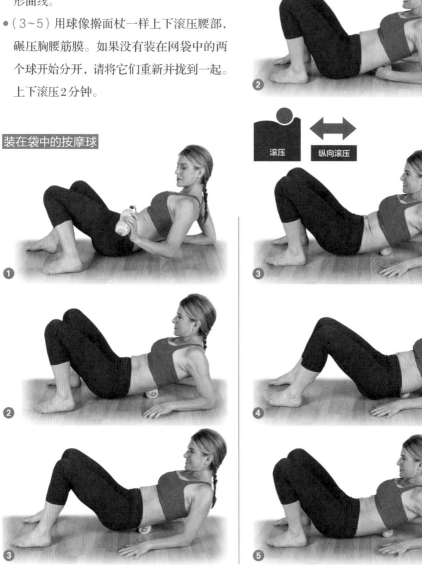

滚压　　纵向滚压

动作2:

（1）把球放置在腰部的任意区域,（2~3）通过收紧和放松骨盆（前/后倾斜）来固定和拉伸肌筋膜，让腰部绕球旋转。

动作3:

（1）保持平躺，球放在背部，重新摆放以便让它们呈垂直方向。（2）把它们放在腰部的最左侧,（3~5）摆动背部，滚动按摩球来横向滚压和侧滚腰方肌。

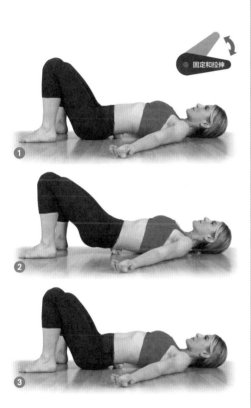

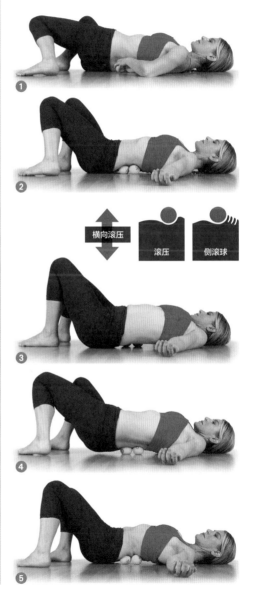

动作4：

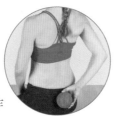

- （1）将球放在骶骨处，（2~3）左右滚动球来横向滚压胸腰筋膜的末端。动作持续1~2分钟。

- 把球取出，休息一会。做5~10次胸腹式呼吸。感受结缔组织打开带来的暖意。

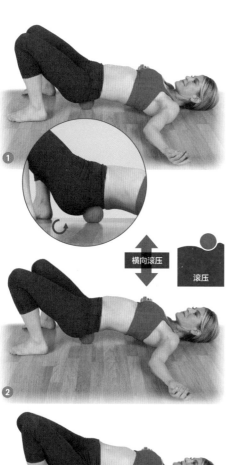

横向滚压　滚压

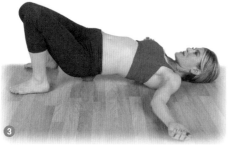

腰方肌按摩

动作1：

- 取一个Roll Model按摩球，然后做下列任意一项（请参阅第226页的内容）。

  1. 身体平躺在地板上。

  2. 身体平躺，在骨盆/腰部下面垫上一块瑜伽砖。

  3. 靠在墙上。

- （1~3）在左髂嵴上方卡住一个球，（4）让你两侧的膝部压向左侧。这将会把骨盆扭向按摩球，同时也会把球压向腰方肌的肌腱附着端。

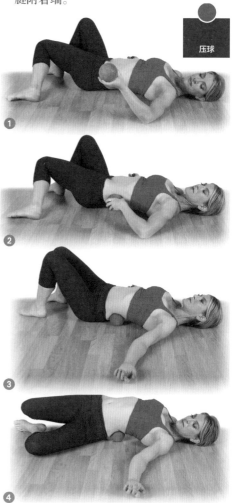

压球

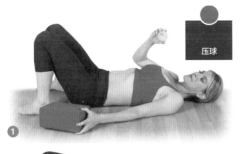

动作2：

- （1~2）轻轻地左右滚动按摩球，产生横向滚压的效果。按摩球会拉拽腰方肌肌腱。在滚动球的同时进行腹式深呼吸。
- （3~4）收缩和放松骨盆，产生固定和拉伸效果。

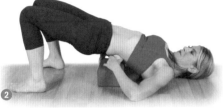

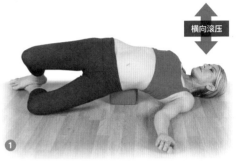

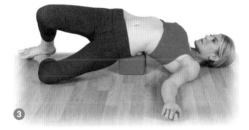

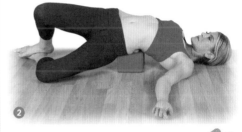

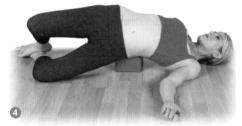

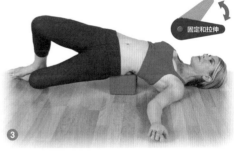

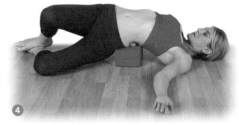

动作3:

腰部弯曲,试着通过靠近和离开按摩球来进行收缩/放松,就好像你的腰想咬一口球的样子。

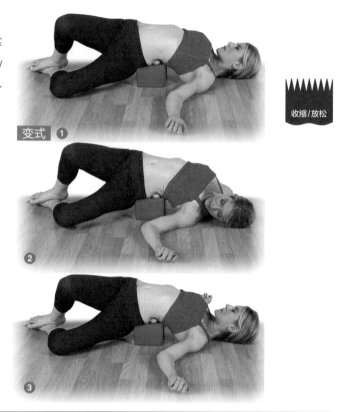

动作4:

(1~2)左侧腿、肩部和手臂尽力向外伸展,远离躯干,保持深呼吸,(3)通过左右摇动腰部来轻轻横向滚压肌肉。

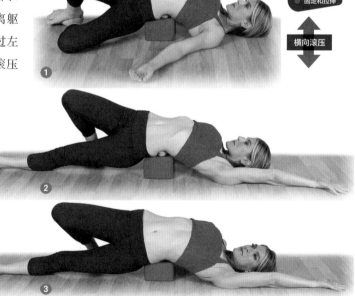

动作5：

　　用左手抓住球，将其旋进腰部组织中。一旦它抓住了更多组织，你就可以收缩/放松骨盆，采用轻摇、弯曲以及任何方式活动腰部。然后稍微放松一些，接着再活动你的腰部。然后反方向旋转球，重复这些动作。

　　换另一侧重复动作1~5。

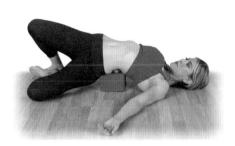

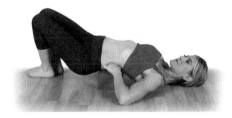

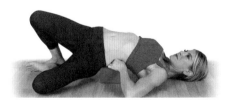

复查：拉伸带腿部伸展三部曲

　　重新放好拉伸带。每侧进行3~5次胸腹式呼吸，体会自己对呼吸、腰部甚至臀部和大腿变化的感知力。

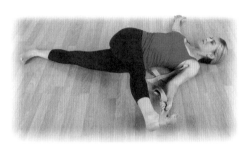

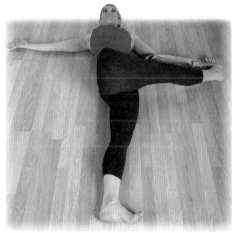

反馈

1. 站立并感受你的身体对直立的反应。

2. 身体侧屈，深呼吸，使空气流向内脏。那里的呼吸灵活性如何？

3. 完成句子：我感觉＿＿＿＿＿＿＿＿。

腰部修改版动作

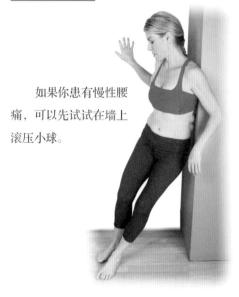

如果你患有慢性腰痛，可以先试试在墙上滚压小球。

如果可以控制压力，可以使用大一点的ALPHA球。

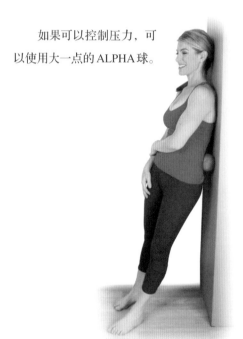

腰部修改版动作

还可以在地板上直接使用PLUS球或ALPHA球练习，下面不垫瑜伽砖。

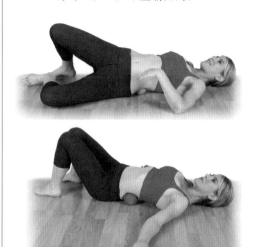

强度最大的动作是在瑜伽砖或地板上使用最小的按摩球进行练习。

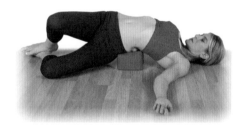

不管你是使用哪种球，也不管你是在墙上、地板上还是在瑜伽砖上练习，所有的动作都是一样的。

上背部

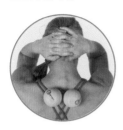

序列 9：上背部放松

身体地图

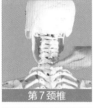
第 7 颈椎

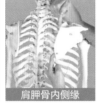
肩胛骨内侧缘

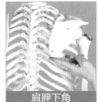
肩胛下角

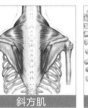
斜方肌

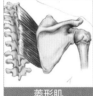
菱形肌

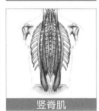
竖脊肌

按摩球基本停靠位置

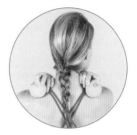
上斜方肌

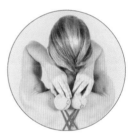
菱形肌

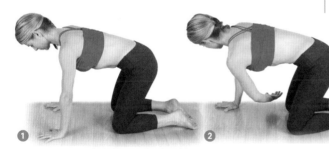

❶ ❷

检查：穿针引线式

- （1）面部朝下，趴在地板上，手掌和双膝四点支撑。（2）将左臂穿过右手和右膝之间，尽量向右侧伸展，带动背部，扭转身体。
- （3）如果达到极限，将头和左臂放在地板上，进行 5 次胸式呼吸，让气息直达胸腔后部。

  换另一侧重复上述动作。

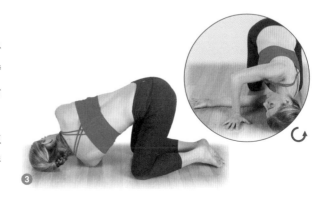

❸

滚动序列
挣脱束缚

动作1:

- （1~2）身体平躺，屈膝，将球放在上斜方肌的两侧——肩胛骨内侧边缘顶部内上角区域。（3）将骨盆从地面抬起（如果需要，可以在下面垫一块瑜伽砖），呈桥式，并进行5~10次胸腹式呼吸。

- （4~5）双脚用力，让身体整体对球做推拉动作，从而横向滚压斜方肌。由于肩部上方会越过按摩球，所以你的头部会呈点头姿势。

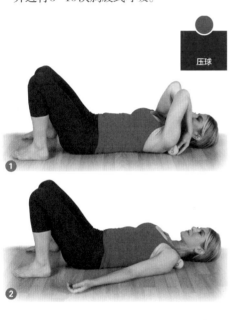

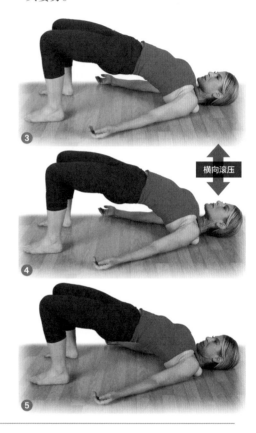

动作2:

保持上半身压住球，把双手举向天花板，就像你在水下把手浮在水面一样。收缩上斜方肌，把肩部耸起，压向按摩球，然后放松。重复上述动作3次。

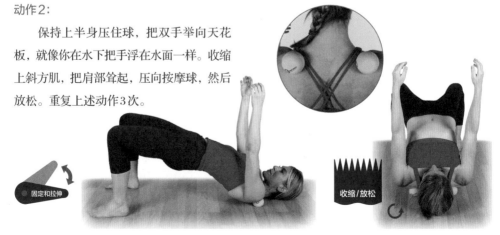

动作3：

- 通过左右摆动手臂和将球滚入肩部组织的"架子"来产生固定和拉伸以及纵向滚压的效果。你的手臂应该轻轻地移动，就像在水下的海藻一样。用你的胸腔帮助上肢尽可能多地移动按摩球。
- 如果感觉力度过大，可以把球放在墙壁上，站立着练习。

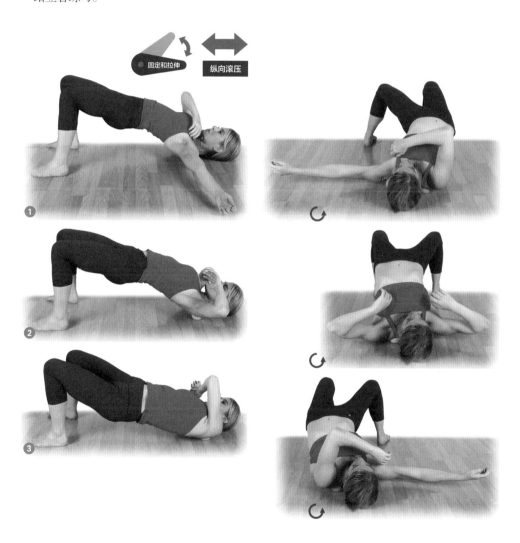

打开胸部束缚

- （1）身体降低，将Original YTU球或PLUS球放在第7颈椎下方的脊柱两侧，用手抱住头部。（2）将骨盆和背部轻轻抬离地面，此时只有双脚接触地面。（3）用脚的力量做轻微的推拉动作，使球在5~6厘米的范围内上下滚压背部区域。

- （4~5）身体压向左侧球，上下滚压几次，然后身体压向右侧球，继续用力滚压几次。（感受菱形肌和竖脊肌之间的差异。）

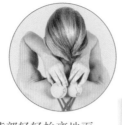

纵向滚压

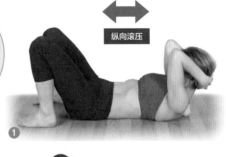

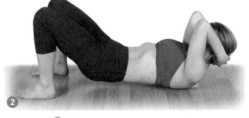

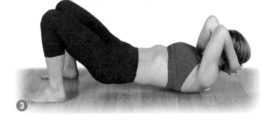

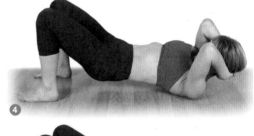

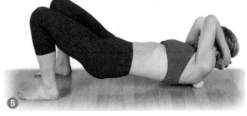

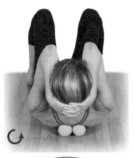

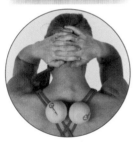

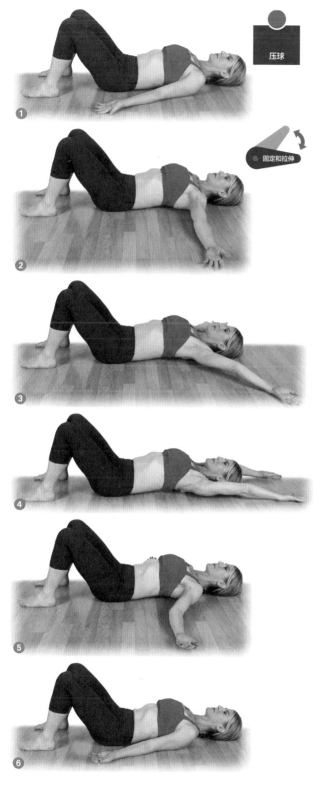

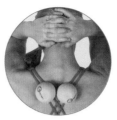

压球

固定和拉伸

肩胛骨按摩

- （1）将两个球并排放在脊柱下方，使其位于肩胛骨内侧边缘的顶端（第3/4胸椎区域）。头和骨盆放在地板上（如果你的上背部不够灵活，可以在头部下方放一个枕头或折叠好的毛巾，以减轻颈部压力），手臂于身体两侧伸展，手心向上。然后胸式深呼吸5次作为休息。

- （2~6）双臂保持伸展，贴着地面向上移动至置于头顶两侧，产生大面积的固定和拉伸效果，随后向下移动，回到身体两侧。

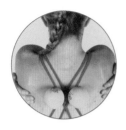

木偶手臂＋拥抱滚动

动作1：

　　将球向下滑至脊椎下方约3厘米处。它们将位于脊柱第5/6胸椎两侧。保持胸式呼吸的同时将身体重心压向球。（1）双手举向天花板，然后用力吸气，同时分开肩峰。（2）呼气时，抵着球，收缩肩峰，就像挤开核桃一样。（3）吸气并再次将双手举向天花板。（4）呼气收缩。重复8次，仿佛你的手被线牵起来一样，一次又一次地把你拉向天花板。

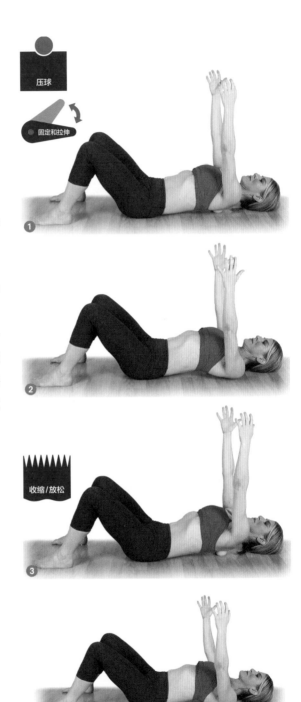

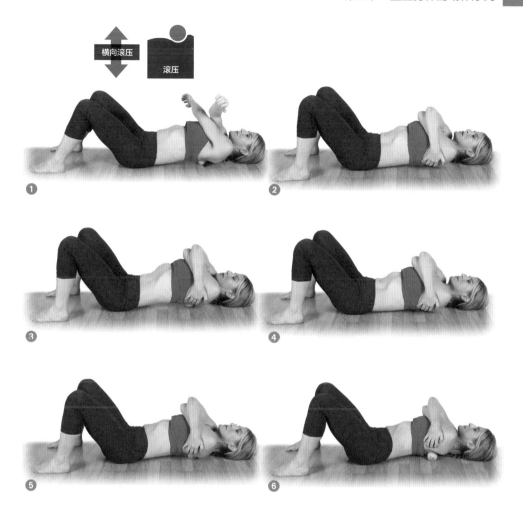

动作2：

（1）绕过肋骨，双臂互抱，就好像在拥抱自己一样。（2）如果手臂够得着，可以抓住对侧肩胛骨内侧缘。（3）增加胸式呼吸的力度，就好像你想用夸张的呼吸把球碾碎一样。（4~7）稳定姿势并左右摇摆，拥抱、擀压以及横向滚压你背上所有的组织。在拥抱滚动过程中，你要把球从一侧肩峰滚向另一侧肩峰。

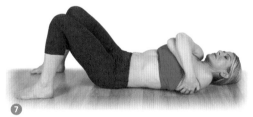

呼吸恢复

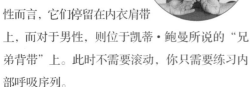

（1）将球沿背部纵向滚至脊柱第8/9胸椎两侧，即肩胛骨下方区域。对于女性而言，它们停留在内衣肩带上，而对于男性，则位于凯蒂·鲍曼所说的"兄弟背带"上。此时不需要滚动，你只需要练习内部呼吸序列。

（2）胸腔吸入大量空气。

（3）呼气并通过挤压肋骨排出体内的所有气息，收缩腹部，将身下的按摩球压扁，将耻骨向胸腔方向提拉。

放松全身，让下一次吸气自然进行，"唤醒"你。

让你的下一次呼气自主退出。

再次重复上述所有步骤，做5次完整的呼吸序列。每次呼吸要包括2个不同的周期。第一个呼吸周期包括一次主动吸气和一次超主动呼气，第二个呼吸周期则包括一次被动吸气和一次被动呼气。

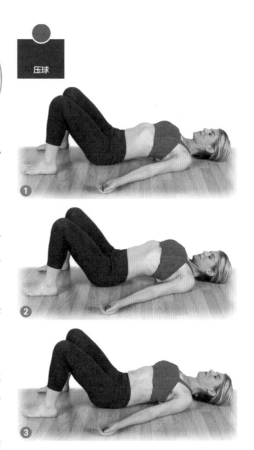

压球

仰卧抱膝

- （1）双腿伸直，让球向下滚3厘米左右，使其位于第10/11胸椎两侧。（2）把你的右膝拉向胸前，用大腿做一个缓慢的弹跳动作。这是一个精细的动作，不具有攻击性，上拉，然后松开，使球产生上下弹跳的效果。保持胸式呼吸的同时弹膝一分钟左右。（3）换另一侧重复该动作。
- 把球取出，休息一下，在进行复查之前做几次胸腹式呼吸。

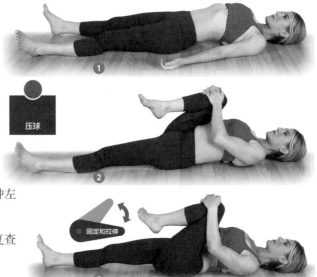

压球

固定和拉伸

复查：穿针引线式

重新进行拉伸，注意呼吸通道和上背部
在旋转时的变化。同样也注意一下身体的放
松程度。

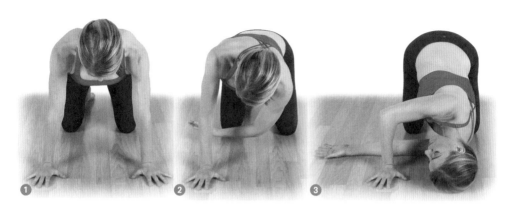

反馈

1. 观察上背部与地板的接触方式，是不是和
之前不一样了？

2. 站起来有什么感觉？做动作的时候是更容
易还是更笨拙？

3. 完成句子：我感觉_____。

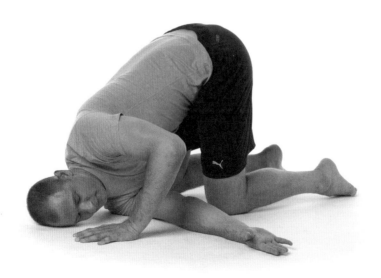

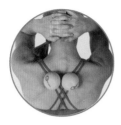

序列10：
胸腔清洁和呼吸

工具
Roll Model按摩球：Original YTU
球、PLUS球
墙角

身体地图

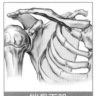
锁骨下肌

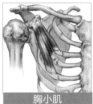
胸小肌

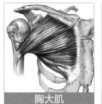
胸大肌

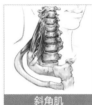
斜角肌

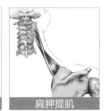
肩胛提肌

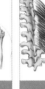
斜方肌

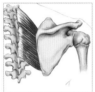
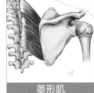
菱形肌

竖脊肌

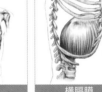
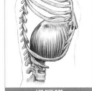
横膈膜

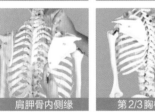
肩胛骨内侧缘   第2/3胸椎

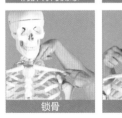
锁骨

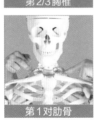
第1对肋骨

按摩球基本停靠位置

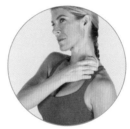
锁骨上区

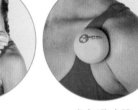
喙突/胸小肌

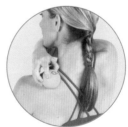
肩胛提肌附件

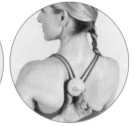
斜方肌/菱形肌

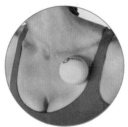
锁骨下肌

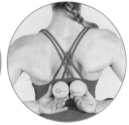
内衣肩带/背带区域

检查：胸腹式呼吸

- （1）将一只手放在腹部，另一只手放在胸部，进行胸腹式呼吸（一旦你能够掌握这些部位在呼吸时的活动，就不再需要把手放在身体上，可以让手臂舒适地放在身体的两侧）。

- （2）先感受腹部扩张，然后感受胸腔像一个巨大的软组织气球，接着排空这两个部位。每次收缩和膨胀的时候，你的手都会上下起伏。

- 保持5~10次呼吸。

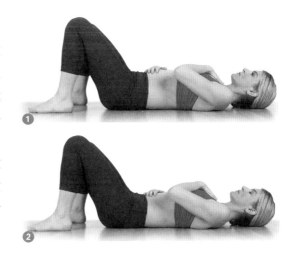

滚动序列

锁骨下方按摩

动作1：

- （1）在墙上或门上放任意大小的一个球，然后用左侧锁骨下肌固定住。（2）左右移动身体，纵向滚压锁骨下侧，按摩锁骨下肌和胸小肌。

- （3~4）把左手放在头顶的墙壁上，弯曲、伸直左膝，用球来按摩腋窝旁边的胸小肌。

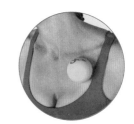

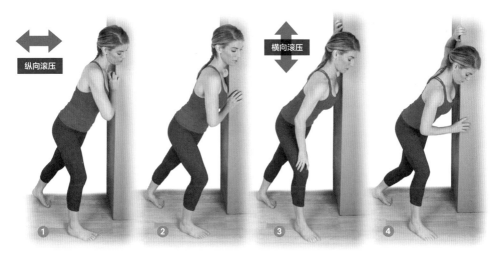

动作2：

（1~3）用右手将球旋转进你所滚动的任意组织当中。（4~5）一旦你把这些组织紧紧地缠绕起来，将你的头转向右侧并尽可能地向多个方向转动，这样可以使颈部肌肉得到很好的锻炼。然后松开球，稍微休息一下。

换另一侧练习动作1和2。

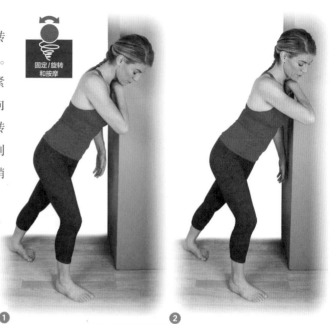

❶ ❷

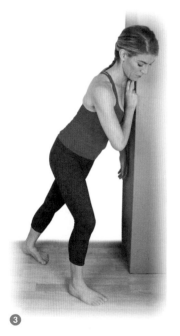

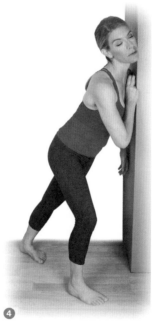

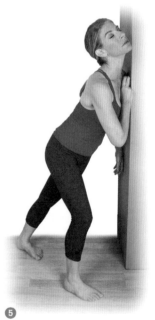

❸ ❹ ❺

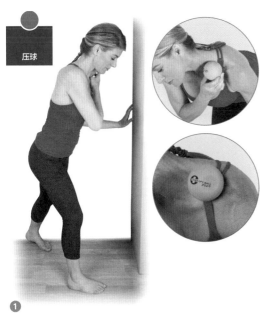

锁骨上方柔软化

动作1:

（1）用球滚压锁骨区域，然后将其直接放在锁骨软组织三角处。（2）屈曲髋部使球固定在墙上，并确保头没有靠在墙上。（3~6）做几次胸式呼吸，然后将左臂绕过门边框/墙角，再后摆，最后背到身后，肩部向后拉，开始练习各种固定和拉伸动作。（7~8）右手背到身后，保持球固定在适当的位置，再把脸转向右边，通过向上、向下看来拉伸颈部。

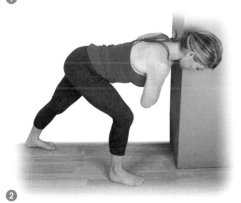

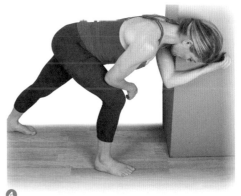

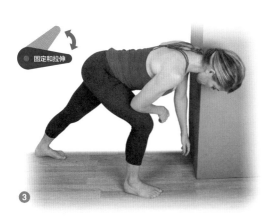

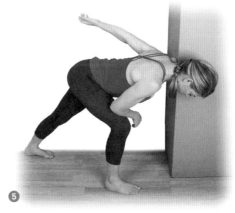

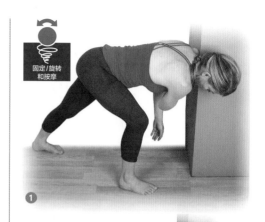

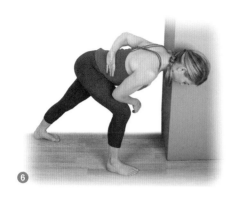

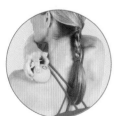

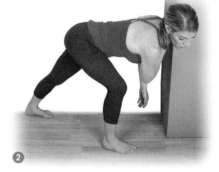

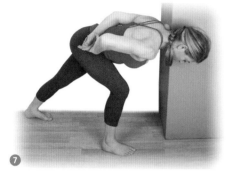

动作2：

用右手固定和旋转按摩球，同时再次活动你的左肩、颈部和第一肋骨。继续用球滚压锁骨上方区域，按摩紧张部位。然后反方向练习。

换另一侧重复动作1和2。

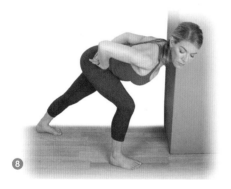

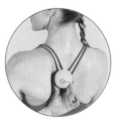

起始位置　　　　　结束位置

斜方肌按摩

这个动作会涉及用球纵向滚压斜方肌和菱形肌。按摩球会在肩胛骨内上角和肩胛提肌肌腱（肩胛骨内侧上缘）间滚动，以朝第3/4胸椎的角度向下滚动但不越过脊柱（球会按照我背心肩带的角度滚压）。

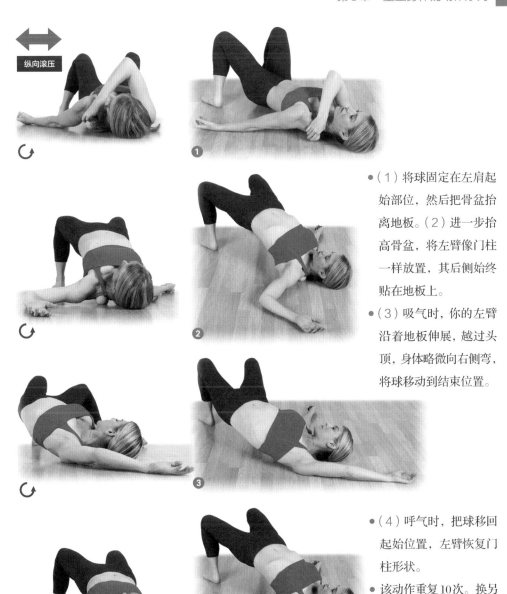

纵向滚压

- （1）将球固定在左肩起始部位，然后把骨盆抬离地板。（2）进一步抬高骨盆，将左臂像门柱一样放置，其后侧始终贴在地板上。
- （3）吸气时，你的左臂沿着地板伸展，越过头顶，身体略微向右侧弯，将球移动到结束位置。

- （4）呼气时，把球移回起始位置，左臂恢复门柱形状。
- 该动作重复10次。换另一侧重复该动作。

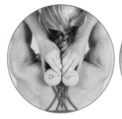 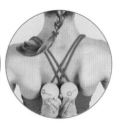

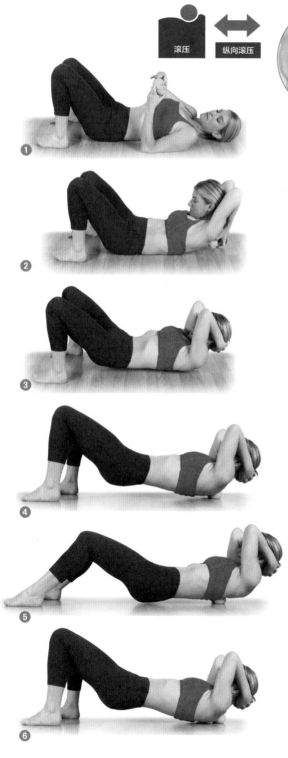

后背按摩

- （1~3）面部朝上平躺，屈膝，取出任意一对球，放在脊柱两侧的第2胸椎起始位置，双手抱头。将骨盆和头部抬离地面，这样你的上背部就可以靠在球上，找到平衡。（4~5）慢慢地将球沿着脊柱往下滚，纵向滚压竖脊肌，直至到达第8胸椎（内衣肩带/兄弟背带）区域。这是一个超级慢的动作，一个长长的、舒适的、深深的爱抚动作。（6）然后反方向运动，使球回到第2胸椎区域。重复该动作3~4次。

- 如果你无法让球滚动，可以通过让胸腔左右两侧倾斜来迂回地滚动按摩球。还有一种促进滚动的方法是让双脚走近身体，帮助按摩球沿着后背向下滚压，然后双脚再往前走，让球沿着脊柱向上滚压。或者你也可以靠着墙或使用袋装按摩球来练习。

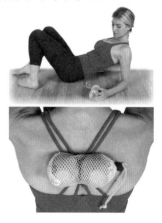

菱形肌按摩

- （1）将2个球放在两侧肩胛骨之间。（2~3）保持头部和骨盆抬离地面，左右弯曲胸腔和脊柱，练习擀皮和固定/旋转和按摩动作。

- 通过将球固定在背部下方来增加滚压力，并试着尽可能地将双脚移向一边，同时按摩球依旧抓附着组织。深呼吸，然后反向旋转。这将深层滚压所有上背部的肌筋膜层（无图）。

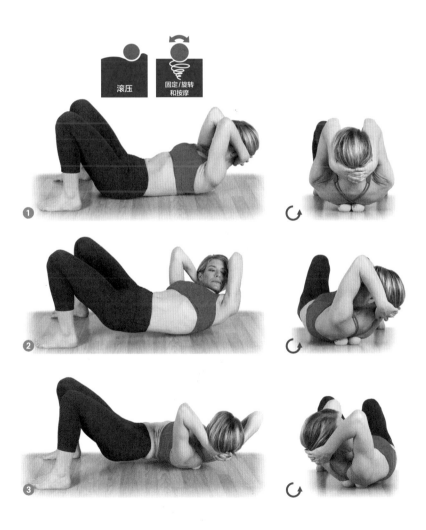

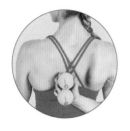

肋骨按摩

（1~2）将2个球垂直放在上背部脊柱的左侧。（3~4）左臂在胸前交叉，（5）右臂抱住左上臂。（6）吸气并同时把胸腔转向左侧，以球为旋转支点，将球挤入椎骨深处。

呼气并返回中间位置。缓慢练习8~10次。

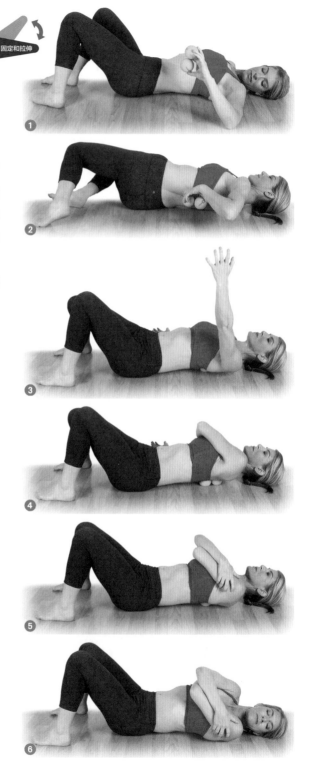

固定和拉伸

呼吸恢复

- （1）用球纵向滚压背部，使球到达脊柱第8/9胸椎两侧（内衣肩带或兄弟背带）。此时不需要滚动，只需要练习内部呼吸序列。

  （2）胸腔吸入大量空气。

  （3）呼气，并通过挤压肋骨排出体内的所有气息，收缩腹部各层组织，将身下的按摩球压扁，将耻骨向胸腔部位提拉。

  放松全身，让下一次吸气自然进行，"唤醒"你。

  让你的下一次呼气自主退出。

  再次重复上述所有步骤，做5次完整的呼吸序列。

- 将球取出，略微休息，然后进行复查。

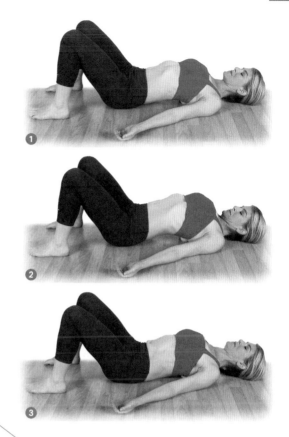

复查：胸腹式呼吸

　　身体回到原位，进行胸腹式呼吸。观察自己胸部和腹部吸气和呼气的能力。注意空气进入肋骨后部的过程，以及胸骨的起伏。还要注意身体放松的程度。

反馈

1. 描述你呼吸的质量。

2. 用各种方法拱起脊柱，并思考如果多做一些涉及脊柱上部运动的训练是什么样的感觉。

3. 完成句子：我感觉_____。

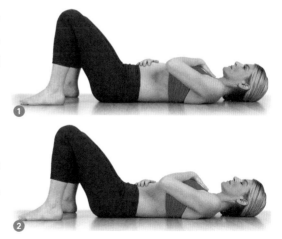

肩部到手指序列

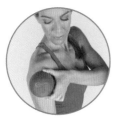

序列11：
肩部－肩袖按摩

工具
Roll Model按摩球：Original YTU
球、PLUS球或ALPHA球
垫子
瑜伽砖或墙壁
拉伸带或弹力带

身体地图

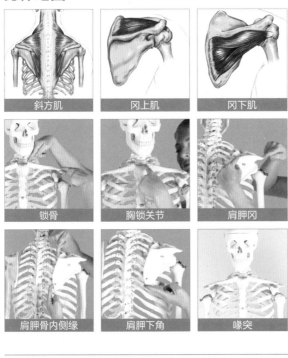

斜方肌	冈上肌	冈下肌	小圆肌	肩胛下肌
锁骨	胸锁关节	肩胛冈		
肩胛骨内侧缘	肩胛下角	喙突		

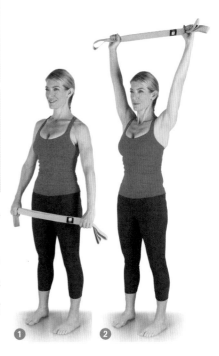

❶ ❷

检查：肩部拉伸

- （1）笔直站立（参见第64页），双手拉住一根拉伸带或弹力带，将其横跨髋部，手掌朝后。（2）双手分开60~90厘米并上举，具体距离要根据肩部活动范围而定。将拉伸带举过头顶。

按摩球基本停靠位置

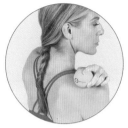
冈上肌

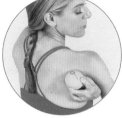
冈下肌/小圆肌

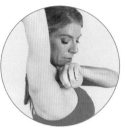
腋窝/肩胛下肌

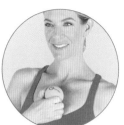
胸骨

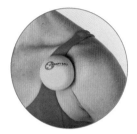
胸小肌/喙突

- （3~4）左肩向后旋，使肱骨头外凸。左手落在肩后、上背部正后方。
- （5）前旋左肩使其复位，（6~7）右肩后旋。右手落在肩后，位于上背部的正后方。
- 肩部有节奏地转动，绕着肱骨头拉伸。每侧重复5次。

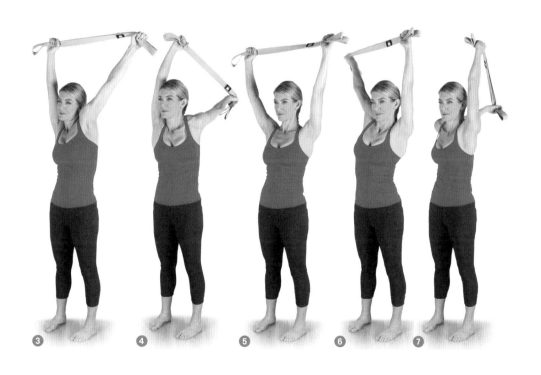

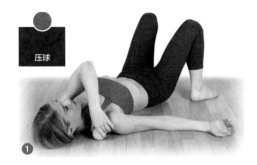

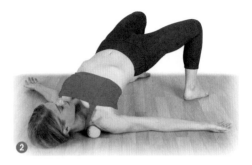

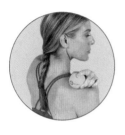

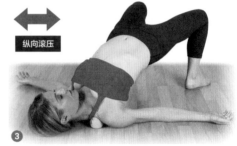

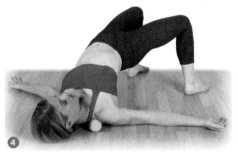

冈上肌按摩

动作1:

- （1）平躺，将一个球放在右冈上肌上。

  （2）骨盆抬离地面，身体重心落在球上。

- （3~4）做几次深呼吸，然后慢慢将球左右滚动，这样按摩球就可以纵向滚压冈上肌（以及上层的斜方肌）。不要把球滚入颈部区域；要让它保持在肩胛骨上部的区域，即肩胛冈上窝。

动作2:

同时用右手在地板上画一个大半圆，练习固定和拉伸、收缩／放松动作，类似于"雪花天使"挥动翅膀。按摩球依然固定在冈上肌部位，肩部最大幅度地外展，可以的话还要同时外旋。该动作重复8次。

换另一侧重复动作1和2。

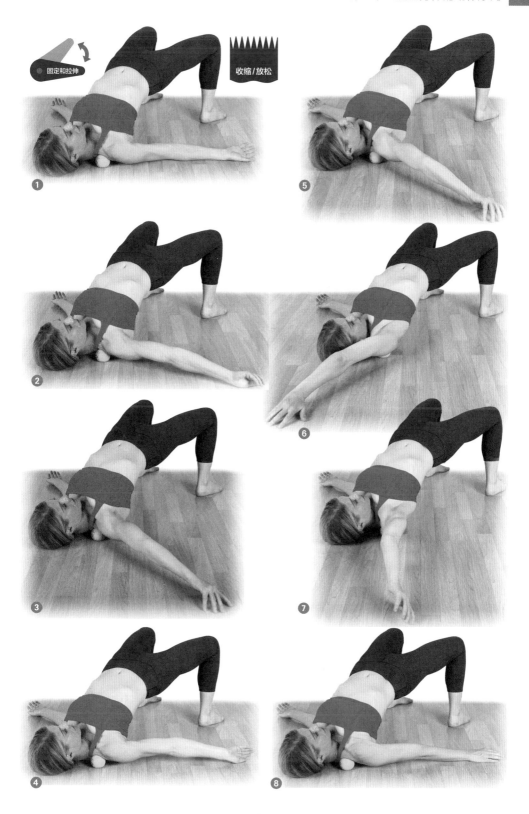

固定和拉伸

收缩/放松

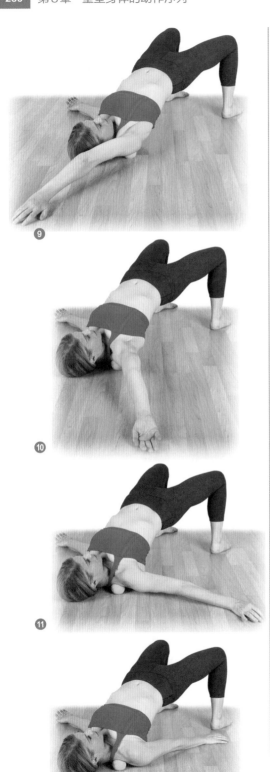

⑨

⑩

⑪

⑫

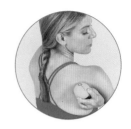

旋转修复

动作1：

- （1）将一个球放在右侧肩胛骨的肩胛冈下方。
- （2~5）将身体向着球倾斜，并进行深呼吸。左右滚动按摩球，从而纵向滚压冈下肌和小圆肌，球要保持在肩胛骨的三角形区域内。
- （6~7）双脚轻轻发力，上下推动身体，使按摩球沿着肩胛骨上下滚动，从而横向滚压上述肌肉。

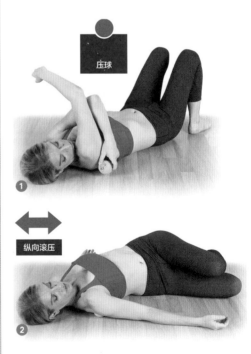

压球

①

纵向滚压

②

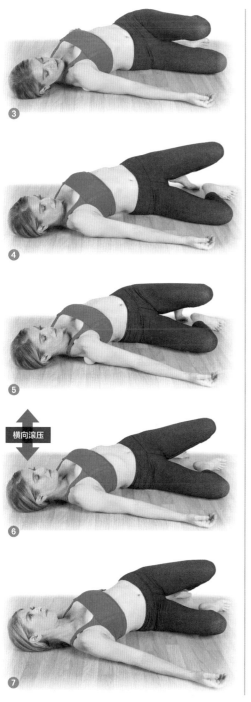

动作2:

像海草一样柔柔地挥舞你的右臂，从而固定和拉伸冈下肌和小圆肌，每一个可能的方向都要锻炼到。

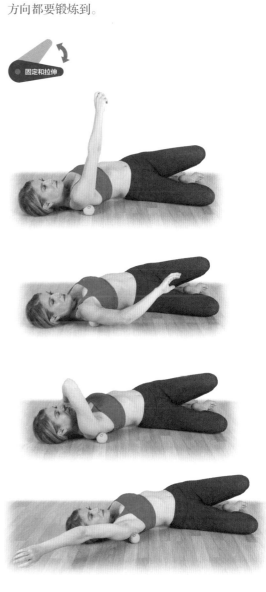

固定和拉伸

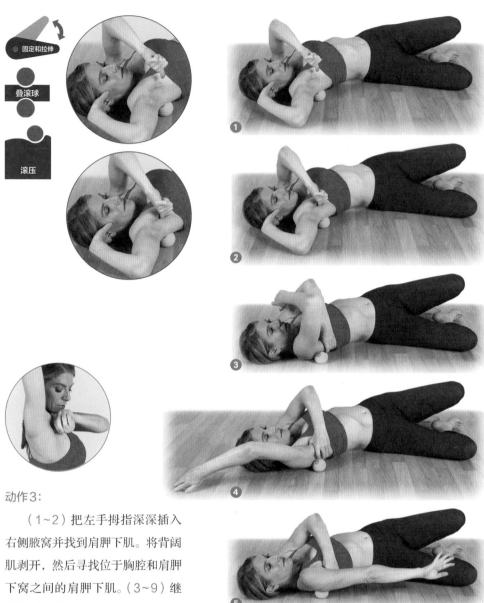

动作3：

　　（1~2）把左手拇指深深插入右侧腋窝并找到肩胛下肌。将背阔肌剥开，然后寻找位于胸腔和肩胛下窝之间的肩胛下肌。（3~9）继续练习上述动作2。

　　换另一侧练习动作1~3。

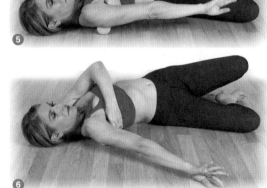

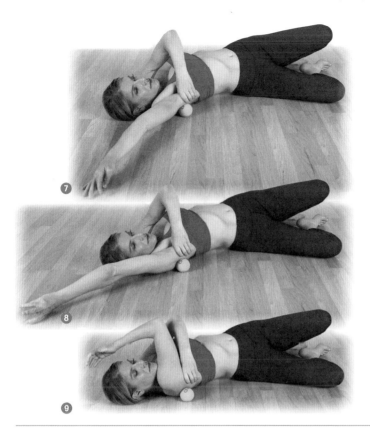

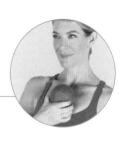

胸部放松

动作 1：

　　（1~2）取出任意一个按摩球固定在胸骨部位，可以面部朝下趴在瑜伽砖上或抵住门框（见第 254 页）。（3~5）固定和旋转胸骨部位的肌肤，尽可能多地抓住一些组织，然后朝着任意方向活动脖子、手臂或胸腔来滚动按摩球。收集更多的组织并滚压，然后在胸骨上重新找一个点重复练习。这会按摩到所有的胸大肌筋膜组织和肋间肌。

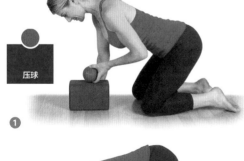

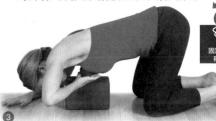

压球

固定/旋转和按摩

其他练习方式

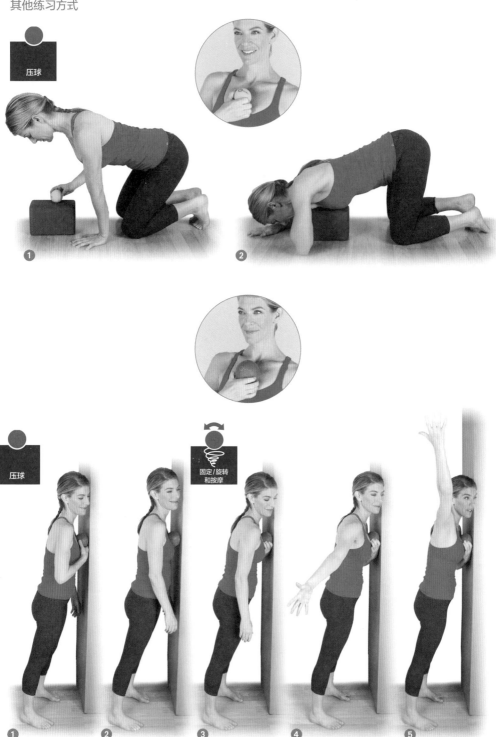

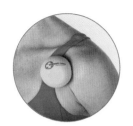

动作2：

- （1~2）将球放在左侧锁骨下方，抵在墙上。
（3~4）纵向滚压整个锁骨下方，直到靠近胸部边缘（胸小肌）区域。左右来回滚动，并根据需要增加力度。（5~7）将球放在适当的位置进行固定和拉伸，向任意方向活动肩膀、手臂或脖子。

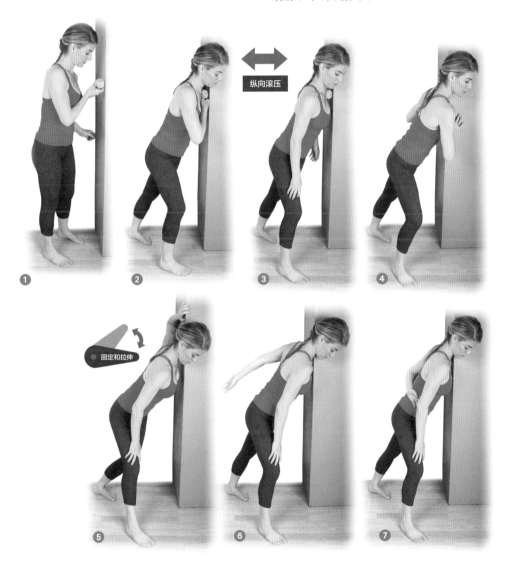

- （8~10）将球固定和旋转
  进入同一组织，加大穿透
  深度，接着活动脖子、肩
  膀或手臂。

  换另一侧重复动作1和2。

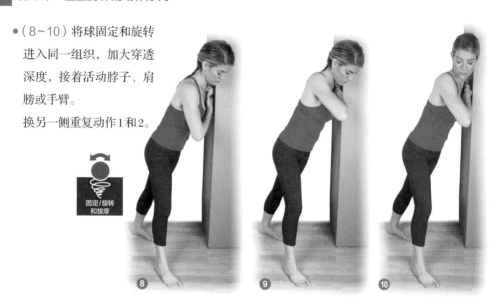

复查：肩部拉伸

你可以通过检查肩部活动范围来复查肩部的灵活性。观察你的肩部是不是比之前更灵活了。

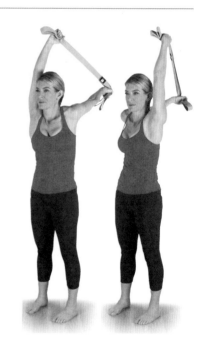

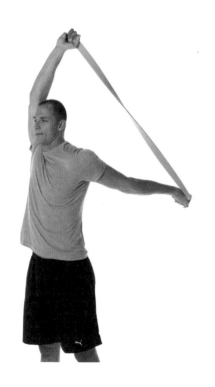

反馈

1. 照照镜子，看看你的双肩是否齐平，它们比平时高了还是低了？

2. 将手指和手臂放到身后沿着后背游走，就好像在挠痒痒一样。它们能在背上爬多高？

3. 完成句子：我感觉_____。

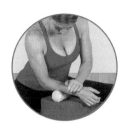

序列12：
肩部－肘部按摩

工具
Roll Model按摩球：Original YTU球、
PLUS球或袋装ALPHA球
垫子
瑜伽砖
墙角或门框

身体地图

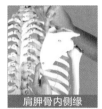

肩胛骨内侧缘

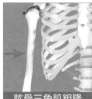

肱骨三角肌粗隆

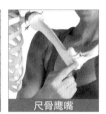

尺骨鹰嘴

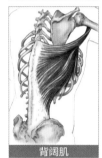

背阔肌

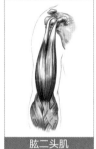

肱二头肌

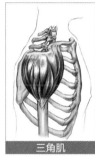

三角肌

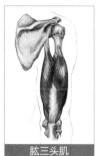

肱三头肌

按摩球基本停靠位置

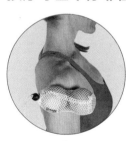

三角肌

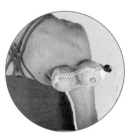

肱三头肌

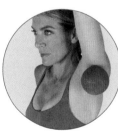

背阔肌起点

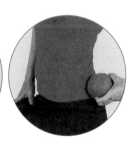

背阔肌止点

检查：肩关节屈曲和外旋

- （1~2）身体笔直站立（参见第64页），手心朝上，伸向前方。腹部和背部肌肉收紧，从而使脊柱保持稳定。

- （3~4）手臂上举，伸向天花板，避免肩部内旋。换句话说，就是你的手掌应该努力正面朝向身后的墙壁。请注意，在双臂达到垂直向上的位置之前，肩关节可能会被卡住，不能继续移动。在这种情况下，不要强行将手臂举过头顶，要关注它们停留的位置。

- 做5次胸腹式呼吸，最大限度地增加肩部末端的活动范围，但不要让胸腔或脊柱发生变形。

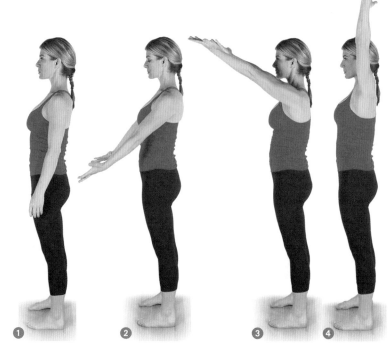

滚动序列
肩部按摩

动作1:

（1）身体斜靠在墙上，用肩外侧（三角肌中部）压住袋装按摩球。（2~4）膝部交替弯曲和伸直，以纵向滚压三角肌。

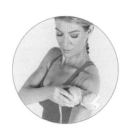

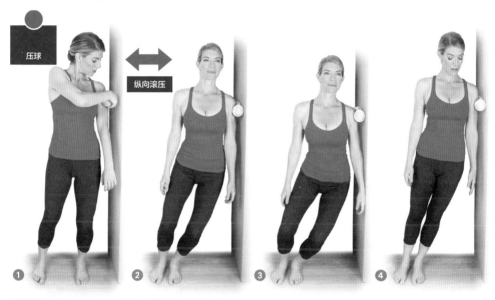

动作2:

通过用手推墙的方式用力收缩三角肌，保持数秒，然后松开。重复该动作5~8次。

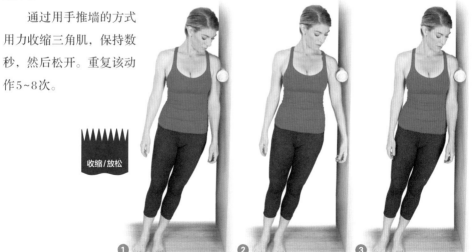

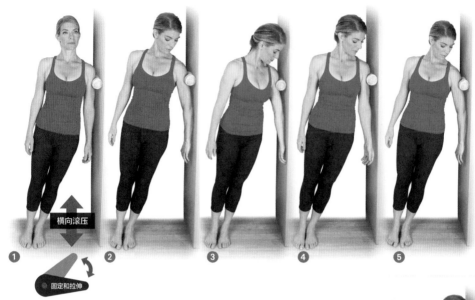

动作3：

（1）向各个方向旋转左肩，进行横向滚压、固定和拉伸练习。（2~3）向外旋转肩部，就好像在搭便车一样。（4~5）向内旋转肩部，（6）将手背放在腰下部。继续对球施加压力。

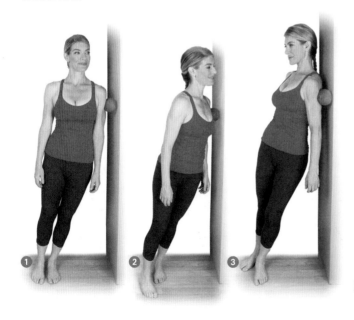

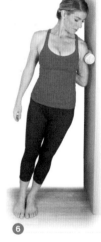

（1~3）这个序列也可以用一个ALPHA球来完成。

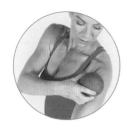

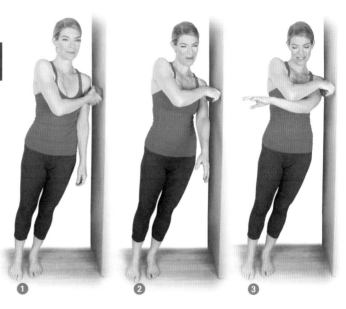

动作4：

（1~2）用一个Original YTU球或ALPHA球固定／旋转和按摩三角肌组织，按摩面积越大越好。（3）将肩膀和手臂向各个方向移动，然后加大旋转的范围。再往相反方向旋转，并尝试新的动作。

换另一侧重复动作1~4。

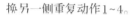

肱三头肌按摩

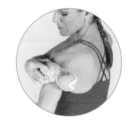

动作1：

（1）用一侧上肩部背面（肱部）按压袋装按摩球。一个球会挤进肩胛骨外侧。（2）身体靠墙，做几次深呼吸。（3~4）通过弯曲和伸直膝部的方式来纵向滚压肱三头肌。重复8~12次纵向滚压动作。

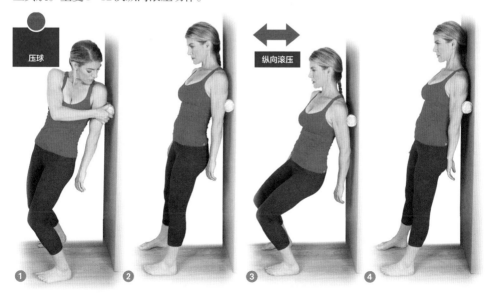

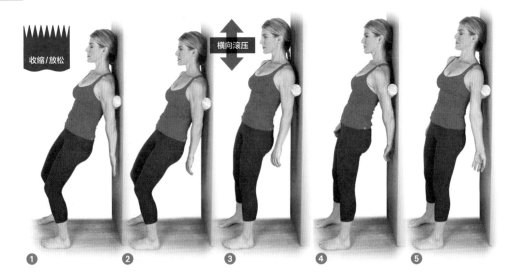

动作 2：

- （1~2）左手掌用力推墙，激活肱三头肌。保持几秒，然后松开。收缩/放松按摩肱三头肌 5 次。

- （3~5）通过肩部的内外旋转来横向滚压这些相同组织。这个动作也能沿着拉力线纵向滚压到袋装的两个按摩球夹住的大部分肱三头肌。

动作 3：

　　手肘弯曲，用肘部正上方的肱三头肌肌腱抵住球。根据手臂角度用上臂按压按摩球。你也可以用右手按住左臂（无图），从而向球施加更多的压力。

　　换另一侧重复动作 1~3。

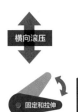

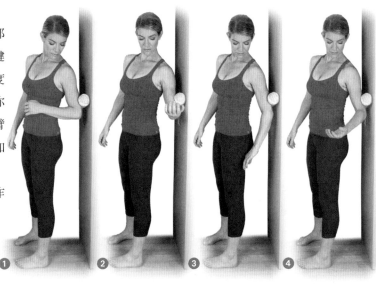

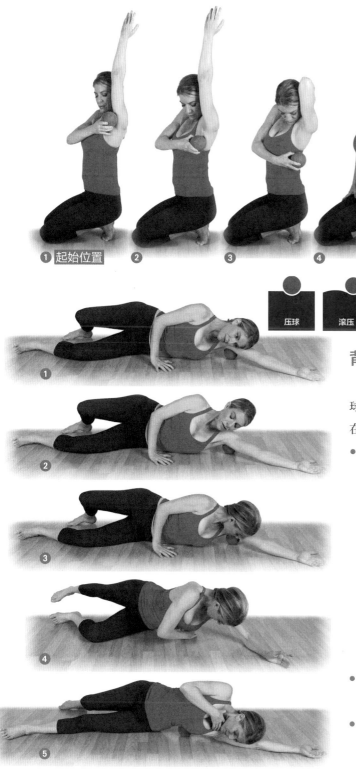

① 起始位置　②　③　④　⑤ 结束位置

压球　滚压

背阔肌接缝按摩

　　练习该动作时，要将ALPHA球、PLUS球或Original YTU球放在地上或靠在墙上。

- （1~5）该动作可以沿着肌肉在肱骨上的"起点"到腰部的"止点"进行，打开背阔肌接缝处的粘连组织。混用各种按摩球，根据你对压力的承受能力放在地上或靠在墙上练习。在练习的过程中交叉运用不同的动作技巧来重塑背阔肌与其下面的组织交界处的联结结构（详见第264~265页的图1~14）。

- 先在一侧练习5分钟，然后再换另一侧练习。

- 练习时可将一块瑜伽砖或枕头置于头下（无图），这样会比较舒适。

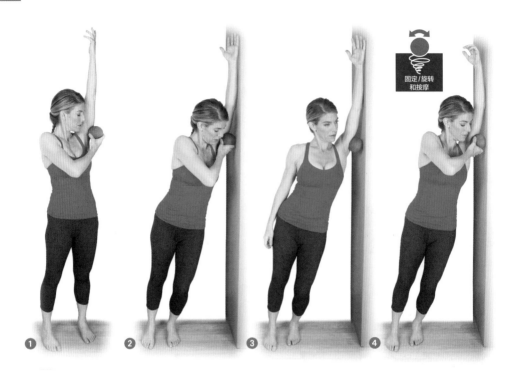

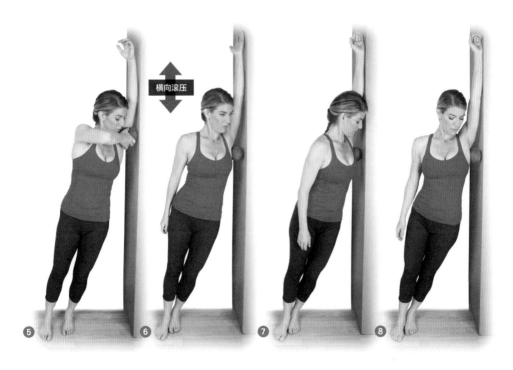

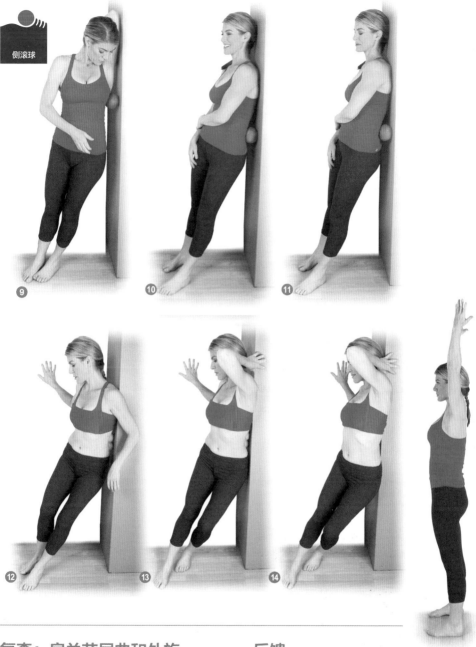

侧滚球

复查：肩关节屈曲和外旋

　　肩关节重新恢复原位，然后观察它的活动范围是否得到改善，或是感受它运动起来是否更加灵活。

反馈

1. 做几次胸式呼吸，并留意自己的感觉。

2. 给自己一个持久的、紧紧的拥抱，尽可能将双手环抱双肩并向后伸。是不是一只手比另一只手伸得更远？

3. 完成句子：我感觉_____。

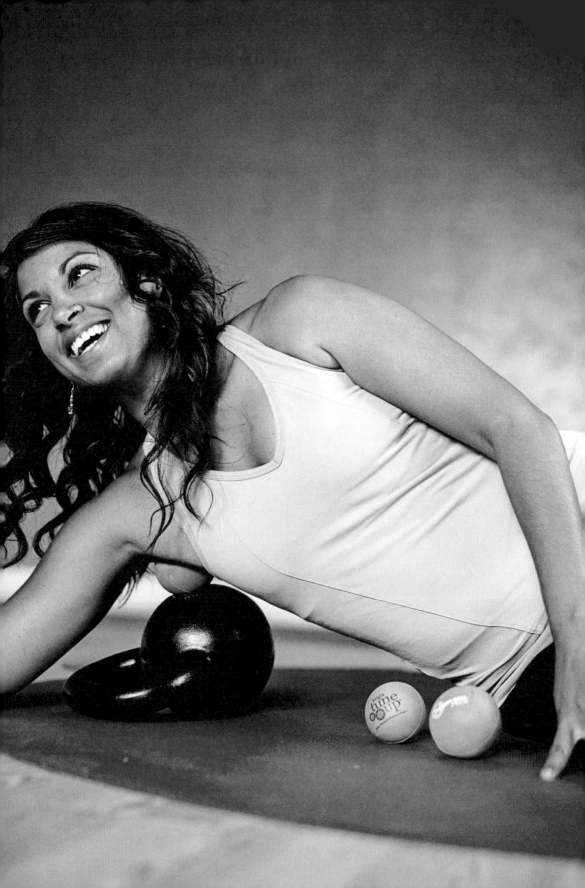

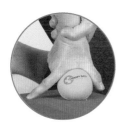

序列13：
前臂、手指、手和
手腕按摩

身体地图

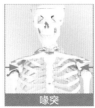

喙突

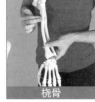

桡骨

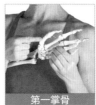

第一掌骨

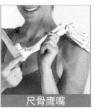

尺骨鹰嘴

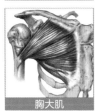

胸大肌

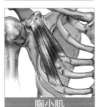

胸小肌

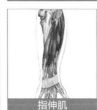

指伸肌

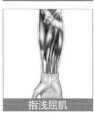

指浅屈肌

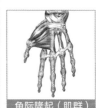

鱼际隆起（肌群）

按摩球基本停靠位置

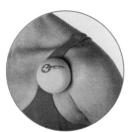

胸小肌/喙突

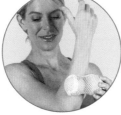

前臂骨

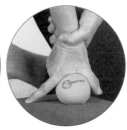

拇指

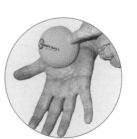

检查：手腕伸张

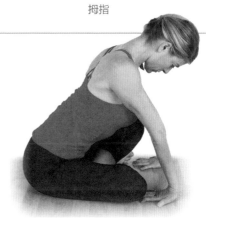

- 将双手手掌置于一个平整表面（地板、桌子或椅子）上，大拇指朝外，小拇指朝内。调整力度和角度，使整个手掌都处于平整表面上（你的手腕可能达不到图中我做的角度）。

- 手指张开，试着将前臂和肘部移向身体，从而增加拉伸力度，进行5次腹式呼吸。

滚动序列

胸肌按摩

动作1:

● (1) 将两个Original YTU球或PLUS球置于两块瑜伽砖上(或把两个ALPHA球放在地板上),找到身体两侧的喙突/胸小肌肌腱,然后将其压在球上。(2) 你的前额要放在地板上或折叠的毛巾上。静止时吸气,使球被动地压住肌肉1~2分钟。

(3~4) 随着呼吸的节奏开始练习固定和拉伸动作:吸气时手臂举向天花板(肩部伸展),呼气时手掌落回地面。

● 重复该呼吸动作8~15次。

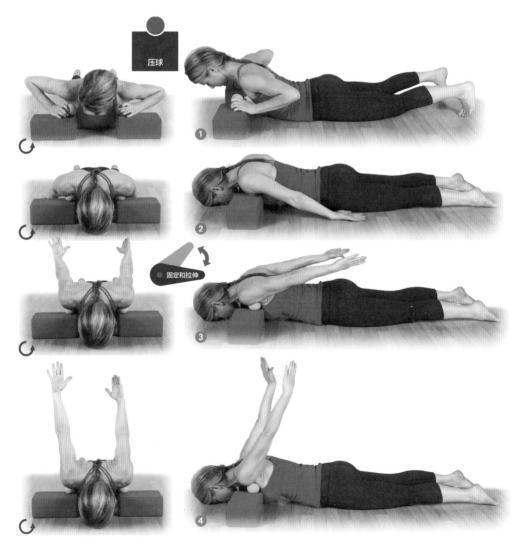

压球

固定和拉伸

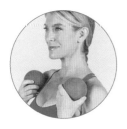

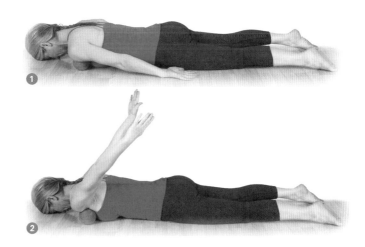

（1~2）你也可以把两个
ALPHA球直接放在地板上练习。

动作2：

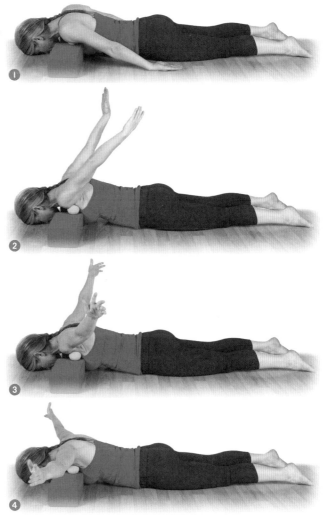

- （1）准备用你的肩部和双臂模仿游泳运动员蝶泳的姿势。（2）手臂要尽可能地伸展出去，（3~4）向外旋转，这样它们就可以继续向两侧伸展，（5）落在头顶两侧，掌心相对。
- （6~8）接着缓慢进行反向运动，同时保持深呼吸。
- 重复该动作8~10次。

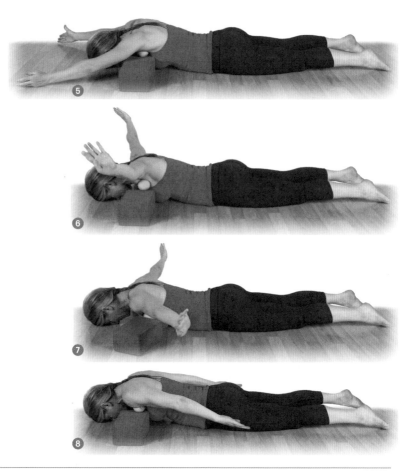

动作3：

- （1）模仿蛙泳的姿势。开始时，双臂位于身体两侧，掌心向上。（2）肘部弯曲，手背沿着地板向前移动。

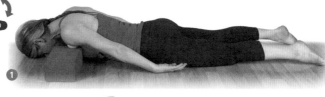

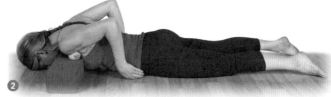

●（3）双臂越过瑜伽砖，
（4）直至手掌在头顶前
并掌。（5~9）将手臂向
两侧伸展，再向后划动，
回到起始姿势，就像你
在游泳一样。练习时注
意配合呼吸的节奏。

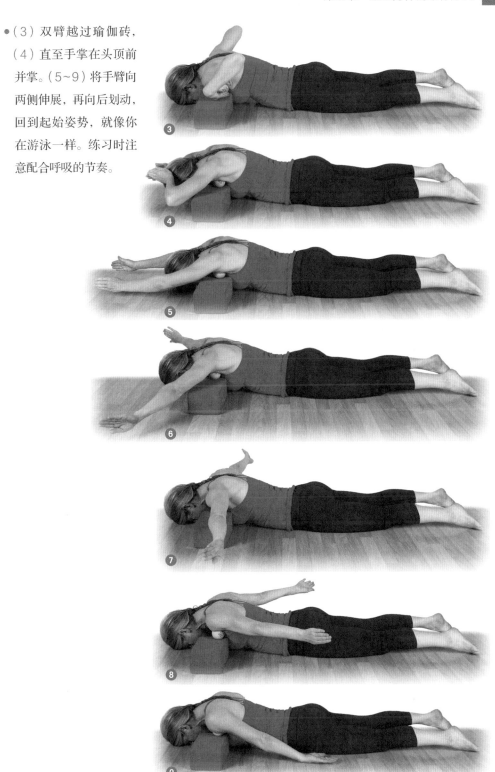

前臂按摩

动作1：

- （1~2）将右臂固定在袋装按摩球之间。你可以在办公桌、厨房餐桌或地板上的瑜伽砖上练习，（3~4）沿着前臂上下滚动按摩球来纵向滚压前臂顶端（指伸肌），就像磨刀一样。
- （5）用你的左手将球固定在靠近手肘（尺骨鹰嘴）附近的肌腱群部位。（6~8）通过屈伸或环转动作来收缩/放松手腕。

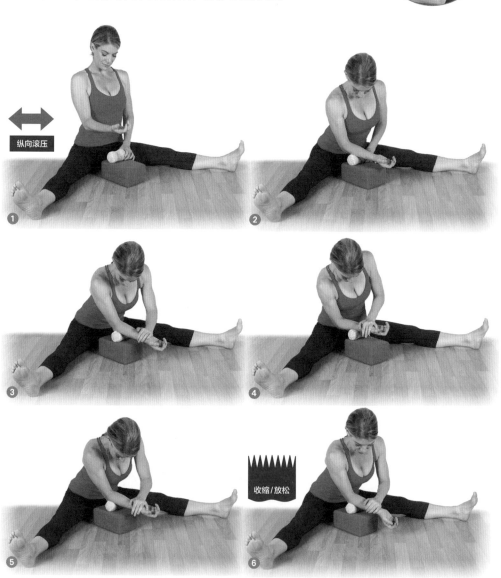

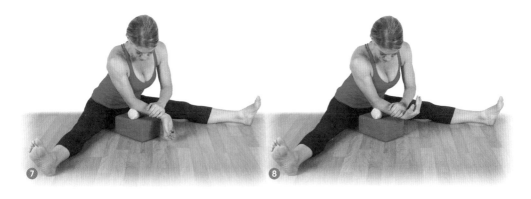

动作2：

● （1）将前臂翻过来，然后纵向滚压指浅
屈肌。当滚动前臂后侧（指浅屈肌）时，
（2）一定要使手腕放松，略微减轻手臂
上的压力。

● （3）转动手腕和前臂，让小指呈空手道
砍劈角度。（4）左手可以辅助施加压力，
（5~7）同时将球沿前臂骨滚至不同的组
织和肌腱。

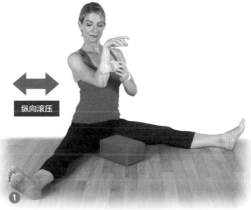

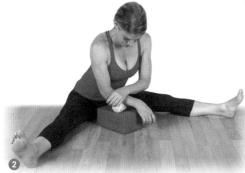

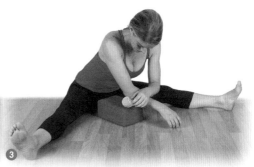

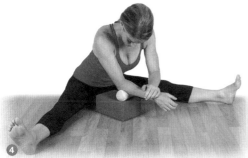

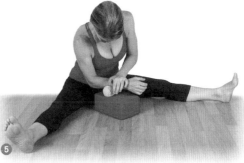

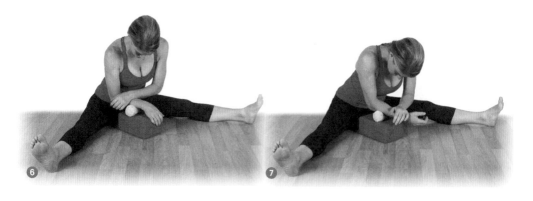

动作3：

- 当你把前臂从掌心向上翻转（仰位）成掌心向下（俯位）时，一定要用左手辅助来侧向滚压前臂组织。尽量多抓住一些筋膜层，然后在前臂上滚压，让其升温。
- 拿开一个球，用另一个球固定/旋转和按摩前臂的任何区域，激活指浅屈肌或指伸肌，然后再活动手腕和手指（无图）。

　　换另一侧重复动作1~3。

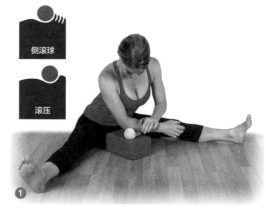

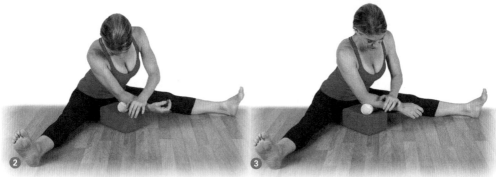

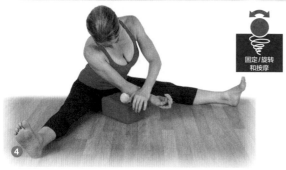

拇指按摩

动作1:

（1）右手拇指和食指分开，中间夹住一个按摩球，进行"拇指劈叉"练习。（2）两指分开，压球20~30秒，感受拉伸。（3）用力将拇指和食指夹进球里，（4）深呼吸，放松拉伸20~30秒。

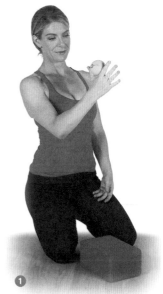

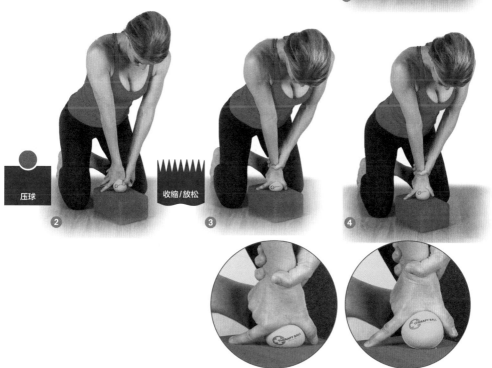

动作2：

　　将所有动作集中到拇指区域，从而产生大量的搓皮/滚压摩擦效果。再用左手控制拇指腕掌关节（位于第一掌骨）上的动作来侧滚压鱼际肌群（拇指底部的肌肉垫）。然后通过挤压球的方式来固定/旋转和按摩该区域，就好像在榨橙汁一样。然后再用同样的方式按摩整个手掌。尽情享受吧！

　　换另一侧重复动作1和2。

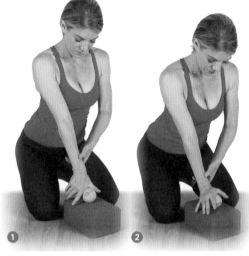

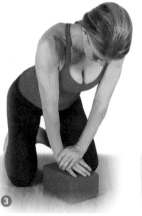 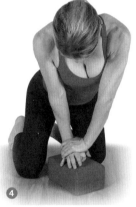 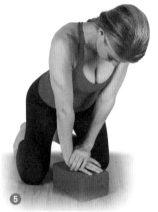

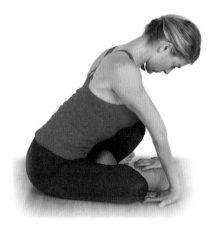

复查：手腕伸张

　　重新回到手腕伸张的姿势，感受僵硬度和伸展度是否还和以前一样，看看是否有了一些变化。

反馈

1. 在你手上寻找变成红色或淡红色的区域，它们变红说明血液循环加快了。

2. 抓住一个厚厚的物体（或ALPHA球），看看握力是不是变得更强了。

3. 完成句子：我感觉＿＿＿＿＿＿＿＿。

颈部和头部序列

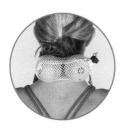

序列14：
颈部按摩

工具

Roll Model按摩球：Original YTU球、
PLUS球或袋装ALPHA球

垫子

墙角或门框

身体地图

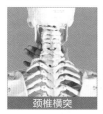

颈椎横突

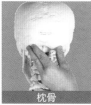

枕骨

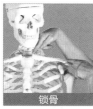

锁骨

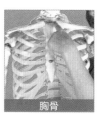

胸骨

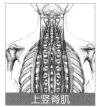

上竖脊肌

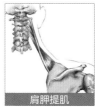

肩胛提肌

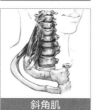

斜角肌

按摩球基本停靠位置

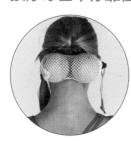

颅底/枕骨下方

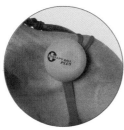

锁骨上方区域

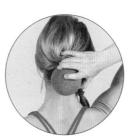

项韧带

检查：转动颈部，然后下颌收向锁骨

- （1）呈坐姿或站姿，保持最佳姿势（见64~
  66页），（2）将头部完全转向右侧。

- （3）下颌靠向锁骨，左肩保持不动。胸腹
  式呼吸2~4次。

  （4~6）换另一侧重复上述动作。

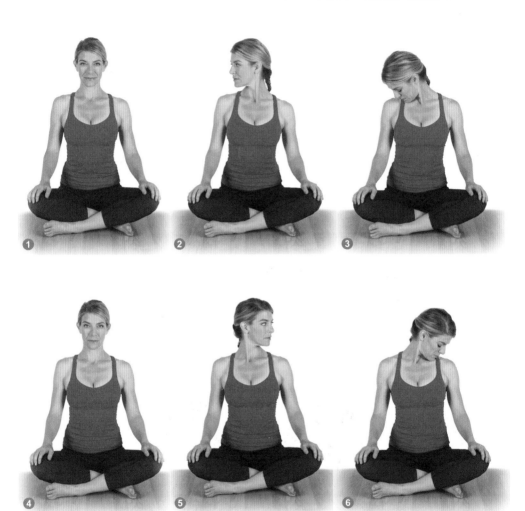

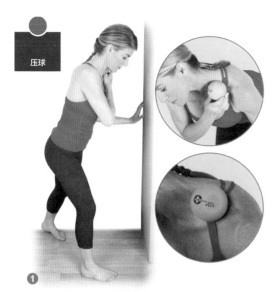

压球

滚动序列
锁骨上方滚压

动作1:

（1）将身体固定在墙角或倚在门口。取出一个球，将其放在锁骨上方斜角肌区域——肩胛骨前侧和锁骨之间的软组织。（2）髋部屈曲发力，将球抵在墙上，并确保头不会靠在墙上。做几次胸式呼吸。（3~6）开始练习各种固定和拉伸动作，将左臂绕过门边框/墙角，再后摆，最后背到身后，肩部向后伸。（7~8）右手背到身后，保持球的位置固定，通过将脖子转向右边并向上、向下看来拉伸颈部组织。

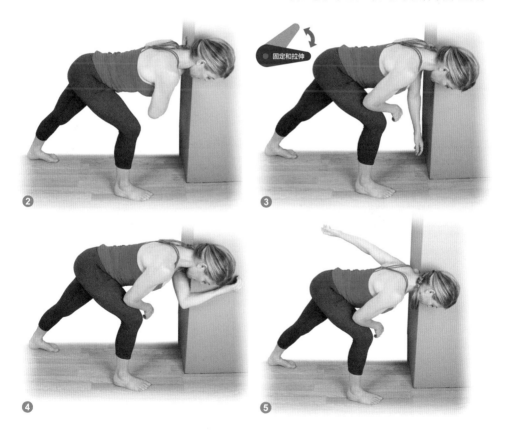

固定和拉伸

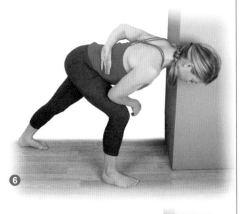

⑥

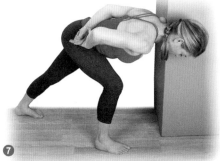

⑦

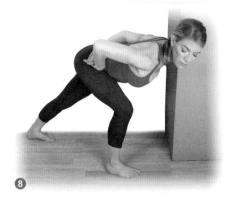

⑧

动作2:

活动你的左肩、脖子和第一肋骨,同时用右手辅助固定和旋转按摩球。继续把球滚至锁骨上方区域,寻找紧张的部位。然后再朝相反方向滚动。

换另一侧,重复练习动作1和2。

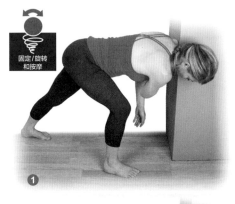

固定/旋转
和按摩

①

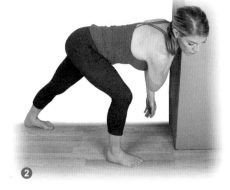

②

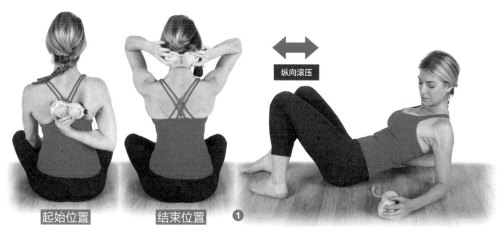

起始位置　　　　结束位置　　①

颈干按摩

（1~2）取出袋装Original YTU球、
PLUS球或ALPHA球，然后将球放在背
后，身体躺在上面。连续纵向滚压胸腔
上段至枕骨下方区域。（3~4）双手抱
头，盆骨抬离地面几厘米，使球像擀面
杖一样按压软组织。

小贴士：如果你感觉在上背部和脖
子之间滚动按摩球很难受，可以把脚稍
稍向躯干方向移动，这样球就会顺着你
的背部向下滚动。然后再让脚慢慢远离
躯干，这样球就会向着脊柱上方滚动。

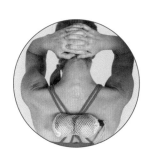

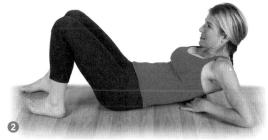

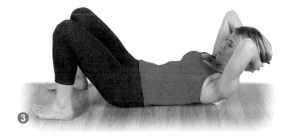

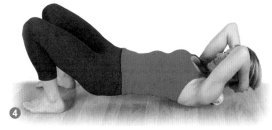

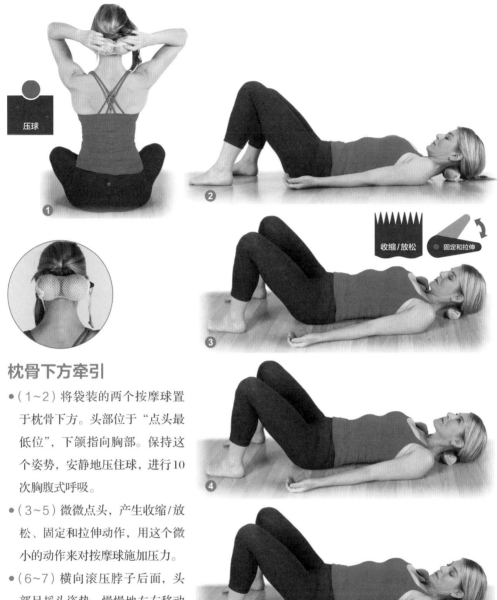

压球

收缩/放松 固定和拉伸

枕骨下方牵引

- （1~2）将袋装的两个按摩球置于枕骨下方。头部位于"点头最低位"，下颌指向胸部。保持这个姿势，安静地压住球，进行10次胸腹式呼吸。

- （3~5）微微点头，产生收缩/放松、固定和拉伸动作，用这个微小的动作来对按摩球施加压力。

- （6~7）横向滚压脖子后面，头部呈摇头姿势，慢慢地左右移动头部。

- （8）扩大活动范围，使脖子能够在一个球上保持平衡。一旦你的头部完全转到一侧达到"摇头"的最大幅度，就要将你的手放在头上增加压力，然后再次做点头的动作。

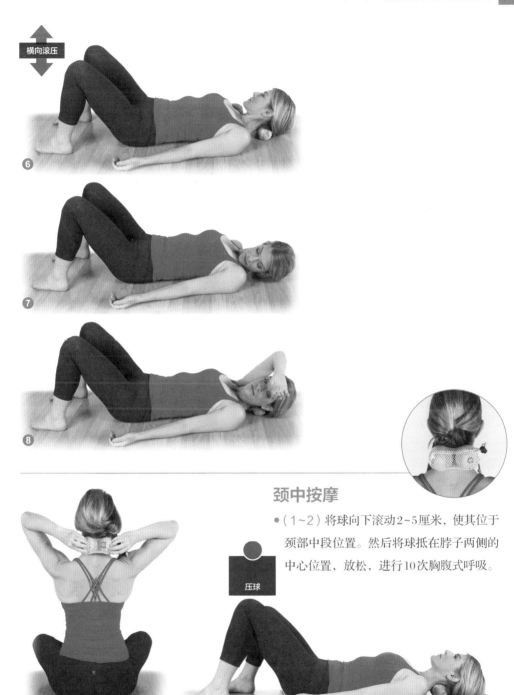

横向滚压

颈中按摩

- （1~2）将球向下滚动2~5厘米，使其位于颈部中段位置。然后将球抵在脖子两侧的中心位置，放松，进行10次胸腹式呼吸。

压球

● 然后重复下面的动作。

（3~4）微微点头，产生收缩/放松、固定和拉伸动作，用这个微小的动作来对按摩球施加压力。

（5~6）横向滚压脖子后面，头部呈摇头姿势，慢慢地左右移动头部。

（7~8）扩大活动范围，使脖子能够在一个球上保持平衡。一旦你的头部完全转到一侧，达到"摇头"的最大幅度，就要将你的手放在头上增加压力，然后再次做点头的动作。

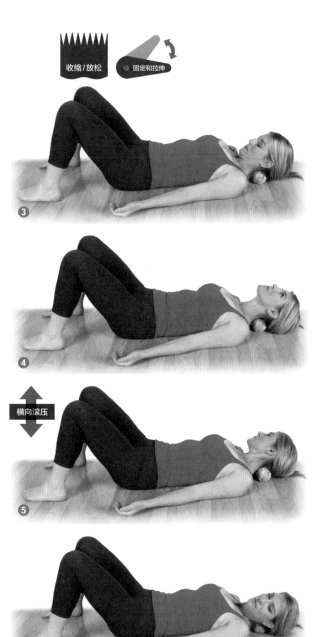

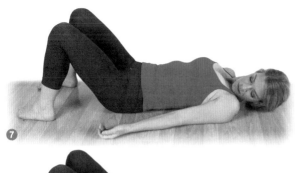

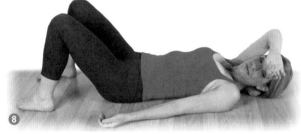

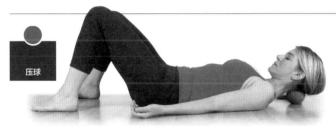

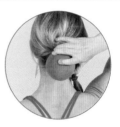

压球

颈部牵引

将一个ALPHA球放在项韧带上，也就是颈部和颅骨的交界处。下颌向胸部靠拢，头部到达点头姿势的最低位置。闭上眼睛，让脖子处于被动牵引的状态。彻底、缓慢地深呼吸2~3分钟。

复查：转动颈部，然后下颌收向锁骨

下颌内收并转动颈部。活动幅度是不是变大了？在颈部转到最远端的时候是不是感觉到限制或代偿情况减少了？

反馈

1. 你可以不动用肩部力量把呼吸带到胸腔顶部吗？

2. 你是觉得头脑清醒、注意力集中，还是有点昏昏欲睡？

3. 完成句子：我感觉_____。

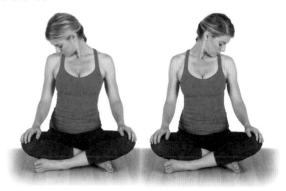

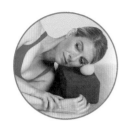

序列15:
头部、面部和下颌按摩

工具
Roll Model按摩球:袋装Original YTU球或PLUS球、ALPHA球
垫子
瑜伽砖

身体地图

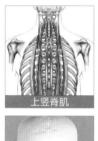

上竖脊肌

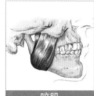

咬肌

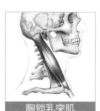

胸锁乳突肌

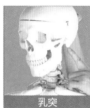

枕骨

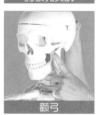

乳突

颧弓

按摩球基本停靠位置

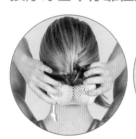

枕骨下方

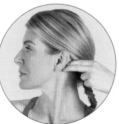

乳突
(耳垂后方的骨突起)

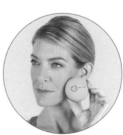

下颌肌(咬肌)

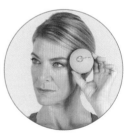

太阳穴(颞肌)

检查：颈部侧弯和下颌开合

- （1）呈坐姿或站姿，保持最佳姿势（见第64~66页）。右手放到左耳上，轻轻地把脖子拉向右边（不要过度拉伸，以免超出活动范围；让脖子找到其自然的终点位置）。

- （2）胸腹式呼吸2~3次后，尽可能张开你的下颌，然后再做2次呼吸。
- （3~4）两侧缓慢地交替练习。

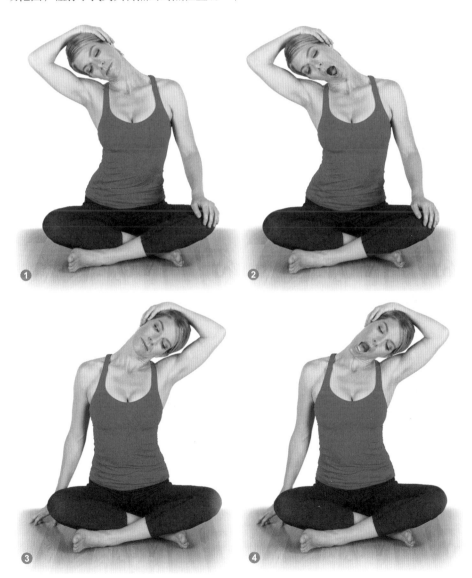

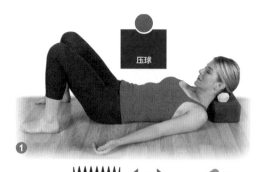

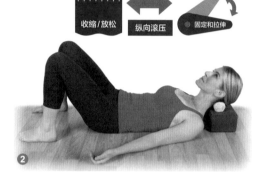

收缩/放松　纵向滚压　固定和拉伸

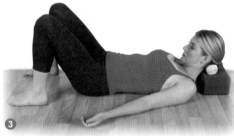

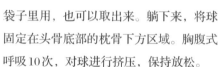

滚动序列
静止点按摩

- （1）将一块瑜伽砖或一本厚书放在地上，可以将按摩球装在袋子里用，也可以取出来。躺下来，将球固定在头骨底部的枕骨下方区域。胸腹式呼吸10次，对球进行挤压，保持放松。

- （2~3）轻微地点头，同时收缩/放松、固定和拉伸、纵向滚压这些肌肉。

- （4~5）尝试被动式纵向滚压动作。让头部和脖子完全放松，然后用脚蹬地进行推/拉，这将会使整个身体产生拖拽和释放的动作，从而产生"被动点头"的效果。

- （6~7）缓慢"摇头"，横向滚压颈部肌肉。将脖子左右扭动，扩大旋转范围。

　　小贴士：如果你的球没有放在袋子里，你可能需要用手来固定它们。未装在袋子里的球会产生最大的抓力，效果最好，但装在袋子里的球的作用也很明显。

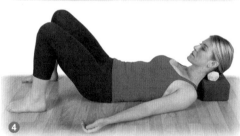

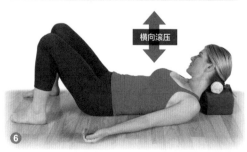

横向滚压

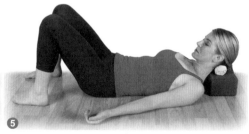

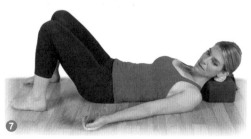

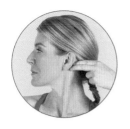

头痛消失

- （1~2）取出一个球，头部转向右边，把球直接抵在左侧乳突上。（3~4）当你用球按压这一点时，头部保持平衡。休息并充分呼吸5次。
- （5~7）轻微点头，纵向滚压左侧乳突。
- （8~10）轻微摇头，横向滚压左侧乳突。
- （11~13）通过转小圈来固定/旋转和按摩左侧乳突。然后用手将球旋入斜角肌和胸锁乳突肌的肌筋膜联结处（无图）。

　　换另一侧重复上述动作。

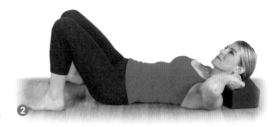

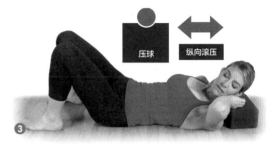

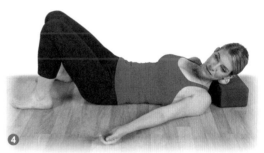

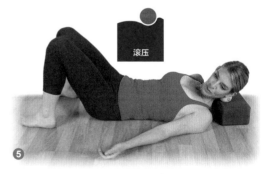

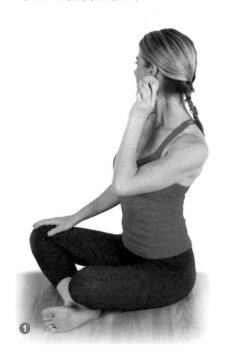

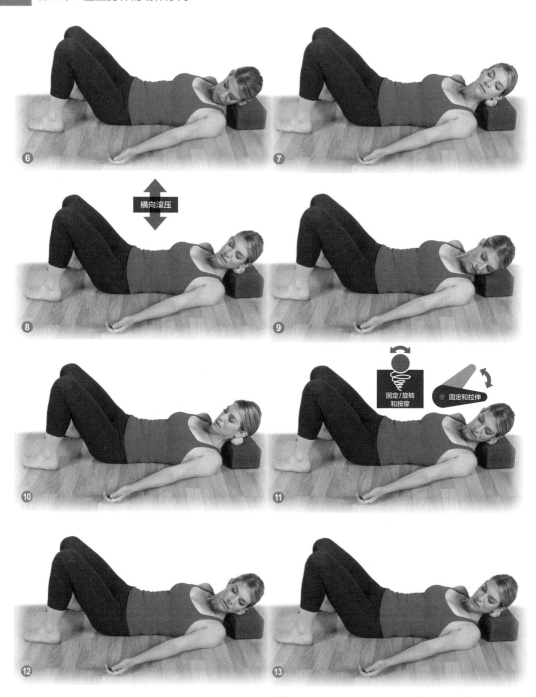

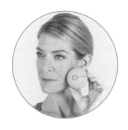

下颌关节按摩

动作1：

　　（1~2）身体先转向左侧，将一个球放在颧骨和颌骨之间，直接抵在下颌肌（咬肌）上面。停在此处进行几次胸腹式呼吸。（3~4）通过咬紧和松开牙齿来收缩/放松，然后慢慢打开和闭合下颌。

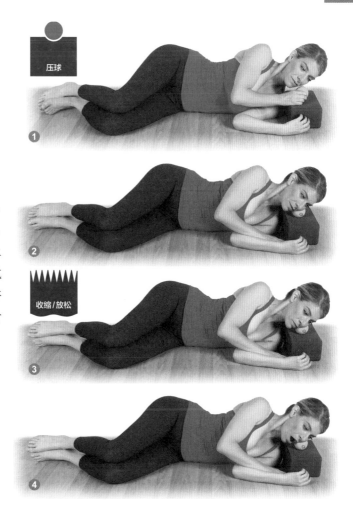

动作2：

- （1~2）做点头动作，沿着咬肌拉力线上下纵向滚压咬肌。
- （3~4）缓慢做摇头动作，横向滚压咬肌。

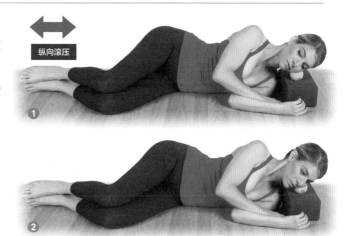

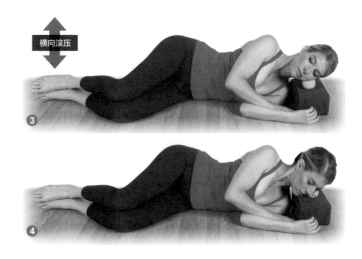

动作3:

交替打开和闭合下颌的同时做摇头动作,让横向滚压、固定和拉伸一起进行。如果你的下颌在打开的时候特别不舒服,也可以在下颌闭合的状态下做摇头动作。

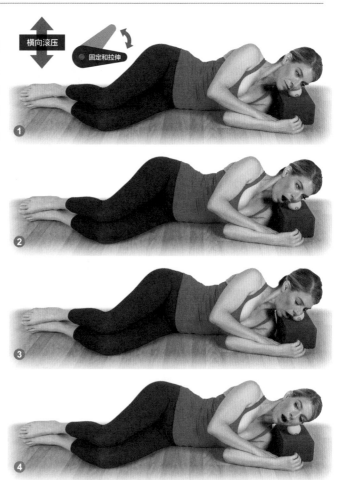

动作4：

（1~2）通过将球旋入下颌肌肉来固定/旋转和按摩，（3~4）头部和下颌做绕圈运动，就像一头牛在咀嚼草一样。

换另一侧重复动作1~4。

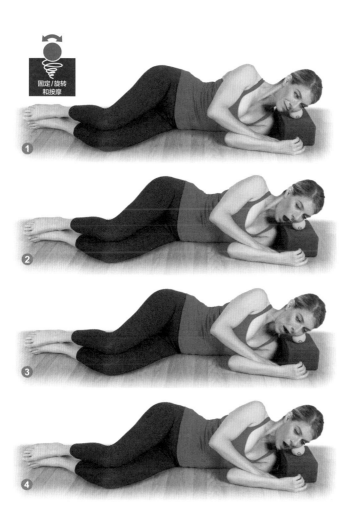

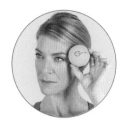

太阳穴按摩

动作1:

- (1~2)把球移到颧弓上面的左太阳穴(颞肌)上,深呼吸几次,进行休息和按压。
- (3~5)做轻微点头动作,纵向滚压太阳穴。

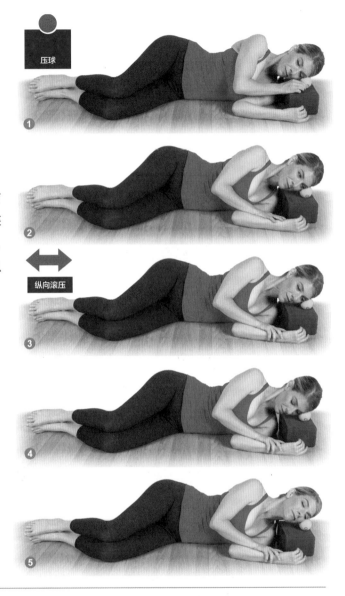

压球

纵向滚压

动作2:

- (1~2)缓慢地摇头,横向滚压太阳穴。

横向滚压

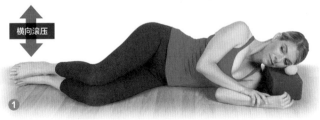

- （3~4）头部微微转圈，固定/
旋转和按摩太阳穴。右手抓住
另一个球，同时将球抵在右侧
太阳穴，形成叠滚球姿势（无
图），结合固定/旋转和按摩动
作，将球向每个可能的方向慢
慢转动。

　　换另一侧重复上述动作。

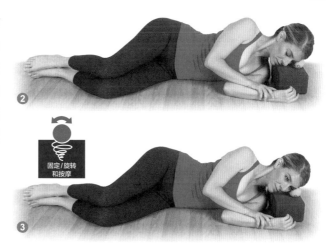

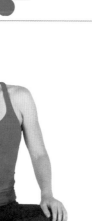

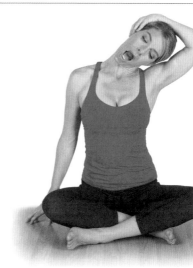

复查：颈部侧弯和下颌开合

　　复查一下你下颌和脖子的活动范围，并
看看你在颈部侧弯和下颌张开时是不是与之
前有所不同。

反馈

1. 你觉得自己是精神抖擞还是昏昏欲睡？

2. 你的呼吸与之前有什么不同？

3. 完成句子：我感觉＿＿＿＿＿＿＿。

自由探索序列

> ❚❚ 我们永远都不能停止探索，
> 如果我们的探索会有终点，
> 也将是下一次探索的开端，
> 去探索发现我们未知的地方。❚❚
>
> ——托马斯·斯特尔那斯·艾略特
> （T.S. Eliot）

最后这三个序列都是一些随机动作。除了让你的直觉引导你之外，没有任何模板可以遵循。很多时候，这就是我滚动身体的自然方式。我会从身体前面、后面或侧面任意一个点开始，然后根据身体需要用各种球来进行"按摩"。我和我丈夫有时候会在电视机前进行平板支撑，然后自由地切换各种让自己舒缓的动作序列。这开启了新动作的大门，同时又赋予传统动作新的解读。当你对自己的身体状况感到满意，并且能够顺畅地练习第6章中所讲述的九种基本Roll Model按摩球动作，你就可以开始真正的自由探索啦！享受它吧！

你可以将这些剪影、建议和照片作为灵感的启发，将各种球混搭使用，寻找方法来释放和抚慰自己的身体。

让按摩球成为你的橡胶手术刀，自己设计10分钟、20分钟或45分钟的"球舞"。私人教练和前健美运动员格雷格·里德（Greg Reid）告诉我，他每周会用按摩球从头到脚滚动全身三次。他的个人放松练习涉及身体每一个轮廓和缝隙，需要大约两个小时。所以不管你有两分钟还是两个小时，都可以用按摩球来好好照顾自己的身体。

滚动身体的缝隙可以帮助你感受身体各个部位与筋膜之间的内在联系。例如，沿着你身体背后的任何组织滚动按摩球，都可以改善背部所有组织的滑动能力。你可以多梳理这些不同的"联结处"，在滚动后感受关节活动度的扩大和疼痛的缓解。我会为这些序列提供一个总体的检查和复查动作。你可以参考下一部分来制定自己自由探索序列的"练习前"和"练习后"动作。

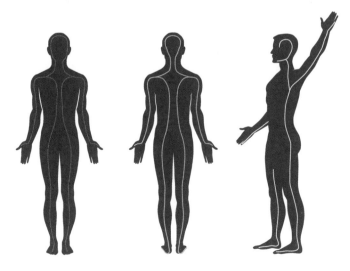

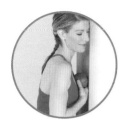

序列16：
身体前部按摩

工具

Roll Model按摩球：Original YTU球、
PLUS球和Coregeous球
垫子、瑜伽砖、墙壁和椅子等任何物体

身体地图/按摩球基本停靠位置

你身体前部的任何位置。

检查

可以通过任何拉伸身体前部的动作来进行检查，如拱起整个身体的后弯动作。或者用任何拉伸身体前侧的动作来激活身体组织。

滚动序列

- 从你身体前部的任何一点开始，然后滚动剪影图（见296页）中所有标红的位置。
- 你可以尝试所有的按摩球，也可以只固定使用一种球。不过，当你滚动腹部的时候，我还是建议你只使用Coregeous球。
- 混搭练习所有九种Roll Model按摩球动作。
- 记住要保持呼吸（参见第134页呼吸方法）。
- 多滚动你觉得需要重点关注的部位。

复查

和自我检查时的动作一样，如身体后弯，是不是感觉活动幅度变大了？阻力变小了？你的呼吸感觉如何？你的心情感觉如何？

反馈

1. 试着专门将气息带到身体前部，你的呼吸流动性如何？

2. 你身体哪个部位最紧张？哪个部位最放松？

3. 完成句子：我感觉＿＿＿＿＿＿＿＿。

提示：下图中我展示的是一种极端活动范围的例子，请不要强迫自己做这个动作。我放这张图只是想表明，这个序列可以打开你身体的整个前部。

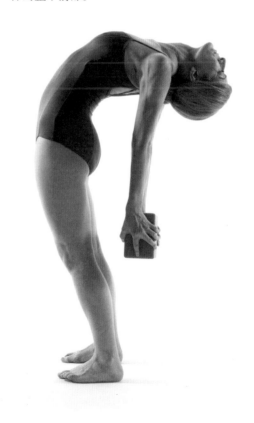

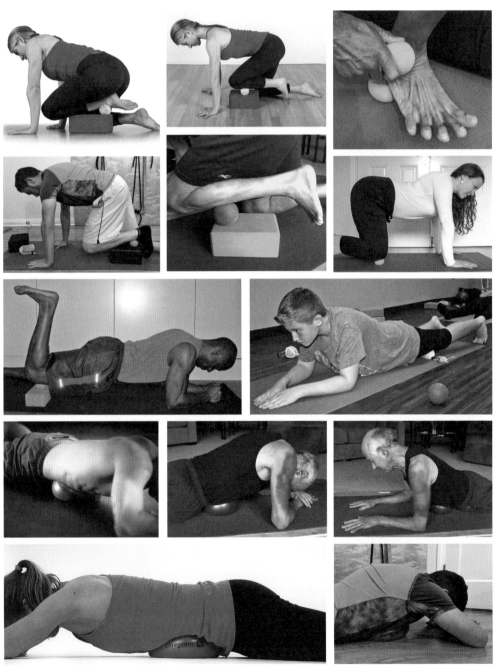

通过这些图片来探索身体前部自由序列

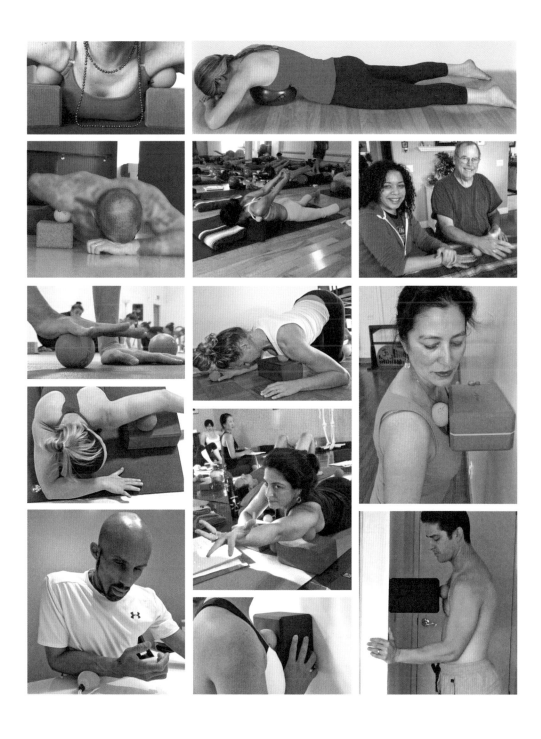

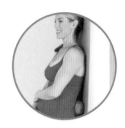

序列17：
身体后部按摩

工具
Roll Model按摩球：Original YTU球、
PLUS球、ALPHA球和Coregeous球
垫子、瑜伽砖、墙壁和椅子等任何物体

身体地图/按摩球基本停靠位置

你身体后部的任何位置。

检查

你可以通过任何拉伸身体后部的运动来进行此项检查，如简单的前弯动作。但这些动作要能够拉伸你身体后部的所有部位，你也可以做全身背部伸展的动作。

提示：右图中我展示的是前弯动作，这个动作的活动范围相当极端。请不要试图强迫自己做到这个程度。我用这张图只是想表明，这个序列可用于打开你身体的整个后部。

滚动序列

- 从你身体后部的任何一点开始，滚动剪影图（见第296页）中所有标蓝的位置。你也可以从一只脚的脚底开始，然后沿着整个身体的后部向上滚动，直至到达脑后，然后再反方向滚压。换句话说，就是从脚到头，再从头到脚。
- 可以尝试所有的按摩球，也可以只固定使用一种球。
- 混搭练习所有九种Roll Model按摩球动作。
- 记住要保持呼吸（参见第134页的呼吸方法）。
- 多滚动你觉得需要重点关注的部位。

复查

和自我检查时一样伸展你的身体，是不是感觉活动幅度变大了？阻力变小了？你的呼吸感觉如何？你的心情感觉如何？

反馈

1. 花三分钟的时间平躺在垫子上，有意识地呼吸。你觉得自己身上哪个部位最灵活？哪个部位需要多花一些时间进行练习？
2. 站起来检查自己的直立姿势。感觉如何？
3. 完成句子：我感觉_____。

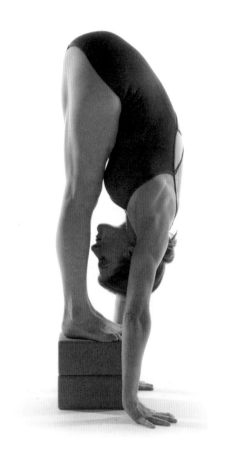

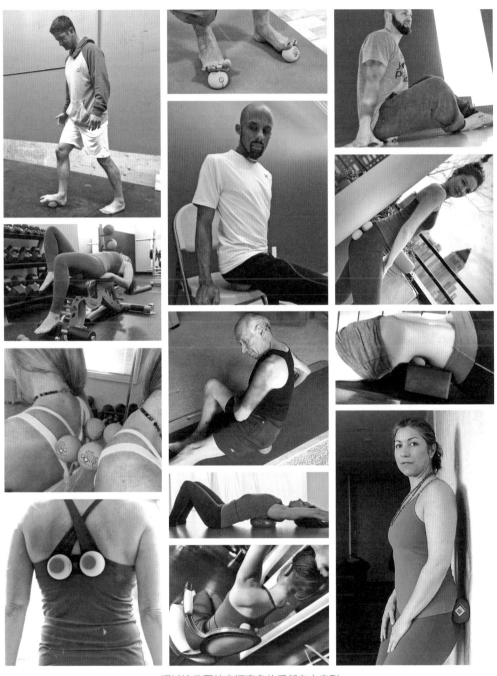

通过这些图片来探索身体后部自由序列

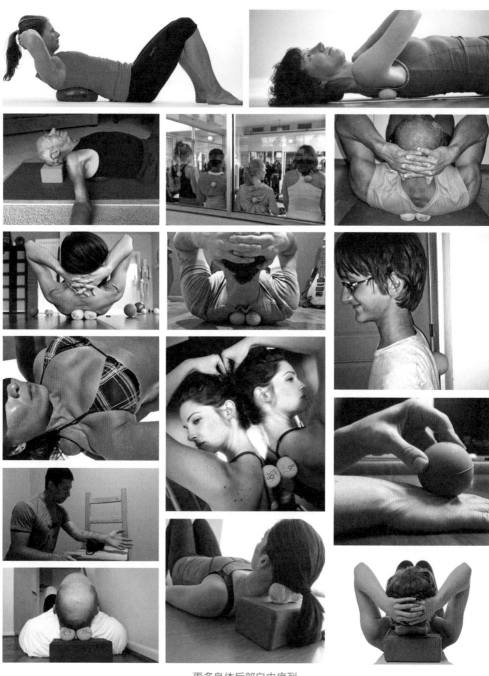

更多身体后部自由序列

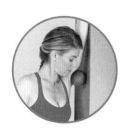

序列18：身体侧面按摩

身体侧面按摩动作可能稍微有些难度。请运用想象力，再结合九种按摩球基本动作，使用装在袋中的按摩球来最大化地滚压大腿内、外侧，以及手臂的内、外侧。

身体地图/按摩球基本停靠位置

身体左侧或右侧的任何部位，包括四肢内、外侧。

检查

你可以通过任何拉伸身体侧面的运动来进行检查，如简单的侧弯动作。尝试能够拉伸你身体侧面任何部位的动作，或是全身侧面伸展动作。

滚动序列

● 从你身体侧面的任何一点开始，滚动剪影图（见第296页）中所有标黄的位置。你也可以从一只脚的脚底开始，沿着脚踝向上滚动，在整个腿外侧走"之"字路线，同时用另一个球滚压大腿内侧，形成叠滚球动作效果。

● 我建议在滚动腹部的时候换成Coregeous球，或将你的身体和ALPHA球一起抵在墙壁上，从而滚压腹部和胸腔两侧。

● 试着用墙壁形成叠滚球动作（球要放在袋子中），从而同时滚压手臂两侧。

● 你可以使用所有的按摩球，也可以只固定使用一种球。

● 混搭练习所有九种Roll Model按摩球动作。

● 记住要保持呼吸（参见第134页的呼吸方法）。

● 多滚动你觉得需要重点关注的部位。

复查

和自我检查时一样伸展你的身体，是不是感觉活动幅度变大了？阻力变小了？你的呼吸感觉如何？你的心情感觉如何？

反馈

1. 呼吸15次，让腹部两侧鼓起，肋骨外凸。在这个过程你感觉如何？

2. 跳个慢速的"霹雳舞"，身体像蛇一样扭动。你动作的质量怎样？

3. 完成句子：我感觉＿＿＿＿＿＿＿＿＿。

提示：下图中我展示的是扭体侧弯动作，这个动作的活动范围相当极端。请不要试图强迫自己达到这个程度。我用这张图只是想表明，这个序列可以打开你身体的侧面部位。

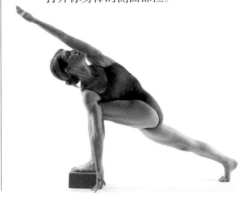

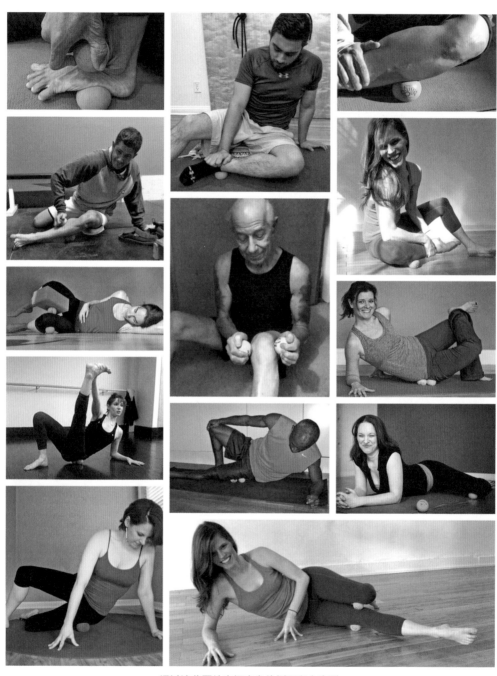

通过这些图片来探索身体侧面自由序列

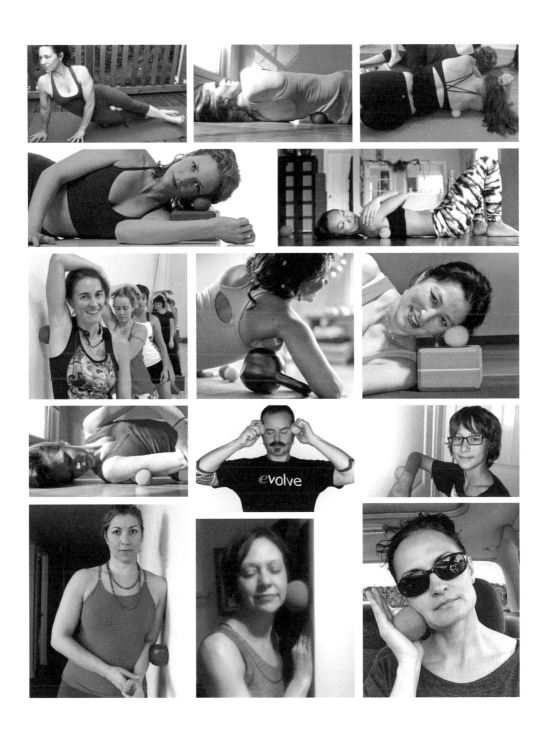

第9章

放松的"滚动"

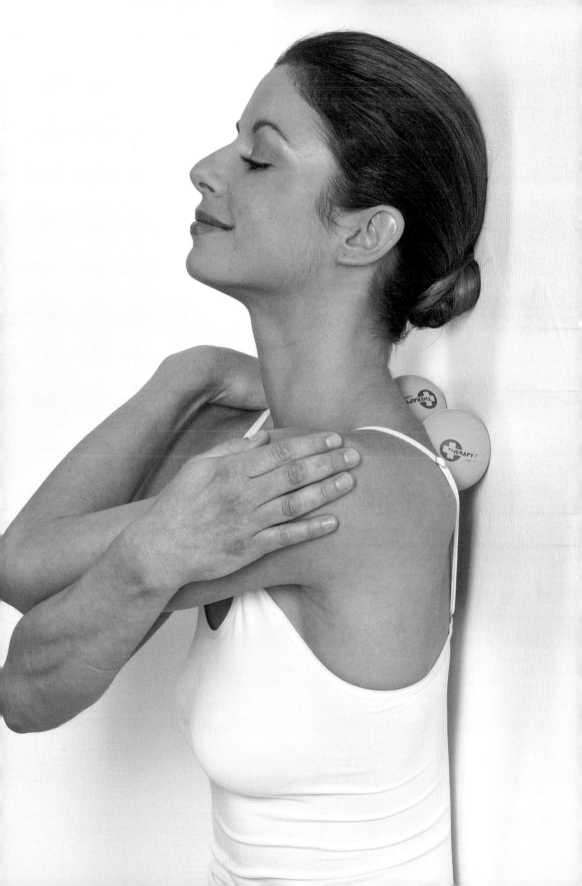

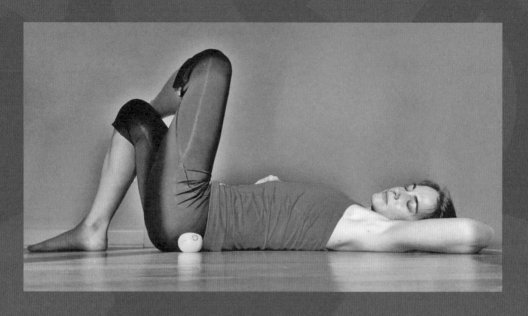

　　滚动模式疼痛自疗法可以归结为一个最简单的指令——随时开始滚动吧！哪怕你只是边看《比佛利娇妻》（*The Real Housewives of Beverly Hills*）边用按摩球"无意识地"滚动身体，或是乘飞机时将按摩球放在臀部下面，站在办公桌旁或洗碗的时候将按摩球踩在脚下，按摩球随时都能帮到你。

　　若想要获益更多，还需要添加其他步骤来最大化按摩球对你身体每一个系统的影响。正如我的老师格伦·布莱克所说，要让我的练习变成"浓缩橙汁"，以此来增加我的"运动维生素摄入量"，你可以通过加强放松练习来提高按摩球的训练效果。

　　只有把你的身体、头脑和心灵带到训练项目中，你才能创造出一种非常放松的内部环境，才便于将滚动模式疼痛自疗法的好处融会贯通。

神经系统简介

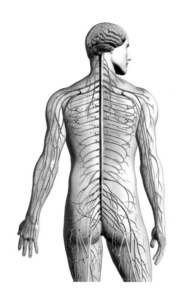

人体的周围神经系统主要分为三个分支：躯体神经、自主神经和新发现的肠神经。[*]

躯体神经主要负责支配骨骼肌肉并接收感觉信息。一直以来，你有意识地通过躯体神经来支配身体，穿过特定空间，对周边环境做出反应，或按照思维行动。

自主神经自主地控制你的内部器官和功能，这意味着它不为意志所改变。它由交感神经和副交感神经组成，它们似乎有自己的"思想"。交感神经系统会激活你的内脏和骨骼肌系统，做出战斗或逃跑反应。这时你的身体觉醒了，处于"开启"状态。当你陷入恐慌时，主要归咎于交感神经。副交感神经系统主要负责内脏器官的日常功能，也就是常说的"休息、消化和恢复"反应。它会使身体进入平静状态，让你的身体"关闭"。你的身体放松下来都是副交感神经的功劳。

由于自主神经不在你的意识掌控之中，你必须采用一些方法来创造最佳条件，使其良好地运作，让它所管理的器官和系统充满活力。在滚动模式疼痛自疗法的帮助下，你可以通过对肌肉和躯体神经的控制来直接影响自主神经的开启或关闭状态。通过练习，你可以学会将思想传递给肌肉。

通过对饮食、运动、睡眠、呼吸和放松的关注，你可以有意识地使自主神经系统功能实现最优化。

当你通过系统地处理意识控制（躯体神经系统）下的肌肉来进行放松时，就可以让处于兴奋中的身体冷静下来。幸运的是，有多种方法可以下调神经系统的兴奋度，进入副交感神经支配状态。

形成一种放松技术需要花费很多时间和精力，因为你的大脑经常处于激活状态，交感神经过于兴奋。大脑中处于警觉状态的神经元的数量远超处于放松状态的神经元。打个比方，你的神经系统很容易从静止加速到每小时60码（1码=0.9144米），但是很难猛踩刹车从每小时60码降到每小时0码且不会偏离轨道。你的副交感神经系统需要大量的调养才能充分发挥镇静功能。为了保持大脑的化学平衡、恢复组织、消除疼痛、减少压力对身体的伤害，你必须学会如何有意识地按下你的关闭按钮。

[*] 肠神经系统主要支配消化和自主行为。想了解更多信息，参见迈克尔·格尔森（Michael Gershon）博士的书——《第二大脑》（*The Second Brain*）（Harper Perennial，1999）。

让自己镇静下来：副交感神经系统的5P定理

有好几种方法可以帮你按下你的关闭按钮。你的身体越符合下面列出的这些条件，你就能越投入，你的放松感受会越彻底，你也会更全面地适应滚动模式疼痛自疗法所带来的积极变化。

1. 洞察力（Perspective）——心态。

2. 地点（Place）——宁静。

3. 姿势（Position）——平躺。

4. 呼吸节奏（Pace of breath）——关注呼气。

5. 抚触治疗（Palpation）——按摩球按摩。

这不是一个固定顺序，有些条件会同时出现。想要获得最佳效果，你就需要尽可能多地满足这些条件。

让我们逐项了解一下。

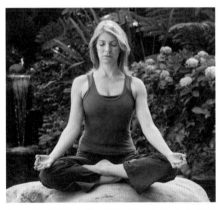

你不需要把腿盘成上图这样，去想象自己身处"天堂"来放松自己，但你至少需要采取一种可以让自己彻底放松的姿态

洞察力

洞察力归根结底就是你如何看待自己的行为，它与你态度的取向有关。想要真正从有意识的放松中获得好处，你必须要创造出一种在休息状态能保护自己的精神屏障。

请对自己说："我要让自己完全放松。"

你要允许自己暂停下来。安排好自我护理的时间，并抱着乐观的心态来执行。你正在做一些非常有意义的事情，从而重新掌控自己的健康、复原和转变。所以请花时间去了解，并努力去执行自我治疗的过程。

你可以彻底放松了。

你现在感觉好些了吗？

现在，请确保周围的环境也很适合放松。

地点

我会在候机大厅、公共卫生间、办公室地板、汽车座椅、摇滚音乐会、电影院和所有可能的地方滚动按摩球。只要你让它们帮忙，按摩球就能够发挥魔力。当然，如果时间和空间允许，还有更理想的环境可以作为练习场所。

找一个温暖、安静的房间。最好里面有干净的表面，木质地板、机织地毯、厨房地板或者墙壁都可以。按摩球在坚硬的表面上滚动效果最好；太厚的地毯会使球陷进去一部分，导致皮肤被地毯擦伤（在这一点上，请相信我）。如果你家有体操垫或瑜伽垫，可以把它放在地毯上面，以减少地毯对皮肤

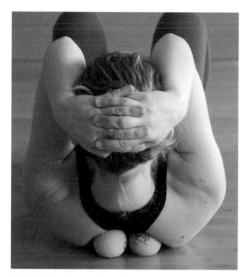

你周围的环境不一定要像避难所那样无噪音，但安静的环境确实有助于减少身体和感觉障碍

的伤害。我的医生父亲喜欢在床上滚动按摩球，来缓解髋部疼痛并辅助睡眠（比安眠药有用多了）。如果你的垫子很软或床上用品很多，那么在床上使用它们会比较困难。

最重要的是，要找到一个让你感到平静和放松的地方来舒展自己。

如果你的目标是彻底地放松，那么请调暗灯光来减少对视神经的刺激。

有时你可能会无法找到理想的"地点"。例如，你可能想在运动前在健身房滚动按摩球来热身。我就遇到过这样的情况。健身房明亮的灯光、嘈杂的声音和其他干扰是无法创造出宁静空间的，但你可以闭上眼睛并把注意力集中在自己的感觉上来减少外界的感官刺激，与自己的"洞察力"相连接，调节好呼吸。

呼吸节奏

呼吸是你身体内部的"晴雨表"，它会不断向你提供关于精神状态的反馈。急促、短浅的呼吸表明你的交感神经过于活跃，而深沉、舒缓的呼吸则代表你的副交感神经主导了平静状态。请仔细观察并调节好你的呼吸，这样才能调控你的生理功能。

你的每一次呼吸都可以分为4个部分。

1. 吸气。
2. 吸气后、呼气前的暂停。
3. 呼气。
4. 呼气后、吸气前的暂停。

每一部分的持续时间主要取决于你的生理状态或内部压力。

当你压力很大时，身体会花更多的时间用于吸气和屏住呼吸，身体此时就像一个膨胀、紧绷的气球。例如，你在受惊状态的时候，你会倒吸一口气（快速吸入大量空气），然后屏住呼吸直到危险过去。在危险过去之前，你不会发现自己会打哈欠或叹息。这就是所谓的激活/交感神经兴奋状态。

当你压力很小时，你的身体会像一个排空气体的气球。比如，你会打哈欠、悠长地呼气，同时还伴有叹息声，之后暂停吸气。事实上，当你终于再次开始吸气时，可能会惊讶地意识到自己已经好久没有呼吸了。这就是所谓的平静/副交感神经兴奋状态。

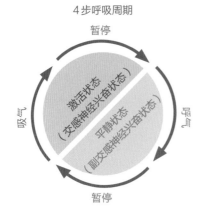

4步呼吸周期

暂停

激活状态
（交感神经兴奋状态）

平静状态
（副交感神经兴奋状态）

吸气

呼气

暂停

放松的理想状态是呼气比吸气花更多的时间。当你的身体开始放松下来时，你会发现自己自然而然地排出大量的气体。当你达到深层放松的境界时，自己会不由自主地叹息。这是一个很好的迹象，表明你正在进入更深层次的平静状态。

请根据第7章的内容仔细研究如何重塑你的呼吸，然后返回，再放松，直到找到一个舒适的姿势。

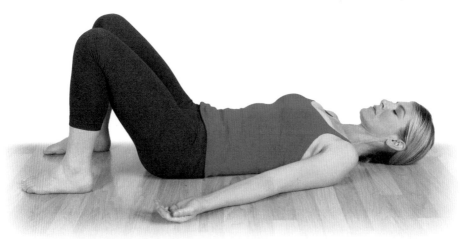

姿势

身体平躺，保持放松。

最容易让身体放松的姿势是仰卧。你是不是经常会躺在床上或沙发上并感觉整个世界的重量都离开了你的肩膀？你有没有注意到，即使只是躺几分钟，你都会产生时间很长的非自主呼气？只要你躺下来，你身体的关闭按钮就启动了。

当你躺下时，那些支撑你脊柱直立的肌肉和组织不再需要辛苦地工作，横膈膜和心脏的结构应力都会下降，所以一切都会放慢……降……低……重力也发挥着不同的作用，它会使你的肌肉向地面伸展（这让我现在想小睡一会儿）。毫无疑问，我们平躺的时候睡得最香。如果你坐着打瞌睡，醒来的时候精力不会那么充沛。在国际航班的座椅上休息？那绝对不会是最佳的睡眠方式。

卧姿是滚动按摩球的最理想姿势，因为它可以最大限度地减少外界对身体组织的压力。在练习按摩球时，有些人一开始可能会觉得很难，因为放松下来的整个身体重量很难集中到按摩球上。而卧姿会充分利用整个身体重量和重力的复合效应来滚动按摩球。如果压力无法忍受，令你没有办法放松和呼吸，就需要改变球的位置和身体的位置。你可能需要靠在墙上，而不是完全放松地躺在地板上练习。

比卧姿更高阶的一种姿势是倒姿。当你抬高骨盆使其高出心脏部位，或是心脏部位高于大脑部位时，你的身体会自动关闭交感神经活动。这就相当于按下你身体这一计算机上的关闭按钮。文件夹和窗口关闭后，你的大脑会变得更清晰、更平静。这个放松反应中的倒姿角度非常温和——你不需要头倒立或肩倒立。你可以把骨盆放在枕头、一些厚书或是一块瑜伽砖上，或者让胸腔抬高形成弧形，越过Coregeous球，这样就可以激发倒位反应。

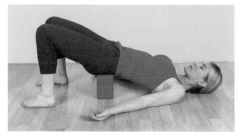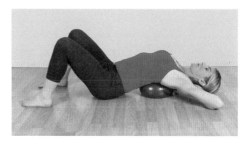

你可以把骨盆放在一块瑜伽砖或一个枕头上抬高，或者让胸腔抬高形成弧形，越过Coregeous球，这样就可以迅速提升放松效果

抚触治疗

终于要开始抚触治疗了！

抚触就是触摸。触摸对生命和健康来说至关重要。那些很少被父母拥抱的孩子会存在很多生理和心理缺陷，他们的大脑会发育不健全。治疗性自我触摸是滚动模式疼痛自疗法的核心，它治愈伤痛的力量非常强大。在练习完第8章中的自我按摩序列后，你会发现身上的许多疼痛彻底消失了。

首先，我们得明白为什么无意识、消除不了的紧张会影响身体的放松。肌肉紧张是大脑控制身体承受疼痛的方式。其次，你需要了解滚动模式疼痛自疗法是如何帮助你摆脱紧张并放松身体的。

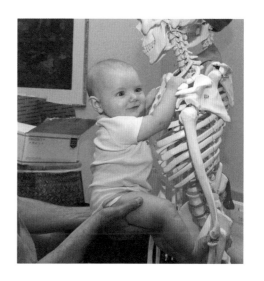

抚触治疗（在这种情况下即指自我按摩）通过两种主要方式使身体放松。

1. 它可以通过改变肌肉及其相关筋膜的静息张力来减少交感神经的向外传递。

2. 它增强了你的幸福感，促进内啡肽、血清素、后叶催产素和多巴胺的分泌，它们是通过治疗性触摸所产生的神经传递素混合物。*

*源自：Sandy Fritz, *Mosby's Fundamentals of Therapeutic Massage*, Fifth Edition (Mosby, 2012).

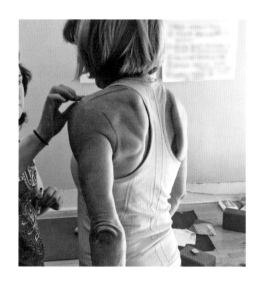

静息张力并不总是处于松弛状态

静息张力是指肌肉在休息状态下对抗被动伸展的阻力水平。即使在休息时，你的肌肉也会有一定的收缩性，中枢神经系统会依靠它来拉伸肌筋膜内的感受器，也就是肌梭。这些肌梭含有特殊的感觉神经末梢，可以将肌肉所受的应力传递给中枢神经系统。

静息张力也会因你的精神状态而产生变化。一个活跃的大脑会对所有的肌梭施加更多的拉力，于是肌肉收缩，做好运动的准备。有时你的大脑放松不下来，一些肌纤维停留在收缩状态，从而导致扳机点的形成。除非必要情况，一个冷静、放松的大脑是不需要浪费能量来让肌肉收缩的。

Roll Model按摩球运动会帮助你手动关闭那些多余的和过度的收缩。按摩球对肌筋膜组织的拉伸，可以减弱那些过度活跃的肌梭信号，让收缩"关闭"。实际上，按摩球可以阻止大脑发出收缩指令，同时它们还会提醒大脑退避和放手。

通过深层触摸，Roll Model按摩球会让全身的神经伸缩性发生巨大变化。肌肉不会自行收缩，它们需要中枢神经系统发出的收缩信号。通常情况下，慢性紧张性肌炎的产生就是因为大脑总是认为身体应该保持某种状态。你的身体组织总是被告知要缩短（或伸长），因为你的大脑已经固化，完全被身体倾向或情绪态度支配。你习惯性的紧张或静息张力或许是想保护一处伤病，也可能是你对身体组织利用不充分的缘故（如整天坐在椅子上或懒散地走路），所以，你的大脑需要重新计算某些组织需要收缩或伸长多少才能应付日常功能需要（与最佳或理想功能相反）。你的大脑和身体会自动对接这些信号，直到你决定有意识地去创造变化。而慢性疼痛往往是最大的动力。

抚触会让人放松和愉悦

研究数据显示,人们在接受保健按摩后体内的血液化学会产生生理变化。按摩可以提高血清素、多巴胺和内啡肽水平,降低皮质醇水平。*虽然目前还没有关于自我按摩的正式研究,但本书中讲述的个人案例和这些年我收到的成千上万的反馈,都足以证明这种自我保健方式的强大力量。因此,我建议大家自己试试看。躺下来,用按摩球滚一

滚,让过程本身告诉你答案。本书的全部要点是让你亲手掌握治疗和缓解疼痛的方法,而不是让别人告诉你应该感觉到什么或如何去感觉。

请让揉捏、摩擦和滚压在你的身上发挥作用。通过这些,你会感到自己身上僵硬的组织重新获得宁静,开始康复。**所以,躺下来开始滚动按摩球吧,告诉我你的感受。

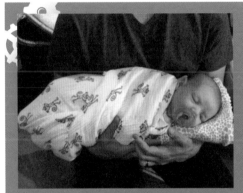

刚5周大的莉拉·伊丽丝(Lilah Iris),她被紧紧地包裹在襁褓里,躺在父亲的怀抱里。但是,并不是只有婴儿才能享受襁褓放松的效果

襁褓法

还有一种抚触治疗方法也许你早已遗忘。但是如果你已为人父母,或许会熟悉这种方法。用襁褓紧紧包裹住婴儿会使她/他立刻平静下来。除此之外,再让婴儿的头往下倾斜一些,处于倒位,他们会变得更加安静和甜美。你可以把自己紧紧裹在毯子或毛巾里面,让自己的整个身体处于压缩的状态,这也是另一种让人放松的好方法。在一些序列中的叠滚球动作中,你会使用多个球包围一个区域,这也有助于创造压缩/襁褓的感觉。

时间

将所有这些放松条件联系在一起的因素是时间。如前所述,你不能希望自己身体的减速的速度像加速一样快——我们生来就是警觉的,而不是平静的。因此,在每次练习时,请至少保证用两分钟的时间来滚动按摩球以产生放松的效果。而一次20分钟的练习则会集合上述所有关闭按钮,让你感到平静、清爽,如果练习几个小时……你肯定已

经睡着了!

*源自: M. Hernandez-Reif et al, "Cortisol decreases and serotonin and dopamine increase following massage therapy," *International Journal of Neuroscience* 115, no.10 (2005): 1397–413.
**源自: Crain, Tarnopolsky, et al, "Massage therapy attenuates inflammatory signaling after exercise-induced muscle damage," *Scientific Translation Medicine* 4, no.119 (2012).

结论

我憧憬着一个世界，在这里，学生参加体育课程和学习基本的自我保健技能就像上"身体卫生课"一样普遍。这些技能应该像儿童足球、篮球、橄榄球和跑步一样被重视。

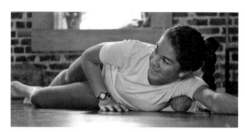

田纳西州的凯拉（Kayla），12岁，选修了滚动模式疼痛自疗法课程

亲爱的吉尔：

你好！我想寄给你一张便笺表达我的感谢。我是通过凯利·斯塔雷特偶然发现了你的瑜伽调整课程，我的生活随之发生了巨大的变化。你和凯利改变了我的训练方式、我的工作和我的康复之路。

我是高中体育老师，我将你的按摩球带到了我的课堂上。它们引起了巨大的反响。现在，我的学生可以在他们感到疼痛或受伤的时候进行自我修复了。对他们大多数人来说，它改变了传统的游戏规则。经常有学生问我是否可以在周末的时候把按摩球借回家练习。

我真心认为你和凯利正在改变体育教育的未来。今年我和学生做了一些快速调查。85%的人有某种类型的疼痛，95%的人在生活中的某个时候会发生背痛。你的治疗方式将是非常重要的一项工作。

快速观察——在每堂课结束时，我们进入放松姿势（这当然是学生最喜欢的），但是我也给他们在此时滚动按摩球的选择。通常有50%的学生会选择滚动按摩球。对我来说，这是证明按摩球效果的有力论据。

探索你的课程就像是在学习一门新的语言，我觉得我在为学生们提供真正的体育教育。

谢谢你所做的一切，我真心充满感激！

（匿名）

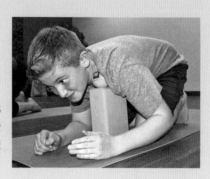

布莱尔（Blair）正在放松他的锁骨下肌和胸小肌，这些部位因背着沉重的书包而变得僵硬和紧绷

我们很难想象，两个小小的按摩球会对这么多人造成如此大的影响。当我开始使用它们的时候，我就知道它们会帮我预防和解决问题。当我开始和学生一起分享它们时，它们的优势远远超出了我的想象。男人、女人和孩子们用它们来缓解疼痛和疾病，这是一种自我驾驭和无药物的方式。

一旦你平静下来，弯下身子，开始滚动按摩球，你会发现自己身上产生的独特效果。你的身体结构、痛苦和快乐藏在你自己的身体里面，所以你必须亲自去体验。本书中所提出的建议将引导你改善身体组织，进而改善生活方式。请开始滚动按摩球吧，看看它能给你带来什么好处。

请记得与我保持联系，让我知道你是如何通过滚动模式疼痛自疗法来帮助你自己的。请和我分享你的故事，还有成千上万的人想知道你的发现呢。加油，成为一名滚动模范吧！

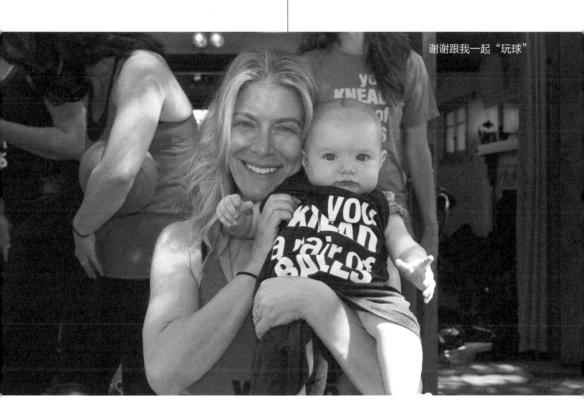

谢谢跟我一起"玩球"

附　录

按摩球优势概述

1. 你可以自己掌控力度和节奏。

2. 你可以快速、方便、随意地进行按摩。你可以在需要的时候随时使用按摩球。

3. 按摩球会沿着人体的骨骼结构、轮廓滚动，使你很容易就找到（和学到）肌肉起点、肌肉止点、筋膜和每一种结缔组织。

4. 滚动按摩球可以让人精神焕发、恢复活力和释放压力。

5. 使用按摩球可以加快身体组织的循环和整体水合作用。

6. 按摩球会教你识别自己身体的每一处结构，帮助你找到组织的位置，从而提高本体感觉和身体功能。

7. 这是一种不需要用手的自我肌筋膜按摩方法，你的手永远不会累。

8. 这些工具物美价廉。你不需要花大笔的钱去购买一种可能会让你失望或带来糟糕按摩体验的工具。

9. 按摩球的抓握功能模仿的是熟练的按摩治疗师的双手。

10. 不需要像常规按摩一样在结束后擦去按摩油。

11. 滚动按摩球可以提高运动表现水平。

12. 滚动按摩球可以缓解压力。

13. 滚动按摩球可以增强你对情绪的处理能力。

14. 滚动按摩球可以使你放松！

　　你知道吗？你揉捏它们的同时，它们也在揉捏你！

常见问题

滚动按摩球时会很痛——为什么会这么痛

滚动按摩球可以找到身体内已经存在的痛点。一般来说，如果你不能深呼吸，要么是因为你把按摩球按压得太深，要么就是你需要将按摩球移至相邻位置。如果你把球从原先的位置移过来时，疼痛会加重或持续，那么这个区域可能处于急性损伤期，在这种情况下，最好寻求专业人士的帮助（切勿在擦伤的组织、破损的皮肤或骨折的骨头上直接滚动按摩球——详见56~57页）。然而，如果你所感到的疼痛只是不舒服的感觉，你可以减轻力度，或者把球移至稍远的区域。在练习的时候，学生们经常会说球太硬了，起初它们可能比较硬，但实际上，健康的肌肉是柔软的、有弹性的，很容易反弹，就像这些球的橡胶材质一样。如果你感觉球太硬，那么有可能是你的肌肉太"硬"。

可以想象一下，如果你的身体某一部位几天、几周甚至几年都没活动过，然后你去拉伸这一部位会是什么感觉。当球被挤入你那隐藏的、未充分利用的和处于较差状态的肌肉组织时，你的肌筋膜和你的大脑当然不熟悉这种新的接触。你正在将组织内已经存在的疼痛和不适暴露出来，因此需要时间和毅力来熟悉这种新的体验。请坚持下去，最终，肌肉内的拉伸感受器会开始渴望球的滚动。对这些球的感受只是你身体的深层组织的反馈。如果你觉得球像石头一样坚硬，很可能是你的肌筋膜状态像石头一样。你会发现，当你用按摩球滚压不太紧张的肌肉时，会觉得球很柔软温顺，这仍然是对你组织状况的反映。

最后，当你消除了身上的疼痛时，你会感到身心愉悦。

我可以用网球代替按摩球吗

不行。网球可以提供一定的压力，但网球和Roll Model按摩球有三个主要区别。

1. 网球光滑的表面没有任何抓力。Roll Model按摩球由具备强抓力的橡胶制成，可以抓住很多层皮肤、筋膜和肌肉，同时还会提供深入骨骼的渗透力。
2. 网球是空心的，里面充满了空气。它们很

容易被你的身体压扁。它们不能揉捏、按压，也不能顺应身体的结构和轮廓，而由强抓力橡胶制成的密实耐用的Roll Model按摩球则可以。

3. 当橡胶按摩多层肌肉组织的时候，Roll Model按摩球可用于保养身体并给予身体反馈。网球则是用来被球拍击打的！

高尔夫球、棒球、长曲棍球之类的硬球可以代替按摩球吗

虽然运动球类对某些人来说是有好处的，但对于广大的使用者来说，它们不能"一概而论"。像棒球这样的硬球缺少Roll Model按摩球的抓力，在靠近身体表面的骨性突起时无法弯曲。当硬球用较大的压力撞击骨骼，并且跟骨骼之间存在大量软组织时，它会使软组织处于非常脆弱的状态，导致夹伤或擦伤。这些较硬的球缺乏"柔软的触觉"，尤其不适合按摩那些神经粗大的位置。

我如何知道自己是否在正确的位置

像骑自行车一样，你需要时间和实践来判断自己是否处在正确的位置。身体对我们来说就像海洋的深度一样未知，但是随着动作的不断重复，你最终会知道动作序列的每个目标位置。请经常参考图片并回想你的骨性标志。最后一个重点是，你要寻找放松的标志，从而确认自己释放了压力。

表示放松的标志包括以下几个。

- 舒适、温暖和放松的感觉。
- 紧张感减弱。
- 疼痛减轻。
- 幸福感增加。
- 动作幅度增加。
- 运动临界点疼痛感觉减轻。
- 目标组织意识增强，或身体地图变得更加清晰（见前文）。

这些放松标志会在球被放置时、球被调整时、球被移除之后，或者在所有这三个阶段中出现。

我应该多久使用一次按摩球

你喜欢多久就多久！每天坚持练习5~25分钟，肯定会让你的身体产生巨大的变化。同时你的疼痛会在两分钟内迅速得到缓解。我的朋友凯利·斯塔雷特遵循的是下面这个规则。

滚动按摩球直到你发生改变，或者不再发生改变。

过度滚动现象也可能会发生。按摩球是小型拉伸工具：无论它们滚到哪里，它们的作用都会延展到你的组织中。把球放在一个位置太久会过度拉伸和削弱你组织的弹性与反应性。我没办法告诉你确切的练习时间，这取决于你的组织状况和你正在滚动的区域。如果滚动练习没有让你感觉更好，或是过度使用或过度用力让你的身体变得瘀紫，那就停止在这个位置滚动按摩球吧。

这些球有什么区别

不同尺寸的Roll Model按摩球会对你的身体施加不同程度的压力。下面将简单介绍每个按摩球对你的身体组织施加的压力。

- Original Yoga Tune Up（YTU）球 感觉就像拇指施加的压力。
- PLUS球 感觉就像肘部施加的压力。
- ALPHA球 感觉就像拳头施加的压力。
- Coregeous球 感觉就像一只宽大的、伸开手掌的手施加的压力。

这些球都是由一种具有抓力的天然橡胶制成的，它们的弹性非常好，因此可以深入组织，安全地绕着骨性突起滚动。充气的Coregeous球是尺寸最大的一种。它是最温和的一种球，对你的组织施加最小的压力。其余的球是由实心橡胶制成的，会提供更大的压力，如上所述。

注：成对的或装在袋子当中的Original YTU球、PLUS球或ALPHA球的压力比单个按摩球要小。

对我来说，哪一个球最适合我的＿＿＿＿＿＿

你的身材、体重、体质和对深度接触的容忍度与你周围的每个人都是不一样的。我们都有自己对深度接触的容忍度。在不同的时间和不同的需求情况下，想让球在不同的身体部位都感觉良好的话，你身体组织的健康状况也是很重要的因素。

如果你的骨架较小、肌筋膜厚度很小，你可能对球的压力会更敏感，因为你只有较少的软组织来缓冲球的按摩力量。在使用更小的球之前，你可能需要先使用Coregeous球来熟悉你的身体。由于你的体脂含量较低，更小的球都能进入你的组织深处。

如果你的体形较大，你可能会发现较小的球会陷入你的组织，而很难深入身体的某些部位。相对于较小的Original YTU按摩球来说，较大的PLUS球和ALPHA球可能是更好的选择。

第8章中的序列为我们选择按摩球提出了建议，但你也可以浏览整本书中的图片，看看其他滚动模范们是如何以不同的方式使用不同的按摩球的。请相信自己的直觉和经验。

下面列出的是一些一般性的建议。

- Original YTU球 几乎可以在身体每个部位使用，但尤其适合骨骼附近的较小空间，如手、脚、脸、肩袖、脊柱和骨盆底。
- PLUS球 可以满足全身的需要，不过更加适合大腿、小腿、肩部外侧和背部肌肉。它们对脸部没有什么帮助。
- ALPHA球 比较适合较大的身体部位，如臀部和大腿。在手上和脚上使用ALPHA球，不会为这些精细的骨骼带来什么特别的好处，但这些大尺寸的球可以提供全面的滚压效果。
- Coregeous球 最适合躯干部位，它对较小的身体部位和四肢不太有用。

在学会成为一名滚动模范的过程中，饮食方面需要注意吗

我不是一位营养学家，但我确实试着在大多数时间遵循抗炎饮食食谱。我会限制咖啡因、酒精和糖的摄入，但会摄入很多健康的脂肪，如鳄梨、胡麻和核桃油。我还会吃很多新鲜的蔬菜和身体所需的蛋白质。我每天都会吃黑巧克力！最重要的是水，我从早上醒来就开始喝，每天喝2加仑（约7.6升）以上。

所以我的第一个建议就是大量饮水，因为水合作用是保持身体结缔组织弹性的关键。当我们使用 Roll Model 按摩球揉搓、按压和推动体内体液时，新鲜的含氧血液源源不断地流入组织当中，从而维持区域内所有细胞的平衡。任何被黏附、锁定或结疤的区域都会完全脱水，就像一块干燥的海绵，需要重新与周围的水环境相连。用滚动模式疼痛自疗法滚动身体所产生的摩擦力可以释放组织间的粘连。新鲜的体液会流进这些曾经僵硬的区域，同时也将它们的废物输送出去（这就是要多喝水的原因）。这种摩擦也会增加该区域的局部热量，表明血液正在流入这些休眠和被遗忘的区域。能够自由流动的循环是保持组织健康最重要的因素。

最近我的＿＿＿＿＿受伤了，可以滚动按摩球吗

当我们试图定义"伤害""疼痛""安全"等时，会存在许多可变因素。当你处于受伤的急性期时，请记得寻求专业人士的帮助。疼痛是会扩展的，也是很主观的。一个人有瘀青的膝盖可能对另一个人来说就是重伤，需要拄着拐杖才能行走。作为本书的作者，我不能感受你的身体，所以无法了解你的感受、你的疼痛阈或者你对疼痛的感知能力。如果你已经咨询过专业人士，或者正在康复期，请用一个保守、敏感的方法来帮助自己。这意味着当你把球滚过正经历慢性疼痛的组织时，要培养敏锐的自我倾听能力。不要直接在发炎的组织上滚动按摩球，而是要在发炎组织的周围区域或受伤部位的上、下游区域滚动按摩球。

此外，请别忘记你身体其余部位会通过代偿运动来保护受伤区域，所以身体的各个区域都需要 Roll Model 按摩球的按摩。

我的 Roll Model 按摩球有点软了；需要更换吗

简而言之，既需要更换也不需要更换。请容我解释一下。

当你第一次使用这些球时，它们确实比较硬。你的身体也很硬，里面布满了结节——所以那些组织"更紧"，会抵触按摩。自然情况下，肌筋膜（肌肉和筋膜）首先会抵抗球的压力，因为软组织可能会紧紧地束缚在一起。在这种状态下，它们也会通过收紧和防护来应对深层压力，所以实际上你会对按摩更敏感。这种感觉不一定与结节有关，而是由一般的肌肉保护引起的，即肌梭反应。

在频繁使用的情况下，球在质地上会开始发生变化：它们会变软，会变得更柔韧，更有抓力。同时，你的组织也会变得更加柔软，习惯被球拉伸、移动和按压。球的纹理和组织结构之间的这种相互作用会随着对球的使用和身体组织对压力、牵引力以及球的"触摸"的熟悉程度而发生改变。球会变软，你的组织会变得不那么抗拒。结果，实际上，你对球的感觉变迟钝了，是因为球变软了，而且最棒的是，你自己也变软了！

每次使用球时，你不必感到"疼痛"。不感到疼痛并不意味着球对你的作用减少了，效果并不意味着疼痛。

与你相处了一段时间并通过吸收你的紧张而变得柔软的球具有你身上超精细结构所需的完美质感，如你的脸，还有额外的骨性突起，如手腕、手、肘部、膝盖和脚踝。

即便一个球有点变形或变扁，无法弹回完美的球体，它还可以延续"寿命"。因为它软绵绵的质地适合那些娇嫩或多骨的区域。它的延展性和柔韧性会让你的骨头沉浸到橡胶里，从而紧紧抓住那些难以到达的组织。

也就是说，如果一个球完全失去形状，并且不能恢复球体了，那么是时候把它换掉，用在身体质量更大的部位了。更换的时间要看你使用球的频率和你的体重。

- Original Yoga Tune Up 按摩球有 3~6 个月的使用寿命，主要取决于使用情况。
- PLUS 球有 6~12 个月的使用寿命，主要取决于使用情况。
- ALPHA 球的使用寿命最长，可以达到 9~12 个月。
- Coregeous 球可以无限期地使用，但随着时间的推移，它会因为黏附污垢和油渍而失去一些抓力。

提示：我从不扔掉那些"用旧的"球，除非它们已经氧化，完全失去抓力。如果它们还很柔软，且具有抓力，我会把它们送给那些对触摸格外敏感的学生。当他们适应了软球，我会再送给他们一对新的较硬的球。

我如何保管和清洁 Roll Model 按摩球

1. Roll Model 按摩球是一种实心的橡胶球，由天然橡胶制成，如果暴露在潮湿或长时间日晒的环境下，它们会氧化，变得又滑又硬。为了防止氧化，请在不使用时把它们放在袋子或抽屉里（但不要放在有湿衣服或毛巾的袋子里）。

2. 用湿布和天然肥皂、瑜伽垫清洁剂或消毒巾清洁按摩球，并在存放前用毛巾彻底擦干。

3. 如果你要存储大量的球以供团队使用，请确保储物箱完全密封。

如果我在滚动时感到非常不舒服，该如何调整球的位置

你可能不是第一次（或第二次、第三次）躺下来滚动按摩球了。不管你的身体有多健康，准确感知你的疼痛和僵硬都不是一件容易的事。你身体的某些区域或许可以承受巨大的压力，而其他部位则可能会很排斥。我已经与成千上万的人分享了这项运动，并且找到了一个几乎每个人都能参与的滚动方式。

如果滚动会给你带来无法忍受的不适，可以按照下列建议进行调整。

1. 改变你与重力的关系，把你的球抵在墙上（床或沙发上也行）。

2. 在你身体的那个区域使用更大的球。

3. 用两个球代替一个球。

4. 将球移至上游、下游和对岸区域（即移动到滚动区域的上方、下方或另外一侧的位置）。

5. 滚压时停留在身体的表面，并尽量控制深度。

6. 收缩/放松直至你产生改变或不再发生改变。

7. 不确定时，请使用 Coregeous 球。

孩子们可以使用按摩球吗

人们总是爱问我这个问题，尤其是那些家里孩子参加体育项目的家长们。通常来讲，他们的孩子已经用过按摩球了，因为他们已经见过爸爸或妈妈滚动按摩球，他们只是在模仿自己所见到的场景而已。我也听说过世界各地许多人会在课堂上或体育课上教孩子练习按摩球，或者把它作为补充疗法（详见第316页）。我相信我们正在创造一个"滚动革命"，这个革命可以帮助孩子们变得更加灵活。如果我们以身作则，用自我保健的方式增强体质，那么我们就可以帮助我们的后代预防伤害和肌肉骨骼疾病。

很多孩子喜欢的活动都比滚动按摩球危险系数要高，但是话虽如此，家长们还是要遵从以下指导。

1. 先要咨询孩子的医生。

2. 遵循所有你自己练习时的指导原则和改善建议。

3. 重点关注第2章关于好的疼痛和坏的疼痛的内容。

滚动模式疼痛自疗法术语

词汇表

请注意，这一术语列表不可能详尽无遗。我已经做了精简，并且根据书中内容进行了详细定义。

粘连：身体某一部位胶原蛋白过多，导致组织运动和液体灌流受到限制。粘连常常是瘢痕留下的痕迹，按摩治疗专家桑迪·弗里茨（Sandy Fritz）曾说它们是"不恰当的结缔组织联结"。[*]

腱膜：一种宽阔、扁平的肌腱，将肌肉与肌肉相连或将肌肉与其自身相连，如横膈膜的中央肌腱或腰部的胸腰椎筋膜。

自主神经系统：神经系统中以自己的节律自主行动的部分，它是无意识的。

身体盲点：缺乏身体感觉的区域。这些区域通常是那些过度使用、未充分使用、误用或滥用的部位，并且经常是疼痛和伤害的触发因素。

压球：将球以静态/非运动的方式压在身体的某一部位。

结缔组织：由胚胎中胚层发育而来的所有组织，包括血液、淋巴、筋膜、肌腱、韧带、软骨和骨膜。

收缩/放松：一种使用按摩球来快速消除内部肌肉紧张的方法。让与按摩球接触的肌肉先有意收紧并保持一段时间，然后再有意识地进行放松。

横向滚压：将球沿着肌筋膜结构的拉力线的垂直或倾斜角度来回滚动。这有点像在琴弦上横向或以一个角度来回拉小提琴。可参见关于肌筋膜的定义。

深筋膜：结构致密、外观有褶皱的筋膜。它会包裹在肌肉外层，或是呈加厚、宽大的腱膜肌腱层。可参见腱膜和筋膜的定义。

身体地图：你在静止或运动状态中对自己身体各个部位位置的感知力，即你对自己内在本体感觉的敏锐直觉。

肠神经系统：管理肠胃功能的神经系统分支。

细胞外基质：身体细胞间和细胞周围的环境，允许细胞"呼吸"、复制、运动和死亡。

筋膜：纤维状和凝胶状的全身性网状结构，构成人体的联结处、保护层和修复系统。正是这种软组织结构赋予了我们身体的形态和形状。它将肌肉蛋白质和其他结缔组织结构（如骨骼、韧带和肌腱）相互联结起来。

整体滚压：一种利用较大的按摩球来最大限度地促进深、浅筋膜层之间滑移动作的技术。滚压按摩球可以让身体迅速升温并提高本体感觉。

基质：（1）细胞外基质的无定形凝胶状非细胞成分，其中嵌入了结缔组织的纤维和细胞。（2）细胞膜内的透明流体部分。细胞内基质和细胞外基质都会受到负荷和压力的影响，同时还为身体的微观结构提供悬

[*]源自：Sandy Fritz, *Sports & Exercise Massage: Comprehensive Care for Athletics, Fitness and Rehabilitation* (Mosby, 2013).

挂和支撑。可参见细胞外基质的定义。

透明质酸：一种分布在全身的由筋膜组织产生的润滑液。这种流体允许组织在多个软组织层间滑动。

拉力线：由肌纤维和筋膜组织附着的起止点位置决定的运动方向。例如，股四头肌的拉力线是从胫骨上部（胫骨顶部）到髌骨（髌骨顶部）处。可参见起点和止点的定义。

松弛筋膜：指既不属于深筋膜也不属于浅筋膜的筋膜组织。松弛筋膜一般作为深筋膜层间的联结层，或是浅筋膜和深筋膜间的膜层。

中胚层：胚胎发育初期三层的中间部分。中胚层会发育成许多人体组织结构，包括所有的结缔组织。

肌肉紧张：指与滚动练习产生的效果正好相反的一种肌肉状态。当肌梭感觉到身体过度拉伸时，肌肉就会变得紧张。肌肉不想再继续被拉伸，而是收缩起来保护自身和下层结构，并将自身锁定为硬化、紧绷的状态。当锻炼的工具太硬，对身体的冲撞太快，或是全身处于紧张状态时就会出现。可参见肌梭的定义。

肌肉止点：肌肉在收缩过程中运动较多的部分（通常距离身体中轴线较远）。

肌肉起点：肌肉在收缩过程中运动较少的部分（通常距离身体中轴线较近）。

肌梭：肌筋膜结构中的牵张感受器（机械受体）。它们位于肌束的膜鞘内。可参见肌筋膜的定义。

肌筋膜：指我们所熟知的肌肉结构及与其相联结的贯穿筋膜。

副交感神经系统：自主神经系统的分支，产生下调、休息、消化和修复反应。可参见自主神经系统的定义。

灌流：身体将体液、营养物质和废物转移进出组织和血管的过程。

骨膜：骨骼周围致密的结缔组织膜。

周围神经系统：指不在颅骨或脊椎骨内的神经。它是从中枢神经系统分支出来的神经。

像动物一样柔软：我自己发明的可爱词汇，用来描述经过Roll Model按摩球的加热、滚动和照顾后，身体组织达到的终极完美状态；是消除疼痛，打开结节、扭结和粘连的理想结果。例如，她的上斜方肌在滚动了三分钟之后变得像动物一样柔软！

固定/旋转和按摩：将球挤压在身体上并进行扭转，收集软组织，再进行大面积的滚压，然后按摩与球接触的身体部位或周围直接关联的身体区域。

本体感觉：身体感受自己的功能，是人体内部的定位系统。

静息张力：指肌肉处于被动状态和"休息"时的阻力水平。

隔膜：一种结缔组织分隔。不同肌筋膜结构之间的深筋膜"分割线""栅栏"或"软组织帘"。可参见肌筋膜的定义。

滚压：一种机械作用或应力，可在平行于接触表面的方向上引起相邻部位之间的运动和滑动。滚压按摩球时会产生一种推力，使一个组织层横向地跨过它下面的组织层。滚压力会调动你的组织，让它们在退回原点之前滑离它们的起点，并使该区域升温。可参见擦皮的定义。

擦皮：使用Roll Model按摩球的握力和黏性来移动皮肤及其下面的筋膜。擦皮动作可以增强深、浅筋膜层间的滑移。它可以通过以下方式来实现。

（1）将球固定在皮肤上，让它像魔术贴一样牢牢粘在一个固定点上，产生牵引力，并在球仍粘在皮肤上时移动球。

（2）平躺在球上，让身体在球上移动，从而在身体控制球且球抓住皮肤的时候产生波纹滚压力。

可参见滚压和全身滚压的定义。

滑移：发生在筋膜和与它们联结的结构之间的移动、运动能力。

躯体神经系统：周围神经系统的一部分，将运动和感觉神经冲动从中枢神经系统（大脑和脊髓）传递到周围神经系统并返回。可参见周围神经系统的定义。

纵向滚压：将一个按摩球沿着肌肉拉力线滚动，可沿肌肉起点到肌肉止点进行，反之亦可。可参见拉力线的定义。

浅筋膜：具有蜂窝状胶原/弹力蛋白结构的筋膜，含有脂肪细胞。浅筋膜通常位于皮肤下方。浅筋膜往往决定一个人的身体形状，并具有海绵状、弹性的纹理。当有人捏你的脸颊时，她捏的就是浅筋膜。

交感神经系统：中枢神经系统的一部分，主要负责觉醒、战斗和逃跑功能。

肌腱：联结肌肉和骨膜的结缔组织。"扁平"肌腱被人们称为腱膜。可参见骨膜的定义。

扳机点：肌肉内高度敏感和高应激性的区域，经常使疼痛波及其他区域。通常被称为结节。

黏弹性：由于其固有的流动性和可塑性而使筋膜具有的运动特性。筋膜是一种胶状的、黏性的和纤维状的组织。而上述特性会随着时间的推移逐渐改变筋膜的形状。

解剖学术语既可以很专业也可以很私人化。如果你要教别人练习按摩球，那么这两种方式你都要涉及，这样才能成为一名按摩球"指导专家"（参见第326页）

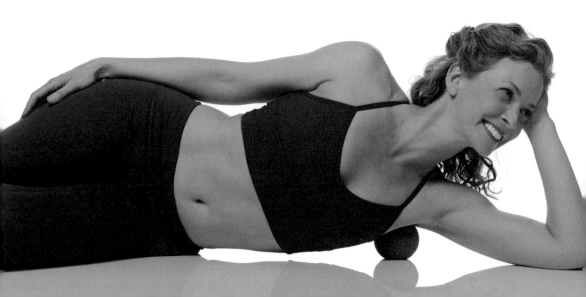

按摩球动作提示菜单

由于这些练习都不需要使用手，所以教练、教师和培训师必须形成一套精准的提示线索来帮助学员和客户安全有效地找到目标部位。当指导学生练习滚动模式疼痛自疗法动作时，最好根据自己的经验开发出一套专门的提示语。你可以发明一些独特而生动的提示词让学员们的身体燃烧起来！你越是细细体会自己的经历并把它们传达给你的学生，你的教学过程就会越真实。下面是一些动作提示词，你可以用它们代替"动作术语"。

侧滚球

清骨
挖掘
剖析
抖松
拆分
挤压
波动
橡皮爪
刮擦
撕裂接缝
摊开

叠滚球

夹分
锁咬
捏拔
蛇缠
橡皮条
挤拆
虎钳

收缩/放松

阿诺·施瓦辛格/像小
　狗一样柔软

抽吸/放松
挤压/松开
变硬/变软
紧张/放松
收紧/松开

横向滚压

星号
切割
绕道
烧烤
主题标签
犁耙
摇摆
躲让
画线
刮削
刮擦
切片
梳理

固定/旋转和按摩

螺栓/钻头和弯头
敲打/捏揉和吹拂
锁定/起皱和移动
标记/转动和刮擦
拨动/旋转和跟踪

固定/旋转和绕转
挤压/收集和控制

固定和拉伸

起折和折叠
固定和转动
保持和弯曲
放置和搅拌
挤压和靠近
钉住和转动

擀皮/滚压

夹紧
卷曲
起皱
聚集
研磨
捏揉
挤压
修剪
皱缩
滑动
打浆
旋转

纵向滚压

刷子
梳子
滑动
直线
航行
面条
滑移
纵向切开
前进
追踪

持续压球

挖洞
摇篮
凹痕
固定
记号
轻推
放置
用力投掷
凹坑
铆钉
压扁
订书钉
击鼓

推荐阅读和观看内容

书

Alignment Matters: The First Five Years of Katy Says, by Katy Bowman (Propriometrics Press, 2013)

Anatomy of Hatha Yoga: A Manual for Students, Teachers, and Practitioners, Revised Edition, by H. David Coulter (Body and Breath, 2010)

Anatomy Trains: Myofascial Meridians for Manual and Movement Therapists, 3rd Edition, by Thomas Myers (Churchill Livingstone, 2014)

Becoming a Supple Leopard: The Ultimate Guide to Resolving Pain, Preventing Injury, and Optimizing Athletic Performance, by Dr. Kelly Starrett with Glen Cordoza (Victory Belt, 2013)

The Body Bears the Burden: Trauma, Dissociation, and Disease, 3rd Edition, by Robert Scaer (Routledge, 2014)

Cells, Gels and the Engines of Life, by Gerald H. Pollack (Ebner & Sons, 2001)

Fascia: Clinical Applications for Health and Human Performance, by Mark Lindsay (Cengage Learning, 2008)

Fascia: The Tensional Network of the Human Body, by Robert Schleip, Thomas W. Findley, Leon Chaitow, and Peter A. Huijing (Elsevier, 2012)

Fascia in Sport and Movement, by Robert Schleip (Handspring Publishing, 2014)

Free+Style: Maximize Sport and Life Performance with Four Basic Movements, by Carl Paoli and Anthony Sherbondy (Victory Belt, 2014)

Freedom from Pain, by Peter A. Levine and Maggie Phillips (Sounds True, 2012)

Groundworks: Narratives of Embodiment, edited by Don Hanlon Johnson (North Atlantic Books, 1997)

A Handbook for Yogasana Teachers: The Incorporation of Neuroscience, Physiology, and Anatomy into the Practice, by Mel Robin (Wheatmark, 2009)

The History of Massage: An Illustrated Survey from Around the World, by Robert Noah Calvert (Healing Arts Press, 2002)

Job's Body, by Deane Juhan (Barrytown/Station Hill Press, Inc., 2003)

The Key Muscles of Yoga, by Ray Long (Bandha Yoga, 2009)

Kinesiology: The Skeletal System and Muscle Function, 2nd Edition, by Joseph E. Muscolino (Mosby, 2010)

The MELT Method, by Sue Hitzmann (HarperOne, 2013)

Move Your DNA: Restore Your Health through Natural Movement, by Katy Bowman (Propriometrics Press, 2014)

The Muscle and Bone Palpation Manual with Trigger Points, Referral Patterns and Stretching, 2nd Edition, by Joseph E. Muscolino (Mosby, 2014)

The Muscular System Manual: The Skeletal Muscles of the Human Body, 3rd Edition, by Joseph E. Muscolino (Mosby, 2009)

Power, Speed, Endurance: A Skill-Based Approach to Training, by Brian MacKenzie (Victory Belt, 2012)

Pride and a Daily Marathon, by Jonathan Cole (Bradford Books, 1995)

Ready to Run: Unlocking Your Potential to Run Naturally, by Dr. Kelly Starrett with T.J. Murphy (Victory Belt, 2014)

Sports & Exercise Massage: Comprehensive Care for Athletics, Fitness, and Rehabilitation, 2nd Edition, by Sandy Fritz (Mosby, 2013)

Trail Guide to the Body, 4th Edition, by Andrew Biel (Books of Discovery, 2010)

Waking the Tiger: Healing Trauma, by Peter A. Levine and Ann Frederick (North Atlantic Books, 1997)

Why Fascia Matters, by Brooke Thomas

Yoga Body: The Origins of Modern Posture Practice, by Mark Singleton (Oxford University Press, 2010)

视频

Coregeous® DVD–Jill Miller

On-Demand Pain Relief Massage Therapy Kit: *11 Guided Routines on 2 DVDs*–JiW Miller

Treat While You Train DVD–Jill Miller, Kelly Starrett, Tune Up Fitness Worldwide

Quickfix Rx: *KneeHab* DVD–Jill Miller

Healthy Pregnancy, Healthy Baby: Dispelling Myths of Prenatal Exercise, Diet and Self-Care webinar–Jill Miller, Kelly Starrett, Juliet Starrett, Katy Bowman, Esther Gokhale, Sarah Fragoso, Eden Fromberg

Yoga Link / Core Integration DVD–Jill Miller

Living fascia videos by J.C. Guimberteau

Gil Hedley's YouTube channel is rich with anatomy content

// 我是Coregeous DVD的忠实拥护者。我刚开始使用按摩球时，每周练习三次，它治好了我的肩袖问题，顺便也治好了我右臂的高尔夫球肘。我从未料想过会带来这些好处！我长期游泳，因此习惯了咔咔作响的右肩和不时要注射可的松。但是现在这些都不会再发生了！**//**

——吉姆·欣顿（Jim Hinton），
北卡罗来纳州阿什维尔市游泳教练

致谢

感谢我的老师，是他们帮我找到前进的道路，他们分别是：格伦·布莱克（Glenn Black）、林恩·布洛姆（Lynne Blom）、提姆·奥斯林（Tim O' Slynne）、大卫·唐斯（David Downs）、吉尔·海德利（Gil Hedley）和艾伦·希德（Ellen Heed）。

感谢我的"第一个学生"——莉莉·钱德拉（Lillee Chandra）。正是在给你上课的时候我才真正认识到我所教授知识的重要性。感谢莫拉·巴克利-克赖顿（Maura Barclay–Creighton），感谢你坚持教授我的课程，这不仅让你的身体恢复了健康，也促使我产生了设立教师培训计划的想法。我还要感谢莎拉·考特（Sarah Court）和特瑞纳·奥特曼（Trina Altman），感谢你们将这套方法带到全世界。你们对这本书的影响远远超乎你们的想象。

感谢拉萨恩·戴尔（Lashaun Dale），谢谢你对这套方法所提出的见解。

感谢Equinox健身俱乐部和Pure瑜伽馆同仁的大力支持，他们分别是：丽莎·惠勒（Lisa Wheeler）、卡罗尔·埃斯佩尔（Carol Espel）、基思·伊拉斯（Keith Irace）、德尔夫·恩里克斯（Delf Enriquez）、斯蒂芬妮·维托里诺（Stephanie Vitorino）、艾米·狄克逊（Amy Dixon）、坦迪·古铁雷斯（Tandy Gutierrez）、莱娜·雅可布（Laina Jacobs）和凯·凯·克里维（Kay Kay Clivio）。

感谢杰西卡·史密斯（Jessica Smith）和菲尔·斯旺（Phil Swain），感谢你们为Yoga-Works事业15年如一日的奉献。

感谢雪莉·亚德（Sherry Yard），谢谢你启发我制定训练手册组织原则，并且制作美味的甜点供我享用。

感谢2 Market Media团队成员的大力协助，他们分别是：汉克·诺尔曼（Hank Norman）、史提夫·卡里斯（Steve Carlis）、泰瑞·特瑞斯匹希欧（Terri Trespicio）和贾尼·穆恩（Jani Moon）。

感谢基姆·豪恩（Kim Haun），谢谢你在我们录制视频时的鼎力协助以及独到见解。

感谢汤姆·丹农（Tom Danon）和内森·鲁伊尔（Nathan Ruyle），谢谢你们为这本书的编辑工作所做的努力。

感谢滚动模式疼痛自疗法视频制作团队成员的辛苦付出，他们分别是：万斯·雅可布（Vance Jacobs）、埃迪·菲利安（Eddie Filian）、科林·西姆斯（Colin Sims）和大卫·文图拉（David Ventura）；以及各位专家的鼎力协助，他们分别是：杰西卡·胡珀（Jessica Hooper）、尼科尔·奎博杜克斯（Nicole Quibodeaux）、杰夫·兰奇洛（Jeff Rancillo）（及Sol City CrossFit）、德尔夫·恩里克斯（Delf Enriquez）和席勒（Schiller）一家人。

感谢汤姆·伊维维奇（Tom Ivicevic），谢谢你的大力支持，简直太酷了！

感谢玛丽亚·吉莱斯皮（Maria Gillespie）和哈里约特·哈尔萨（Harijot Khalsa），谢谢你们给我的灵感火花，我已经让它们逐步成形，变成实实在在的东西。

感谢我们的平面设计师丽兹·罗斯（Liz Ross）和海蒂·布鲁克（Heidi Broecking），让我们看起来更美。

感谢我的身体医生，他们经常改变我的

想法，帮助我更好地照顾自己的身体，他们分别是：大卫·莱普（David Lepp）、肖恩·汉普顿（Sean Hampton）、道恩·麦克罗力（Dawn McCrory）和克里斯·托什（Chris Tosh）。

感谢Victory Belt出版社团队成员的大力支持，他们分别是：埃里希·克劳斯（Erich Krauss）、格伦·科多萨（Glen Cordoza）、米歇尔·法灵顿（Michele Farrington）、苏珊·劳埃德（Susan Lloyd）和珍妮·卡斯塔尼达（Jenny Castaneda）。感谢设计团队成员让我的想象成为现实，他们分别是：霍莉·詹宁斯（Holly Jennings）、伊斯梅尔·彭蒂诺（Ismael Pinteno）、肖恩·法灵顿（Sean Farrington）、兰斯·弗赖穆特（Lance Freimuth）及团队的其他成员。我还要感谢帕姆·穆鲁兹（Pam Mourouzis），他的编辑工作无可挑剔。

感谢所有坚持不懈的"滚动模范"，他们分别是：莎伦·阿尔克斯特德特（Sharon Alkerstedt）、卡尔顿·班尼特（Carlton Bennett）、李·卡兰（Lee Callans）、黛安·"V"·卡帕尔迪（Dinae "V" Capaldi）、蒂芙尼·克雷斯韦尔-耶格（Tiffany Creswell-Yeager）、凯伦·海佩斯（Karen Hypes）、詹尼弗·詹宁斯（Jennifer Jennings）、埃里克·约翰逊（Eric Johnson）、阿曼达·乔伊斯（Amanda Joyce）、凯伦·克罗尔（Karen Kroll）、托德·拉维克多（Todd Lavictoire）、詹尼弗·拉弗雷（Jennifer Lovely）、海伦·麦卡沃伊（Helen MacAvoy）、丽贝卡·莫斯（Rebecca Moss）、格雷格·里德（Greg Reid）、乔安妮·斯宾塞（Joanne Spence）、凯利·斯塔雷特（Kelly Starrett）、洛丽·维德尔（Lori Weider）、伊丽莎白·威匹夫（Elizabeth Wipf）、克里斯汀·蔡格（Krystin Zeiger）和克洛伊（Chloe）。

感谢Tune Up Fitness Worldwide运营团队成员：罗伯特·浮士德（Robert Faust）、安妮·布朗（Annie Brown）、尼科尔·奎博杜克斯（Nicole Quibodeaux）和亚历山德拉·埃利斯（Alexandra Ellis），你们一直是我坚强的后盾。

感谢我的父母。

感谢Victory Belt的作者：布赖恩·麦肯齐（Brian MacKenzie）、凯利·斯塔雷特（Kelly Starrett）和卡尔·保利（Carl Paoli），你们对我的启发很大。

感谢托尼·加德纳（Tony Gardner）、卡罗尔·莱格特（Carol Leggett）和劳伦斯·艾耐诺（Lawrence Ineno）在本书"第一阶段"的大力支持。

感谢基思·威滕斯坦（Keith Wittenstein）介绍我跟凯利·斯塔雷特（Kelly Starrett）认识。

感谢旧金山CrossFit全体成员和#Blondtrepreneur朱丽叶·斯塔雷特（Juliet Starrett）的大力支持。

感谢凯利·斯塔雷特（Kelly Starrett），你我情同兄妹。你应该知道我的感激之情。

感谢凯蒂·鲍曼（Katy Bowman），你我情同姐妹，我喜欢你对身体的理解。

感谢史蒂文·卡波比安科（Steven Capobianco）博士和罗宾·卡波比安科（Robyn Capobianco）的潜心研究。

感谢拉斯玛尼·奥斯（Rasmani Orth）和克里帕鲁研究所接纳我的课程。

感谢马克斯·"麦辛托什"·米勒（Max "maxintosh" Miller）、卡罗尔·贝切尔（Carol Beitcher）和奇普·罗森布鲁姆（Chip Rosen–

bloom），感谢你们的友谊。

感谢罗伯特·施莱普（Robert Schleip）博士组织世界各地的"筋膜达人"一起分享我的新书，你是一位有远见的人。

感谢曼杜卡（Manduka）为我提供市场上最美的瑜伽垫和瑜伽砖。

感谢世界各地数百名瑜伽教练和老师，你们每天都在以身作则地改变生活，你们都是滚动模范。

感谢我的读者：劳里·布鲁克纳（Laurie Bruckner）博士、莎拉·考特（Sarah Court）、贝丝·麦克纳马拉（Beth McNamara）、克里斯托弗·沃林（Christopher Walling）和罗伯特·浮士德（Robert Faust），感谢你们仔细阅读并给我提出宝贵的修改意见。

我还要特别感谢莎拉·考特（Sarah Court）帮助我收集了许多滚动模范的故事。你的编辑和写作都非常棒。你的才能非常卓越，简直是我大脑的翻译。你让我走上正轨，并总是给我反馈。你的正直、守信和语法技巧让我惊讶不已。我太爱你了！

我还要特别感谢综合解剖学先驱吉尔·赫德利（Gil Hedley）对我的解剖学指导，谢谢你跟我分享你的那些清晰的筋膜图像，因此才有了本书中的筋膜插图。

感谢你，罗伯特·浮士德（Robert Faust），谢谢你为我以及我们的事业所做的一切。

图片人物：道恩·亚当斯（Dawn Adams）、安妮莉·亚历山大（Annelie Alexander）、特瑞纳·奥特曼（Trina Altman）、莫拉·巴克利－克赖顿（Maura Barclay-Creighton）、劳雷尔·贝弗多夫（Laurel Beversdorf）、詹妮弗·布莱克（Jennifer Black）、凯文·W.波义耳（Kevin W. Boyle）、桑迪·伯恩（Sandy Byrne）、莉莉·钱德拉（Lillee Chandra）、南希·科克伦（Nancy Cochren）、德鲁·科里根（Drew Corrigan）、莎拉·考特（Sarah Court）、亚当·杜加斯（Adam Dugas）、泰勒·邓纳姆（Taylor Dunham）、丹尼尔·B.爱德华兹（Daniel B. Edwards）、亚历山德拉·埃利斯（Alexandra Ellis）、艾丽莎·法瑞尔（Alyssa Farrell）、凯西·法维尔（Cathy Favelle）、奥利亚纳·盖普利夫蒂（Oliana Gegprifti）、芮妮·霍尔顿（Renee Holden）、亚历克斯·艾格里西亚（Alex Iglecia）、布里奇特·英厄姆（Bridget Ingham）、凯拉·伊尔维斯（Kayla Irvys）、路易斯·杰克逊（Louis Jackson）、琳达·贾沃斯基（Lynda Jaworski）、达格玛·可汗（Dagmar Khan）、阿里埃尔·基利（Ariel Kiley）、大卫·基姆（David Kim）、莎拉·库施（Sarah Kusch）、梅丽莎·拉巴特（Melissa Labatut）、托德·拉维克多（Todd Lavictoire）、马特·莱格（Matt Leger）、斯蒂芬妮·莱格（Stephanie Leger）、希瑟·林赛（Heather Lindsay）、特里·利特菲尔德（Terry Littlefield）、布赖恩·麦肯齐（Brian MacKenzie）、米米·马特尔（Mimi Martel）、安东尼·马丁内斯（Anthony Martinez）、克莉丝汀·马文（Kristin Marvin）、斯图亚特·麦克吉尔（Stuart McGill）博士、亚斯曼·梅塔（Yasmen Mehta）、马克斯·米勒（Max Miller）、马特·纳德勒（Matt Nadler）、布莱尔·奥夫纳（Blair Ofner）、亚历克斯·奎博杜克斯和凯文·奎博杜克斯（Alex and Kevin Quibodeaux）、霍利·拉比肖（Holli Rabishaw）、里贾纳·桑托斯（Regina Santos）、金伯利·舒尔茨（Kimberly Shultz）、詹尼弗·斯洛特（Jennifer Slot）、马特·夏普

（Matt Sharpe）、卢克·斯涅夫斯基（Luke Sniewski）、伊莉萨·斯特鲁顿（Elissa Strutton）、布鲁克·托马斯（Brooke Thomas）、阿曼达·特里普（Amanda Tripp）、丁南·维贾诺（Dinneen Viggiano）、马里恩·乌（Marion Vu）、詹尼弗·韦桑科（Jennifer Wesanko）、马里卡曼·威尔逊（Maricarmen Wilson）、伊丽莎白·威匹夫（Elizabeth Wipf）、基思·威滕斯坦（Keith Wittenstein）、尼基·王（Nikki Wong）。

封面设计和动作图片拍摄：海蒂·布鲁克（Heidi Broecking）。

封面照片拍摄：布拉德福·罗格纳（Bradford Rogne）。

封面模特：莎拉·库施（Sarah Kusch）。

动作摄影：格伦·科多萨（Glen Cordoza）。

其他室内摄影：阿莉娅·阿莱温（Aliya Alewine）、斯泰茜·贝尔格（Stacy Berg）、埃里卡·卡米尔（Erica Camile）、吉娜·康特（Gina Conte）、肖恩·德·萨尔沃（Shawn De Salvo）、艾米·德吉奥（Amy Deguio）、泰勒·邓纳姆（Taylor Dunham）、亚历山德拉·埃利斯（Alexandra Ellis）、吉安卡拉·格里菲思 – 波义耳（Giancarla Griffith-Boyle）、马特·休伯（Matt Huber）、萨曼莎·雅各比（Samantha Jacoby）、卡伦·柯克兰（Karen Kirkland）、阿内特·克雷默 – 波托西奇（Anette Kraemer-Botosic）、马克·莱博维茨（Mark Leibowitz）、希瑟·林赛（Heather Lindsay）、

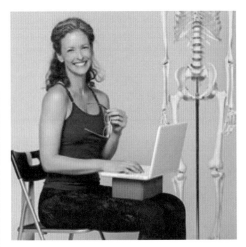

莎拉·考特（Sarah Court）

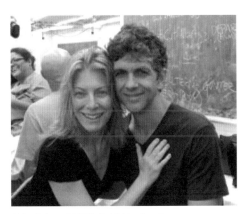

我和吉尔·赫德利（Gil Hedley）

吉莉安·曼迪希（Gillian Mandich）、凯特·摩根（Kate Morgan）、塞布丽娜·波利齐（Sabrina Polizzi）、迈克尔·桑维尔（Michael Sanville）、托德·维蒂（Todd Vitti）。

书籍设计：约尔丹和博亚纳特·泽耶夫（Yordan and Boryana Terziev）。

作者介绍

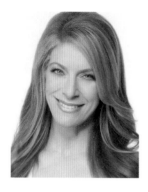

吉尔·米勒（Jill Miller）

Tune Up Fitness Worldwide的联合创始人，Yoga Tune Up®和 Roll Model®方法的创建者。吉尔在解剖学和运动学领域拥有超过28年的研究经验，是将健身、瑜伽、按摩和疼痛缓解多方面内容融会贯通的先行者。她曾在筋膜大会和瑜伽治疗师国际研讨会上讲述个案研究，还定期在世界各地举办健身讲座。

吉尔被人们尊称为"老师的老师"，因为她曾经结合自己的按摩球产品和健身疗法手册培养了数以千计的运动教育工作者、临床医生和手法治疗师。这些产品和手册遍布世界各地的健身俱乐部、CrossFit健身房、健康水疗馆、按摩馆、理疗机构，甚至被企业健康和医疗设施计划采用。她的Yoga Tune Up专业教学团队也为全球多家培训机构、研习班和训练中心提供指导。

吉尔和她的Roll Model按摩球产品的介绍曾被刊登在O、Shape、Fitness、W、Self、Yoga Journal、Women's Health、Redbook、Fit Pregnancy、Prevention和Huffington Post等杂志上。

此外，吉尔还是Natural Health杂志的顾问。她创建了一个涵盖超过55个畅销健身方法内容的DVD数据库，包括Treat While You Train、Coregeous®、QuickFix Rx、KneeHab以及Prana-maya's Yoga Link和Gaiam's Yoga for Weight Loss。现在，吉尔与丈夫罗伯特、女儿莉拉以及两条救援犬一起生活在洛杉矶。

译者介绍

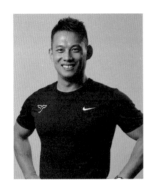

杨斌

卡玛效能运动科技创始人；卡玛效能"有氧训练专家"认证标准制定者，卡玛效能精准系列认证课程［"精准评估（Precision Assessment®）""精准训练（Precision Training®）""精准减脂（Precision Weight Loss®）""精准力量（Precision Strength®）""精准伸展（Precision Stretching®）""精准营养（Precision Nutrition®）""精准康复（Precision Rehabilitation®）"］创始人；精准减脂管理软件创始人；曾任美国运动医学会（ACSM）、美国国家体能协会（NSCA）及国际运动科学协会（ISSA）中国区讲师；国家体育总局行业职业技能鉴定专家委员会专家，中央电视台体育频道特邀运动健康专家，北京特警总队体能顾问，贵阳市公安局警训部体能顾问；2003年全国健美锦标赛青年75公斤级冠军；著有《家庭健身训练图解》，译有《精准拉伸：疼痛消除和损伤预防的针对性练习》《整体拉伸：3步提升全身柔韧性、灵活性和力量（全彩图解第2版）》《高强度训练的艺术》《热身运动：优化运动表现与延长运动生涯的热身训练系统》《泡沫轴完全使用指南：提升表现与预防损伤的针对性练习》《拉伸致胜：基于柔韧性评估和运动表现提升的筋膜拉伸系统》《周期力量训练（第3版）》等。

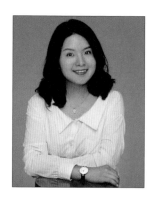

梁妍

中国科学院大学生物化学与分子生物学专业硕士，现任首都体育学院运动科学与健康学院助理研究员；游泳爱好者，瑜伽习练者，身体运动功能训练践行者；主要研究方向为运动营养学、运动与体重控制、肥胖及相关疾病的发病机理及干预、天然产物对体重的控制作用；已在 *RSC Advances*、*Biochimica et Biophysica Acta* 和 *BMC Complem Altern M* 等 SCI 收录期刊发表学术论文十余篇。